کوانتوم، دروازه رسیدن

sturnus verlag
نشر استورنوس
www.sturnus-verlag.de

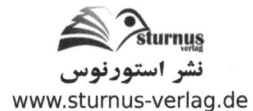

عنوان کتاب: کوانتوم، دروازه رسیدن
نویسنده: مهین ارجمند
طرح روی جلد: رحیم کاکایی
© نشر استورنوس – ژانویه ۲۰۱۷
شابک ۲-۱۱-۹۴۶۴۵۱-۳-۹۷۸
www.sturnus-verlag.de
برای اطلاعات آلمانی به انتهای کتاب مراجعه کنید.

مهین ارجمند

کوانتوم،
دروازه رسیدن

به هر آنچه که می‌خواهیم
خوشبختی، سلامتی، پول ...

فهرست

پیش‌گفتار

از کودکی نگاه دیگری به زندگی داشتم. وقتی گلی را می‌چیدم باور داشتم که دردش می‌آید. با سگ و اسبی که در خانه داشتیم حرف می‌زدم و درددل می‌کردم. ساعت‌ها با مورچه‌ها سرگرم می‌شدم و به خاک نرمی که برای ساختن لانه روی هم انباشته بودند، دست می‌گذاشتم و از گرمای آن حیرت می‌کردم.

طبیعت برایم پر از شگفتی‌ها بود. خاک برایم گرامی بود و علف‌ها می‌توانستند تمام روز مرا مشغول کنند. چنان مشتاق دیدن و یادگیری بودم که والدینم اغلب می‌گفتند «تو روزی چیزی کشف یا اختراع خواهی کرد.» و من آن چیز را شاید ۹ ساله بودم که کشف کردم. کشف کردم تنها نیستم و با همه‌ی گیاهان، با زمین، کوه و دشت پیوند دارم، و در درون من-ما- چیزی نیرومند نهان است.

خواهرم گاه از سکوت طولانی من خشمگین می‌شد و می‌پرسید: «باز کدام رؤیا را مزه‌مزه می‌کنی؟» اما در من اصلا فکری نبود؛ و من در لذت سکوت؛ در دل خود غوطه‌ور بودم. مادر از برفی که خواهد بارید صحبت می‌کرد، یا این که «باز پاییز آمد و حیاط پر از برگ‌های خشک خواهد شد!» و من متعجب نگاهش می‌کردم، چرا از این همه زیبایی که قرار است اتفاق بیفتد گله‌مند است؟ از ۹ سالگی توسط برادرم که در ۲۸ سالگی جهان خاکی را ترک کرد با ادبیات سنگین جهانی آشنا شدم. بالزاک خواندم و آندره ژید، رومن رولان و... سپس نوشته‌های مولانا، عطار، عرفان و تصوف ایرانی را شناختم، که امروز باور دارم این گفته‌ها و نوشته‌ها محدود به جغرافیای ما نیست و موضوعاتی جهانی‌اند.

وقتـی مولانـا می‌گویـد: ایـن نـور؛ همـان کوانتـوم (فوتون) اسـت فقط ایرانی نیسـت:

سوی حسی رو که نورش راکب است
حس از آن نور نیکو صاحب است

عطار می‌گوید:«گذشـتن از هفت شـهر عشـق، خوشـبختی است» و آن را طلـب عشـق و معرفـت می‌دانـد. ایـن نسـخه ای فقط برای مـن ایرانی نیسـت. بـرای همـه‌ی آدمیان اسـت که از یک چشـمه‌اند.

بـرادرم هـر چـه را کـه خواندنی و دانسـتنی می‌یافـت برایم می‌فرسـتاد. آنـگاه پـس از خوانـدن آن کتاب یا مقالـه در موردش با مـن بحث می‌کرد تـا از درک مـن مطمئـن شـود. روزی نزدیـک غروب به منـزل آمد و گفت کـه می‌خواهـد بـه کرمـان بـرود و دراویـش معروف ایـران و قطـب آن‌ها را ببینـد. او پزشـک بـود سـه مـاه مرخصـی گرفت و پـای پیاده به سـوی کرمـان بـه راه افتـاد زیرا کـه به او گفته بودنـد باید ریاضت بکشـی. بعد از سـه مـاه و اندی از سـفر برگشـت. اولین جملـه‌اش این بود کـه: «من خدا را دیـدم!» متعجـب او را نـگاه کـردم. او فردی لائیک بود. شـگفتی مرا که دیـد دوبـاره گفت: «باور کن من خـدا را دیدم!» و افـزود: «قطب دراویش، (دکتـر «ن») بعـد از سـاعت‌ها بحـث و مذاکـره مرا با خود بیـرون برد و در فضـای بـاز و زیـر آسـمان پر سـتاره‌ی کرمـان ایسـتاد و یک باره پرسـید: می‌خواهـی خـدا را ببینـی؟ گفتـم بلـه. بـا دو دسـتش بـه من اشـاره کرد. دو دسـتش درسـت روبـروی قلـب من بـود و گفـت: ببین! و مـن یک باره احسـاس کردم نور رخشـان همه‌ی آن سـتاره‌ها با من یکی شـده‌اند و من بـا آنـان و زمین، خدا و هر چه در جهان هسـت مرتبـطام؛ آن هم همین‌جا روی زمیـن. و آن‌جـا بـود کـه فهمیـدم خـدا چیسـت. و ارتبـاط ما بـا او و جهان هسـتی چیسـت. من در آن سـکوت آن‌چه را که می‌خواسـتم دیدم. همه‌ی قدرت و نیرو در درون ماسـت. آهویی که نافه در شـکم داشـت، در جسـتجوی بوی خـوش دور کوه‌هـا و جنگل‌ها می‌گشـت.

بـرادرم مرتـب ذکـر می‌خوانـد (مانتـرا) و بـه مـن یـاد می‌داد. و چنیـن بود کـه مولـوی، عطـار، ویکتـور فرانکلیـن، ادوارد برنـو، و ویـن دایـره‌ی تـار و پـود زندگـی مـرا بافتنـد و مـرا بـرای روزهـای سـختی کـه در غربـت منتظـرم بـود، آمـاده سـاختند. و مـن امـروز می‌دانـم کـه راز سـبز شـدن دانـه‌ی مـن در غربـت (بیـش از ۳۰ سـال اسـت کـه دور از میهـن زندگـی می‌کنـم) از آن اسـت کـه اندیشـه‌هایم هنـوز از آبشخـور مولـوی، عطـار و از شـناخت خـود، درک و کشـف نیروهـای درون خـودم، مراقبـه، مانتـرا، عرفـان، سـماع و آن‌چـه کـه از ۱۵ سـالگی دانـه‌اش در جانـم کاشـته شـد، سـیراب می‌شـود.

بـه ایـن دلیـل کـه ۷ ماهـه بـه دنیـا آمـده ام؛ همیشـه مـورد توجـه پدر و مـادرم بـودم کـه بـا راهنمایی‌هـا و دسـتورات بی‌پایانشـان مـرا دمـی رهـا نمـی کردنـد: «بـا مـوی خیـس بیـرون نـرو سـرما میخـوری! خـودت را خسـته نکـن مریـض میشـوی!» و روشـن اسـت کـه همـه‌ی گفته‌هـای آن‌هـا – بـه صـورت آموزه‌هـای خـوب و بـد– در ناخـودآگاه مـن جایگزیـن می‌شـدند. در ۱۶ سـالگی یـک شـب کـه بـا خواهرانـم در حیـاط خانـه خوابیـده بودیـم بـاران باریـدن گرفـت. خواهرانـم تختخـواب شـان را رهـا کـرده بـه داخـل خانـه رفتنـد ولـی مـن مانـدم. بـا خـود گفتـم: «هیـچ نخواهـد شـد. این خیـس شـدن مـرا سـالم تـر خواهـد کـرد!» فکـر میکنـم آن شـب خواسـت، بـاور و احسـاس مـن آنچنـان محکـم بـود کـه آنچـه بـه آن جهـش کوانتومـی میگوینـد در مـن اتفـاق افتـاد. از آن روز تاکنـون چیـزی بـه نـام سـرماخوردگی نتوانسـته مـرا بـه تخـت ببنـدد. هرچنـد در سـنین مختلـف زندگـی‌ام بارهـا از سـانحه‌های گوناگـون و از مـرگ حتمـی نجـات پیـدا کـردم. در ۲۵ سـالگی کـه در انگلسـتان درس می‌خوانـدم بـه سـرطان لنفـی دچـار شـدم و در مقابـل گفته‌هـای پزشـکان کـه باقیمانـده‌ی عمـر مـرا ۲ سـال پیش‌بینـی می‌کردنـد، مرتـب می‌گفتـم کـه مـن نخواهـم مـرد و زندگـی عـادی خواهـم کـرد. از ۷ بـار جراحـی جـان بـه در بـردم و هنگامـی کـه نوشـتن ایـن کتـاب تمـام شـد و داشـتم آن را آمـاده‌ی چـاپ می‌کـردم کـه بـه خـون ریـزی مغزی دچـار شـدم. سـاعت ۳ بامـداد از خـواب بیـدارم شـدم و احسـاس کـردم سـرم بـه گونـه‌ی غریـب و ناآشـنایی درد می‌کنـد. یـک قـرص سـردرد خـوردم تـا بتوانـم دوبـاره بخوابـم ولـی سـرگیجه و حالـت تهـوع شـروع شـد. بـه پزشـک و

نزدیکانـم زنـگ زدم و چنـد ثانیـه بعد بیهوش شـدم. مدت‌هـا در کُما بودم ولـی بـاز چشـمانم را باز کـردم و بـه کمک پزشـکان و شـفای کوانتومی[۱] بـه زندگی سـلام کـردم. زندگی را، گل‌هـای رنگارنگ، آفتـاب، آب، خاک، بـرف، بـاران را خیلـی بیـش از گذشـته دوسـت دارم. اکنون زندگـی برایم معنـای دیگـری دارد. دلبسـتگی‌های پیشـین ام بـه کارهای مختلـف را از دسـت داده ام. زندگـی را بسـیار بـا ارزش‌تـر از آن می‌دانم کـه لحظه‌ای از آن را بـدون لـذت بردن از تمامی داده‌های زندگی انسـان، گل، آفتاب، آب، خـاک و سـنگ... سـر کنـم. از آن پـس حتا در ایـن کتاب که تمام شـده بـود تغییـرات کلی دادم.

هر کجا هستم، باشم
آسمان مال من است.
پنجره، فکر، هوا، عشق، زمین مال من است.
چه اهمیت دارد
گاه اگر می‌رویند
قارچ‌های غربت؟

سهراب سپهری

آنچـه کـه امـروز بـه آن رسـیده‌ام و با بـاور بـه کارآیی‌اش آن را با شـما درمیـان می‌گذارم روش‌هایی اسـت که با آن‌ها به کارآیـی فیزیک کوانتوم آگاه شـده و می‌توانیـم در راه رسـیدن بـه آمـال و آرزوهایمـان از آن بهـره بگیریـم. همـه ایـن گفته‌هـا در مورد مدیتیشـن، یـوگا، فنگ‌شـویی، تغییر کدهـای ضمیـر ناخـودآگاه و... بـرای آرام کـردن ذهن و بدن اسـت. چرا کـه اگـر این دو آرام باشـند می‌توانیـم به موفقیت‌هایی که بـر اثر همکاری ذهـن و بـدن بـه وجـود می‌آینـد و منجـر بـه جهـش کوانتومی می‌شـوند برسیم.

---

۱. این را در کتابی دیگر که در حال نوشتن آن هستم خواهم آورد

فیزیک کوانتومی

تو در دنیای بیرون بسیار گشته‌ای
از جایی به جایی دیگر رفته‌ای
از هر کجا میوه‌های فراوان چیده‌ای
اما همه‌ی آن‌چه کسب کرده‌ای
باعث خستگی و ملال تو شده است
اکنون زمان آن رسیده
که به دنیای لایتناهی و زیبای درونت غرقه شوی
و در دنیای درون،
آن‌چه را کسب کنی
که در نهایت کمال و شادمانی است

«ماهاراترا»[۲]

فیزیـک کوانتومـی در اواخـر سـال‌هـای ۱۸۰۰ میـلادی از سـوی فیزیک‌دانـان کشـف شـد و بـا نابـاوری از سـوی اکثریـت مـردم روبـرو شـد. «هانـزل بـرگ»[۳] کـه ۱۹ سـال سـن داشـت و در ایـن رشـته سـخت کار می‌کـرد از سـوی اسـتادانش بـا بی‌مهـری روبـرو شـد و بـه دوسـتان خود گفـت: «مـا بعـد از مـرگ اسـتادانمان خواهیـم توانسـت دانسـته‌های خود را بـه اطـلاع عمـوم برسـانیم!» امـروز بعـد از گذشـت نزدیـک بـه ۱۰۰ سـال او هنـوز جایـگاه خـود را نیافتـه و بـه تازگـی دارد شـناخته می‌شـود و بسـیاری در تـلاش فهمیـدن شـفای کوانتومـی، پاکسـازی کوانتومـی، لیزردرمانـی، کوانتومـی نـور، و ضربه‌درمانـی هسـتند.

نظریـه‌ی کوانتومـی می‌گویـد: مـا هـر چیـزی را آنطـوری کـه می‌بینیـم آرزو می‌کنیـم بـه واقعیـت زندگـی مـا تبدیـل می‌شـود.» اگـر بخواهـم سـاده‌تر بگویـم؛ هـر آنچـه بـر مـا می‌گـذرد سـاخته‌ی فکـر و اندیشـه‌ی خـودِ ما اسـت؛ و مـا اگـر بتوانیـم طـرز فکرمـان را عـوض کنیـم، زندگی‌مان را هـم تغییر

---

۲. Maharatra
۳. Hanzel Berg

خواهیم داد. تمام وسایل و ابزار ساختن زندگی‌ای را که آرزو می‌کنیم در مغز ماست. ما فقط باید مدل اندیشیدن و گفتار خود را درست کنیم.

این که کوانتوم چگونه عمل می‌کند بحث فیزیکی طولانی‌ای را می‌طلبد که در این گفتار نمی‌گنجد، ولی تعریف بسیار راحت آن این‌گونه است که برای مثال وقتی وارد یک سلول بشوید اول به دی.اِن.ای.[۴] و ار.اِن.ای.[۵] برمی‌خورید که درست مثل رم و روم کامپیوتر کار می‌کنند. این مهم را دانشمندان پیش بردند و بعد وارد اتم شدند و دیدند خالی‌ست. با کوشش‌های بسیار به ذره‌های نور دست یافتند (مولانا بارها از این سخن گفته است) و این ذره‌ها جمعش کوانتوم خوانده شد که در درون همه ما هست همانگونه که در همه‌جا هست. این کوانتم‌ها می‌توانند در زمان واحد در چند جا باشند و از نور سریع‌تر حرکت کرده، و در زمان حرکت کنند یعنی در گذشته و حال باشند. اتم‌ها هسته‌ای دارند و در اطراف این هسته مدارها و الکترون‌ها هستند. در بعضی از اتم‌ها ۲ و در بعضی ۳ ۰۰۰ مدار هست. این چهار پنچ کوانتوم که پیش هم جمع شده و این فشردگی، «فوتون» نامیده می‌شود. اینها الکترومغناطیس ایجاد می‌کنند و وقتی باز و بسته می‌شوند از پایین‌ترین مدار اتم تا دومی و سومی می‌خورد و جهش ایجاد می‌کند و این امر بسیار مهم است که همکاری ذهن و بدن به جهش کوانتومی غیرقابل توضیح و توجیهی منجر می‌شود و با قانون پایدار فیزیک دوباره برمی‌گردد به همان مدار قبلی. حال این تغییر و تبدیل چه ارتباطی دارد با موفقیت‌های ما در دسترسی به آرزوهایمان؟

«تکنیک‌های تفکر کوانتومی» می‌گویند با این جهش کوانتومی تفکرات ما –که همه فرکانس دارند– می‌روند و در اونیورزوم (جهان هستی) دور می‌زنند، همسان یا شبیه خود را می‌یابند و برمی‌گردند. یعنی ما تفکرات خود را بسوی خود می‌خوانیم. برای موفق بودن در زندگی باید از فکر کردن به آنچه که نمی‌خواهیم دست برداریم. ذهن و بدن مانند دو جهان موازی هستند و آنچه در جهان ذهن رخ می‌دهد

۴. D.N.A

۵. R.N.A

انعکاسی در جهان بدن دارد. در مرز بین ماده و ذهن، اندیشه و دگرگونی اندیشه وجود دارد. در تبدیل اندیشه به ماده فرایندی به وقوع می‌پیوندد که نیاز به زمان و مکان ندارد و این تبدیل ماده به انرژی اندیشه و آگاهی در سطح کوانتوم اتفاق می‌افتد و کوانتوم اجازه می‌دهد طبیعت به قدری انعطاف‌پذیر باشد که تبدیل غیرماده به ماده یا جسم و توده به انرژی ممکن شود. شفاهای معجزه‌آسا در این حوزه اتفاق می‌افتند.

پس به بسته‌های انرژی می‌گویند کوانتوم. قوانین و خاصیت فیزیک کوانتوم می‌گوید پیوستگی انرژی‌های هم‌فرکانس. کافی‌ست ما در هم‌فرکانس آنچه می‌خواهیم قرار بگیریم. وقتی در آن فرکانس قرار گرفتید مکانش مهم نیست، «هم‌فرکانسِ» خواسته شما جذب می‌شود. ذهن و بدن مانند دو جهان موازی هستند که آنچه در ذهن رخ میدهد انعکاسی در جهان بدن دارد. تک تک سلول‌های بدن دارای شعوراند، و هر سلول یک واحد کامل است. در مرز بین ماده و ذهن نقطه‌ای وجود دارد به نام اندیشه که این دگرگونی در آنجا رخ می‌دهد. در طبیعت هم این رویداد وجود دارد اما آن نقطه‌ی دگرگونی، اندیشه نام ندارد. در تبدیل یک اندیشه به ماده؛ فرایندی به وقوع می‌پیوندد که همانطور که پیشتر گفتم نیاز به زمان و مکان ندارد و دگرگونی و تبدیل ماده به انرژی اندیشه با آگاهی در سطح کوانتوم صورت می‌گیرد. کوانتوم اجازه می‌دهد طبیعت آن‌قدر انعطاف‌پذیر باشد که تبدیل غیرماده به ماده، جسم و توده به انرژی، زمان به مکان را مقدور سازد و دست‌یابی به آرزوها و معجزه‌ها... ممکن شوند. این‌ها نمونه های از همکاری ذهن و بدن‌اند که به یک جهش کوانتومی غیرقابل‌توجیه منجر می‌شوند.

همه می‌خواهیم خوشبخت زندگی کنیم. احساس خوشبختی نسبی است و در افراد مختلف فرق می‌کند. یکی با پول احساس خوشبختی می‌کند و آن دیگری با مقام و منصب... مهم این است که بتوانیم در هر شرایطی که هستیم احساس خوشبختی کنیم و بدانیم زندگی خودِ خوشبختی است. همه‌ی ما آرزوها و هدف‌هایی داریم که آن‌ها را دست‌نیافتنی می‌دانیم. ولی ما رمزِ گشودن در را نمی‌دانیم. وقتی

شـمـاره‌ی رمـز را داشـتیـم می‌توانیـم بـه همـه‌ی آرزوهـا و هدف‌های مثبت خود برسیـم.

اکثـر مـا در درازای زندگی خود با نسـخه‌های از پیش سـاخته شـده‌ای پیـش می‌رویـم کـه اکثرا بـاعـث عـدم موفقیـت ماسـت ولـی نمی‌دانیـم چگـونـه می‌توانیـم ایـن روش‌هـا -و در نتیجـه نـگاه خود- را نسـبت بـه خود و دنیـا تغییـر دهیـم. بـرای رسـیدن بـه هدف‌هایمان به تلاش جسـمی و روحـی نیـاز داریـم. ۸۰ درصـد کار ذهـن و ۲۰ درصـد کار بدنی اسـت. مـا در دریـایی از اشـکالات و اسـترس‌ها، عـدم هماهنگی‌هـا، اختـلاف نظرهـا قـرار گرفته‌ایـم و همـه‌ی سـاحل آرام را همـراه بـا هارمونـی و روابط خوب می‌بینیـم ولـی نمی‌دانیـم چگـونـه بـه آن برسـیم. همـه گاهـی خـود را در محاصـره‌ی انرژی‌هـای بـد و منفـی (کـه بعضی‌هـا آن را لعنـت، بعضی‌هـا جـادو می‌نامند) حس کرده‌ایـم و دسـت بـه سـوی افـرادی دراز کرده‌ایـم کـه شـاید اصلاً نمی‌دانسـته‌اند انرژی چیسـت؟

می‌خواهـم بگویـم راه حـل همه‌ی این‌هـا در خود ما، «در من» ماسـت. مـا بایـد نگاهـی تازه به ایـن «مـن» بیاندازیـم و نیروی نهفتـه‌ی درونمان را کشـف کنیـم. همـه‌ی راه‌حل‌هـا را خواهیـم دیـد و قدرت مقابلـه با همـه‌ی انرژی‌هـای بد و دشـمنی‌ها را پیـدا خواهیـم کرد. آنـگاه خود را جزیی از دنیـا و هر آنچه در آن اسـت خواهیم دانسـت. اگر جهان یک اقیانوس باشـد ما چکه‌هایـی از آنیـم. اگـر انرژی جهانـی اقیانوسـی از دانسـته‌ها و توانایی‌ها باشـد، مـا نیـز یـک قطره از آنیم و همـه‌ی آن‌چه که در ایـن اقیانوس هسـت در مـا هـم هسـت. اگـر یـک قطره از آب اقیانوس را بـه لابراتـوار ببریـد و آزمایـش کنیـد، آن چه در آن اسـت در آن اقیانوس هم هسـت. بهتر اسـت بدانیـم کـه همـه‌ی ما از یـک چشـمه هسـتیم و به گونه‌ای بـه هم وصلیم. مـا تنها نیسـتیم. بایـد باور کنیـم که خوشـحالی همسـایه‌مان بـر انرژی ما تأثیـر می‌گـذارد. بایـد ایـن نگـرش را تعمیـم بدهیـم به همـه‌ی اطرافیان و سـرانجام ؛ جهانی پر از عشـق و صلح بسـازیم.

برای رسیدن به قله‌ی رهایی، خوشبختی و توانایی چه باید کرد؟

روی سنگ گور کشیشی در کلیسای وست مینسر نوشته شده است: «کودک که بودم می‌خواستم دنیا را تغییر دهم. بزرگتر که شدم متوجه شدم دنیا خیلی بزرگ است. من باید انگلستان را تغییر دهم. بعدها انگلستان را هم بزرگ دیدم و تصمیم گرفتم شهرم را تغییر دهم. در سالخوردگی تصمیم گرفتم خانواده‌ام را متحول کنم که آن نیز مقدور نشد. اینک در آستانه‌ی مرگ هستم و می‌فهمم که اگر روز اول خودم را تغییر داده بودم شاید می‌توانستم دنیا را نیز تغییر دهم.»

ای قوم به حج رفته کجایید کجایید؟
معشوق همین‌جاست بیایید بیایید!
معشوقِ تو همسایه و دیوار به دیوار،
در بادیَه سرگشته شما در چه هوایید؟
گر صورت بی‌صورت معشوق ببینید
هم خواجه و هم خانه و هم کعبه شمایید
ده بار از آن راه بدان خانه برفتید
یک بار از این خانه بر این بام برآیید
آن خانه لطیف است نشان‌هاش بگفتید
از خواجه‌ی آن خانه نشانی بنمایید
یک دسته‌ی گل کو اگر آن باغ بدیدید؟
یک گوهر جان کو اگر از بحر خدایید؟
با این همه آن رنج شما گنج شما باد
افسوس که بر گنج شما پرده شمایید

مولوی

تکنیک کوانتومی

راه حلی وجود دارد؟ تکنیک‌های کوانتومی می‌گویند مصالح هر آن چه را که می‌خواهی خلق کنی و بسازی، در مغز توست. برای راه‌یابی به این داشته‌ها، راه‌ها و تکنیک‌هایی عرضه شده که به ترتیب به آن‌ها

خواهـم پرداخـت. مهمتریـن روش، تکنیـک تفکـر کوانتومی اسـت. یعنی وقتـی بـاور کردیـم هریـک از تفکرات مـا یک فرکانـس دارد کـه می‌رود و در اونیـورزوم می‌گـردد (ایـن فرکانـس در ایـن مـدت کم یـک دور، دور کـره زمیـن میزند)، همسـان خود را می‌یابـد و برمی‌گـردد، در واقع همه‌ی تفکـرات خـود را بسـوی خـود می‌کشـیم. پـس بایـد در اندیشـه‌های خود تجدید نظـر کنیم.

ذهنِ دوم

روش‌هـای دسـت‌یابی بـه جهـش کوانتومـی در مـورد خواسـت‌های ما چیسـت؟ تغییر رمزها و داده‌های گذاشـته شـده در ضمیر ناخـودآگاه، خالی کـردن ذهـن از انبوه فکرهـای بیهوده.

زیبا سازی محیط زندگی

در درون همـه‌ی مـا زندگـی دیگری وجـود دارد که در بیـداری و خواب مـا را تـرک نمی‌کنـد. ایـن زندگـی درونی خیلـی مهم‌تر از زندگـی بیرونی اسـت، زیـرا اندیشـه‌های زندگـی بیرونـی در اقلیـم زندگـی باطنـی نهفته اسـت. سـلطان حقیقی وجـود ما ناخودآگاه ماسـت که هرچـه از راه حواس پنج‌گانـه می‌رسـد را حفـظ می‌کنـد، تفکـرات مـا را ثبـت می‌کنـد، تمـام صحبت‌هـای اطرافیـان را هـم ضبـط می‌کنـد. یـک روزنامـه را بـه دیـوار بزنیـد ولـی نخوانید اما اگر در خواب از شـما بپرسـند موضوعـات روزنامه را می‌دانید. ذهن آگاه و ناخودآگاه، خواسـته یا ناخواسـته، سرچشـمه‌ی همه‌ی ترس‌هـا، آرزوهـا و باورهـا در ذهـن دوم اسـت. در موقع مراقبـه و تمرکز، بیشـتر از ذهـن دوم بهره می‌بریـم. این کارها در ذهـن دوم تأثیر می‌گذارد بـا تکـرار آن‌ها را در ذهـن دوم جایگزیـن می‌کند.

دکتـر اسـمیر کیتـس می‌گویـد ۹۸ درصـد ناخـودآگاه و ۲ درصـد ضمیر آگاه است.

اگـر نگاهـی به کارهای خود بیاندازیم متوجه می‌شـویم کـه انجام برخی از آن‌هـا بـرای بار اول دقـت و توجه زیادی لازم دارد و بایـد آگاهانه انجام شـود. بعـد از چنـد بار تکـرار، انجـام آن توجه زیـادی را لازم نـدارد. مانند فـرد دوچرخه سـوار ماهری کـه می‌تواند به هنگام رانـدن دوچرخه، بخورد، سـخن بگویـد و رکاب بزنـد. رانـدن دوچرخـه به صـورت اتوماتیـک انجام می‌گیـرد و نیـازی به آگاهی شـخصی نـدارد. این امر نشـان می‌دهد علاوه بـر عنصـر «خود» در روان انسـان، عنصر دیگری به نـام «خودآگاه» وجود دارد.

فرویـد ضمیـر ناخـودآگاه را بـه یـک تکـه یـخ تشـبیه کـرد کـه در آب غوطـه‌ور اسـت. کمـی از مخـروط آن بیـرون اسـت ولـی باقی و قسـمت بـزرگ آن زیـر آب قـرار دارد. «ناخودآگاه» بسـیاری از اعمـال ما را به طور اتوماتیـک و خـودکار انجـام می‌دهد و در حالت عادی از دسـترس ما خارج است.

اولیـن ویژگی «ناخودآگاه» این اسـت که انبـان و مخزن تمامی خاطرات و حـوداث گذشـته اسـت. حتـی خاطـرات دوران کودکـی که ظاهـراً دیگر آن‌هـا را بـه یـاد نمی‌آوریم از بیـن نرفته بلکه در این مخزن بزرگ انباشـته شـده‌اند. در حالـت عـادی ناخـودآگاه در دسـترس نیسـت ولـی بـا مراقبـه و هیپنوتیـزم می‌تـوان بـه آن مخـزن دسـت یافـت. خاطرات بسـیار دور و نزدیـک -همـه‌ی آن‌هایـی که حاصل گذر سـال‌های عمر هسـتند- ظاهر شـده و خـود را نشـان می‌دهند، همه دردهـا و رنج‌هایی که از خـودآگاه به ناخـودآگاه رانـده شـده‌اند، فراز می‌آینـد و این امکان را می‌دهنـد که دوباره بـا آن‌هـا کار کنیم، ترمیم‌شـان کنیم و یـا به کل کنارشـان بگذاریم.

در وجـود هر انسـان نیرویی نهفته اسـت که کاربرد عجیـب آن می‌تواند تمـام مشـکلات زندگـی را حـل کند. کسـانی که شـیوه دسـت‌یابی به این نیـروی باطـن را پیـدا کننـد و کلیـد آزاد کردن این نیـرو را بیابنـد، افرادی خواهنـد بـود موفق که هیچ مشـکلی تاب مقاومت در برابـر آنان را نخواهد داشت.

دکتر ژوزف مورفی روانشناس مشهور در کتاب خود به نام «قدرت فکر» راه‌های ساده‌ی دستیابی به این نیرو را شرح می‌دهد. او می گوید:

«وقتی شما می‌خواهید خانه‌ای بسازید اول به سراغ معمار یا آرشیتکت می‌روید، نقشه‌ی آن خانه را تهیه می‌کنید و بعد با بهترین مصالحی که در حد توان شماست شروع به ساختمان آن می‌کنید تا بتوانید عمری به راحتی در آن زندگی کنید. آیا برای ساختمان فکر و ذهن خود که تمام فرامین زندگی شما از آن جا صادر می‌شود، طرح و برنامه‌ای داشته‌اید و نقشه‌ای ریخته‌اید؟

اگر برداشت‌های ذهنی شما در زندگی ترس، نومیدی، حسد، تنگ‌نظری، دلواپسی، کینه، دغل‌بازی و فریب باشد بدیهی است که حاصل زندگی شما چیزی جز غم و غصه، ناراحتی اعصاب و محرومیت نخواهد بود و برعکس اگر ذهن شما از امید، محبت، درستی و پاکی انباشته شده باشد محصول چنین ذهنی به طور یقین خوشبختی خواهد بود و بس. حال ببینیم چرا یک نفر شاد و با روحیه است و دیگری غمگین و مأیوس؟ چرا یک نفر در رفاه و آسایش است و دیگری دستش از همه‌جا کوتاه؟ چرا برخی به هر کاری که دست می‌زنند موفق می‌شوند و عده‌ای برعکس؟ چرا عده‌ای مبتکر و خلاق‌اند و عده‌ای در تمام عمر کار ارزنده‌ای انجام نمی‌دهند؟ و چرا یک نفر از بیماری مهلکی که به آن دچار شده، جان به سلامت می‌برد و نفر دیگر در دام همان بیماری گرفتار می‌ماند؟»

دکتر مورفی معتقد است: «اگر ما بتوانیم بر ضمیر باطن خود مسلط شویم و با تلقین و اراده این ضمیر را از صفات بد پاک و از صفات خوب انباشته کنیم و قدرت نهفته در ضمیر خود را آزاد سازیم، همه چیز رو به راه خواهد شد.» او مثال می‌زند:

«راننده ای که ۳۰ کودک را به مسافرتی تفریحی مدرسه می‌برد دچار سانحه شده ترمز ماشین‌اش بریده بود ولی توانسته بود ماشین را بالاخره سالم متوقف کند. او می‌گفت که فقط دعا او را نجات داده است!

دعا در چنیـن حالتـی چـه معنی دارد و چـه کاری انجـام می‌دهـد؟ خیلـی سـاده می‌تـوان گفت: دعا بـه او امید داده اسـت، دریچـه‌ی ذهن و شـعور باطـن او گشـوده شـده و نیـروی خارق‌العـاده‌ی باطنی بـه کمک او شـتافته. در نتیجه در آن لحظات بحرانی بر اعصاب خود مسـلط شـده و با تصمیم‌گیـری و اقدامات صحیح توانسـته اسـت ماشیـن‌اش را متوقف کند.

می‌دانیـم کـه یک قطعه آهن‌ربا می‌توانـد فلزهایی تا دوازده برابر وزن خـود را جـذب کنـد در حالـی کـه از یـک فلز معمولـی هرگز چنین کاری سـاخته نیسـت. انسـانی که بـه نیـروی نهفته درون خود آگاه شـود و از آن بهـره بـرداری کند، همان نیـروی آهن‌ربا را به دسـت آورده اسـت. او آدمی اسـت شـاد و موفق. اما کسـی کـه بر نیـروی باطن خود تسـلط ندارد، مأیوس اسـت و ناموفـق و همیشـه می‌نالـد کـه: بخت با من یار نیسـت، می‌ترسـم موفـق نشـوم … می‌ترسـم سـرمایه‌ام را از دسـت بدهـم … می‌ترسم مورد تمسـخر مـردم قـرار گیـرم و … ذهن انسـان شـبیه کشـتزاری اسـت که هـر چـه در آن بکارنـد همان می‌رویـد و بدیهی اسـت کشـاورزی که پنبه مـی‌کارد نمی‌توانـد انتظار گندم داشـته باشـد. پس چه بهتر که در کشـتزار ذهـن؛ بذرهـای صفا و مهربانی، عزم، آرامش و پاک‌دلی کاشـته شـود.

وجـدان انسـان شـبیه ناخدا یا خلبانی اسـت کـه در عرشـه یـا کابین بـه هدایـت وسـیله‌اش می‌پـردازد و در عیـن حـال بـه افـراد زیردسـتش دسـتورهای لازم را صـادر می‌کنـد. افـراد زیردسـت دلیـل فرامیـن ناخدا را نمی‌داننـد و نمی‌پرسـند و بنابـر ایـن اگـر ناخـدا دسـتور غلطی صـادر کند کشـتی بـه صخـره می‌خـورد. از بین می‌رود.

ضمیـر آگاه هـر کـس ناخدای کشـتی جسـم او اسـت. این ناخـدا را باید تقویـت کـرد و زمـام امـور کشـتی تن را به دسـت او سـپرد.»

فرویـد هـم معتقد اسـت کـه خاطرات فراموش شـده از دسـت نرفته‌اند. آن‌هـا در اختیـار مـا هسـتند ولـی نیرویـی وجـود دارد کـه مانـع از این امر می‌شـود تـا خاطراتـی کـه در ضمیـر ناخودآگاه هسـتند به ضمیـر آگاه وارد شـوند.

ویژگـی ناخـودآگاه ایـن اسـت که کلیـه مناظـر و تصاویری را کـه ما از لحظـه‌ی تولـد تـا به حال مشـاهده کرده‌ایم اعـم از این که بـه آن‌ها توجه کافـی داشـته یـا نداشـته‌ایم بـه طـور کامـل در خـود ثبـت و ضبـط کرده اسـت. (مثـل دوربیـن عکاسـی کـه شـما روی شـخصی زوم می‌کنید ولی درخـت پشـت سـر یا دیـوار را هـم می‌گیریـد). یا صداهـا؛ مـا در هیاهوی خیابـان یـک صـدا را که می‌خواهیم می‌شـنویم ولی باقی جـذب ناخودآگاه می‌شود.

ویژگـی مهـم ناخودآگاه این اسـت که تأثیـرات عمیق در رفتـار ظاهری شـخص و اعمـال و گفتـار او می‌گـذارد. فرویـد معتقـد اسـت ۷۵ درصد از حرکـت، رفتـار، طـرز تفکر؛ نقشـه‌ها و تصمیمـات زندگی ما توسـط فرمان قـوی ولـی مخفـی ضمیـر ناخـودآگاه انجـام می‌گیـرد و مـا بایـد بتوانیـم فرمـان ضمیـر ناخـودآگاه خـود را در دسـت بگیریـم. می‌گوینـد در قاره‌ی شـگفت‌انگیز ناخـودآگاه اسـتعدادهای خارق‌العاده‌ی انسـان نیز جـای دارد. اسـتعدادهایی چـون انتقـال فکـر (تله‌پاتـی) روشـن‌بینی، الهام...

تله‌پاتـی از نظـر لغوی بـه معنای انتقال فکر در رابطه‌ی معنوی می‌باشـد و عبـارت اسـت از ارتبـاط فکری میـان دو نفـر از راه دور و القای مطلبی از راه دور از سـوی کسـی بـه کـس دیگر. و یـا انتقال واقعه‌ای کـه در محلی رخ داده و در ذهـن کـس دیگری که در مکانی دیگر اقامت دارد می‌نشـیند کـه بهتر اسـت ویزیون[۶] یا روشـن‌بینی نامیده شـود. ویزیون عبارت اسـت از دیـدن و مشـاهده واقعـه از راه دور و از جایـی غیـر از محـل حادثـه کـه دیـدن آن از راهِ حس بینایی ممکن نیسـت.

بارهـای نخسـت کـه هشـیارانه به ضمیـر برتـر خویش آگاهـی می‌یابید پـی می‌بریـد کـه ایـن تجربـه بـه طـور پراکنـده می‌آیـد و می‌رود. شـاید لحظـه‌ای احسـاس کنید که خلاق، روشـن؛ شـفاف و نیرومندید. لحظه‌ای بعـد بـه آشـفتگی الهـام و به احسـاس ناامنی پرتـاب می‌شـوید. به محض ایـن کـه بـه ضمیر برتـر خویش آگاهـی یافتیـد می‌توانیـد هـر گاه به آن نیازمندیـد فرابخوانیـدش. انـدک انـدک خواهید دید که زمان‌های بیشـتری

---

۶ Vision

در حضـور و همـراه شماسـت. ارتبـاط میـان شخصیت و ضمیر برتر شما راهی دو طرفه اسـت و توسـعه و بهبود جریان هر دو مسیر دارای اهمیتی بهسزاسـت. همـه با تجربهی اتصال به ضمیـر برتر خود آشـناییم هر چند شـاید آن را به ایـن مفهـوم نخوانیـم. این احسـاس کـه در جایگاهی بلند و روشـن و نیرومنـد و بـر فراز جهان قـرار گرفتهایم یا قادریـم کوهها را تسـخیر کنیـم، از نشـانههای پیونـد خـوردن تنگاتنگ با ضمیر برتر اسـت.

کنتـرل بـر ذهـن کار آسـانی نیسـت. بـرای غلبه بـر ذهن بایسـتی فرد طبیعت ذهـن و طرز کار آن را بشناسـد تـا بتواند بر آن غلبه کند. طبیعت ذهـن، سـرگردان بـودن اسـت؛ همچنـان کـه طبیعـت میمون از شـاخی به شـاخی دیگـر پریـدن اسـت و تـا زمانـی کـه ذهـن در هیجان و آشـفتگی اسـت غیرقابـل کنتـرل میباشـد، از شـادی واقعـی مربوط به خودِ بزرگ، نمیتوانـد لـذت بـبرد و تجربـهی ایـن شـادی برایـش غیرممکن اسـت. کنتـرل ذهـن و افکار از مشـکلات بشـر میباشـد. اگر بشر بتوانـد بر ذهن خویـش غلبـه کنـد بـه آزادی و قدرت دسـت یافته و سـلطان جهان اسـت چـرا کـه دیگـر جهش کوانتومی در دسـت خود انسـان اسـت برای دسـت یابـی بـه آرزوهـای خـود و آرمانهایش.

دانشـمندان اظهـار داشـتهاند کـه فـرد عـادی ده درصد از قـدرت ذهنی خـود را اسـتفاده میکنـد و بقیهی ذهن ماننـد کوه یخی به طور بلااسـتفاده در زیر باقـی مانده اسـت. با اسـتفاده از تمرینهـای مدیتیشـن -یکی از راههـای پاکسـازی کوانتومـی- دروازهای بـه ایـن منابـع پنهانی گشـوده میشـود و بهرهبـرداری از ایـن گنجهـای پنهانی آغـاز میگـردد، زیـرا قدرتهـای ذهـن بینهایـت و غیرقابـل تصوراند.

تأثیرات متقابل ضمایر خودآگاه و ناخودآگاه

شـما دارای یـک وجـدان آگاه و یـک وجدان ناخودآگاه و یـک وجدان ابرآگاه هسـتید.

تلقین سه نیروی فکری و استفاده‌ی صحیح از آن‌ها

نیروی ذهنی حادثه نیست، با دقت ریاضی عمل می‌کند. شما هستید که آن را خلق می‌کنید و درست همان چیزی را به وجود می‌آورد که در ذهنتان دستور آن را صادر کردید. علم اکنون ثابت کرده که ضمیر ناخودآگاه یک آهن‌ربای قوی است و قدرت آن را دارد که ذخایر ذهن را به سمت خود جذب کند. یاد بگیرید که فکر خود را متمرکز کنید. فکر و تمرکز فکر وسیله‌ی مهمی است. فکر کردن بدون هدف و دقت نتیجه نمی‌دهد یا نتیجه‌اش ناچیز است.

وقتی عمیق فکر می‌کنید در حقیقت به یکی شدن با آن چیز نامرئی که برای شما قابل رویت شده است عمل کرده‌اید و این کار احتیاج به تمرین دارد. یک فکر شدید و متمرکز را در واقع می‌توان مشاهده کرد. چنین فکری مجموعه‌ای از خطوط ظریف مغناطیسی را تشکیل می‌دهد و تا به انرژی جهانی ادامه می‌یابد. این خطوط درست مانند همان خطوط آبی رنگی است که شما را با شخص یا چیزی که مورد نظرتان است متصل می‌کند.

پس تفکر، تجسم، تصور در زندگی ما نقش بسیار بزرگی دارند. انواع مختلف نفس کشیدن، تکرار یک واژه مثل مانترا، سفر خیالی و تجسم، انواع صوت‌ها و طرز تکرار آن‌ها، موسیقی‌ها و رنگ‌ها و بعضی رقص‌ها، تمام این روش‌ها برای تسلط بر ذهن است. انسان در هر روز ۴۰۰۰۰ فکر به مغزش می‌آید و تقریباً ۲۰ درصد آن‌ها فکرهای دیروز و پریروز یا امر و نهی‌های والدین است که در ضمیر ناخودآگاه ما بایگانی است و ما مجبوریم آن‌ها را دوره کنیم.

این‌ها همان افکار قدیمی است در بدن‌های تازه. ما با تسلط بر ذهن از شر آن‌ها راحت می‌شویم و تسلط بر ذهن مستلزم تمرین و پشتکار است. و روش تمرکز فقط فکر کردن نیست بلکه تبدیل و امتحان کردن فکر به یک شکل و قالب عملی است. ضمیر ناخودآگاه در تمام شبانه روز یک دم از فعالیت نمی‌ماند. اگر من قهوه بخورم ساعت سه نصفه شب بیدار می‌شوم. سه نصفه شب ضمیر ناخودآگاه شما را بیدار

می‌کنـد. هـر چـه را می‌خواهیـد آرزو کنیـد و بگوییـد خواهد شـد. جمله را منفـی تمـام نکنیـد. ضمیر ناخودآگاه مثل باغی اسـت که اندیشـه‌هایتان را در آن می‌کاریـد و گل خواهـد داد. زهرآگیـن یا شـیرین.

سه نوع شعور

شـعور ناخودآگاه، شعور آگاه، و شـعور ابرآگاه به سه قسم اراده‌ی غریزی، عقلانی، عشـقی یا ملکوتی مربوط است.

جـان آدمـی مثل هـر نیروی مشـابه بـه خود یعنـی مغناطیـس می‌تواند شـارژ (پر) دشـارژ (خالی) کونسـانتره (متمرکز) و دکونسـانتره (غیرمتمرکز) بشود.

در موقـع تـرس جـان آدمـی تخلیـه می‌شـود. یـا در حیـن تصادفـات رانندگـی احسـاس کرده‌ایـد کـه دیگر رمقـی در جانتـان باقی نمانـده. این خالـی شـدن که ممکن اسـت گاهی لالی یـا کری نیز بدهد زیرا با شـوک لایـه انـرژی باز می‌شـود. بعضی‌ها با دست‌هایشـان می‌توانند دوباره شـارژ کننـد، بعضی‌هـا با یک کریسـتال...

در دیباچـه ای بِـر عرفـان مولانا، دکتـر علی مقدم می‌گویـد: جان آدمی را می‌تـوان بـه کُـرهماننـد کـرد. کُـره وقتـی جامـد اسـت و از آن کمـی می‌بُریـد جایـش می‌ماند، امـا وقتی آبش می‌کنید یک قاشـق هـم بردارید جایـش نمی‌مانـد. وقتـی می‌جوشـد حجمـش زیادتر هـم می‌شـود. انرژی جـان آدمـی هـم چنیـن اسـت بایـد آن را از حالـت جامـد درآورد تـا کمتر آسـیب ببیند.

دکتـر جـان گرافـورد، هنگام خـواب مغناطیسـی یک مدیوم متوجه شـد کـه از بـدن مدیـوم چیـزی نـرم و لطیـف و لـزج خـارج می‌شـود. او اسـم آن را «اکتوپلاسـم» گذاشـت و امـروزه آن را قالـب «اتـری» یـا «سـیاله مغناطیسـی» کـه همـان حالت چهارم ماده اسـت می‌شناسـند. یعنی غیر از جامـد، مایـع، گاز حالت چهارم تشعشـع، سـیاله، یـا اتر اسـت. این اختلاف

شکل ظاهری حالت ماده بستگی به فشردگی یا لطافت اتم‌ها و مولکول‌های سازنده‌ی جسم نسبت به هم دارد.

هاله (آئورا)

هاله یک میدان انرژی است که از همه‌ی جانداران و غیر جانداران انتشار پیدا می‌کند. هاله‌ی اطراف ما دائما بر اثر احساسات مثبت و منفی در حال تغییر است، اشیاء کم و بیش دارای رنگ هاله‌ی ثابت هستند. اگر مدت مدیدی در گوشه‌ای بمانند رنگ هاله‌شان تغییر می‌کند.

۱. بین بدن انسان و محیط اطرافش ارتباط وجود دارد.

۲. برخی از بیماری‌ها خیلی قبل از ظهور در بدن فیزیکی، در هاله قابل رؤیت هستند.

ضمیر ناخودآگاه خود را کنترل کنید. ضمیر ناخودآگاه یک کامپیوتر است که ورودی‌های خود را از شش کانال می‌گیرد. حواس پنج‌گانه یک نسخه از آن‌ها را فوراً به ضمیر ناخودآگاه می‌فرستد. و نیز هر لحظه نسخه‌ای از رشته‌ی فکری انسان به آن‌جا می‌رود و توسط ضمیر ناخودآگاه پردازش می‌شود و حاصل آن یک «خروجی»[۷] است که باعث ساختن نظام باورها و شخصیت انسان می‌شود و بر روحیه و فیزیولوژی بدن تأثیر می‌گذارد و یا این که در خارج از دنیای درون اثری را پدید می‌آورد.

تکرار و عادت

روزی جلوی در خانه‌ی ما گودالی کنده بودند و سگ محبوب پدرم هر بار برای رد شدن از روی گودال می‌پرید. بعد از چندی گودال را پر کردند ولی سگ همان گونه به آن‌جا که می‌رسید می‌پرید. این شرطی شدن است. گاهی اوقات تصمیم داریم در برگشت به منزل چیزی را سر راه بخریم ولی فکرها ما را می‌برد و ما می‌بینیم جلو خانه‌مان

---

۷. Output

هستیم. این بدان معناست که ما در لحظه حاضر هستیم ولی در آن زندگی نمی‌کنیم و مشغول فکرهای دیگر، دعواها یا فکر خرید لباس هستیم. پس چه کسی ما را به منزل آورده؟ «ضمیر ناخودآگاه» ما که آدرس را به او داده‌ایم. در زندگی روزمره اگر آگاه به لحظه‌ی خود نباشیم ضمیر ناخودآگاه ما را به ادرس‌هایی می‌برد که توسط مادر، پدر، معلم و همسایه‌ها به آن داده شده و در آن ضبط شده. و وقتی اختیار زندگی، اندیشیدن و پایان در دست ما نیست او ما را می‌برد. در هر لحظه باید آدرس دقیق و درست را در خاطر داشته باشیم.

اعتیاد تابع ضمیر باطن است و انسان موجودی تابع عادت. نمونه‌های عادت از راهِ تکرار میسر می‌شود تا به جایی که در اعماق ضمیر جای می‌گیرد. مثل شنا کردن، کار با کامپیوتر. هر کس از آزادی انتخاب برخوردار است در نتیجه هر کس آزاد است تا عادتی بد یا خوب اختیار کند. هر تصویر ذهنی که با ایمان راسخ به ضمیر آگاه سپرده شود ضمیر باطن نتیجه آن را باز پس خواهد داد. تنها مانع خوشبختی هر کس، اندیشه‌ی خود و تصویر ذهنی خود شخص است. وقتی که دقت و حواس شما دچار پراکندگی می‌شود آن را بر روی اهداف اصلی خود متمرکز کنید تا به صورت عادت درآید. اصطلاحا این را «انضباط روحی» می‌گویند. ضمیر آگاه هر شخصی دوربین فیلم‌برداری و ضمیر باطن هم فیلم آن است. هر چه فیلم ضبط کند ضمیر ناخودآگاه آن را نمایش خواهد داد.

اگر ترس به در روح شما کوفت در را به رویش باز کنید آدرسی است که ضمیر ناخودآگاه داده است. در جسم جامد، اتم‌ها فشرده‌تر، گاز و بخار بازتر و منبسط‌تر هستند. از این پس دانشمندان فیزیک توجه علمی این سیاله را آغاز کردند و به این نتیجه رسیدند که در اثر جریان خون در مدار بسته و حرارت حاصله از آن «انرژی میدانی» به وجود می‌آید که همه جا فاصله بین الکترون‌ها و پروتون را اشغال، و خلاء یا فضای اتری را پر و انباشته می‌کند. فقط کافی است پدیده‌ای به حرکت درآید تا میدانی بزرگ‌تر به وجود آید. در این صورت نیروی عظیمی از

انرژی سیاله‌ای تولید می‌شود کـه هالـه‌وار بـدن را در بـر گرفتـه. حتی بـدن را در خـود شنـاور کرده است. (این راز بـزرگ عرفان ایرانی است کـه می‌گویـد: خمـر شکسته، آب از آن ناریخته).

هنگام اجل چو جان بپردازد تن

مانند قبای کهنه اندازد تن

تن را که ز خاک است دهد باز به خاک

وز نور قدیم خویش برسازد تن

مولوی

تغییر عادت‌ها

عـادت عصبانی شـدن، یا سیگار کشیـدن ... یا هر عادتـی را که داریـد، کسـی بـرای ذهن مـا برنامه‌ریزی نکرده است. اگر بایسـت تغییـری ایجاد شـود، مـن باید ایـن تغییر را ایجاد کنم. دیگران، کتاب‌هـا ... می‌تواننـد ما را راهنمایـی کننـد امـا مسئولیت اصلی با خود ماست. مـا می‌توانیم تغییر را به وجـود آوریـم. (اکثـر عادت‌هـا را خودمان به وجـود آورده‌ایـم). تغییر هنگامی ایجاد می‌شـود کـه ما احساسـی را نسبـت به یک تجربه‌ی معینی عـوض کنیم. مثلا سیگار کشیـدن را لذت بخـش ندانیـم و مایـه‌ی مرگ بدانیـم و بـرای خـود تداعـی منفی درسـت کنیم. بـا دیدن سیگار تصویر یـک نفر در بستر مرگ را به یـاد بیاوریم.

ایـن مهـم است که بدانیم شخصا بـه دنبـال چه هستیم. حواسـمان را بایسـت متوجه آن خواسـته کنیم و از پراکندگی افکارمـان جلوگیری کنیم. بـه سیگار نکشیـدن فکر نکنیـد بلکه تصمیـم بگیرید سالم‌تر و شـادتر و سـرزنده‌تر از گذشتـه باشـید. وقتی هوس سیگار کشیـدن آمد بـا حرکت خنده‌داری خـود را از آن لحظه دور کنیـد مثل صفحه‌ای کـه از دور خارج می‌کنیـد و بعدهـا باید سعی کرد جایگزینـی پیدا کرد. یـک آب‌نبات بدون شـکر شـاید. عادات خوب، مثلا عادت احساس خوشبختی و شادی را نیز می‌توانیـم بـا تکرار بـه عادت خـود تبدیل کنیم. بـرای جلوگیری یـا تغییر یـک تصمیـم ناراحـت کننده ابتدا از هـر گونه مداخله‌ی گفتـاری خودداری

کنید. در یـک اتـاق آرام بنشـینید و در سـکوت بـه دقت در مورد چیزی کـه می‌خواهیـد از آن جلوگیـری کنید بیندیشـید. ضمن تجربـه‌ی این تصمیم، آن را مـورد مطالعـه قـرار دهید. انجام این تصمیم را مجسـم کـرده و تمام نتایـج و عواقـب آن را در نظر بگیریـد در خاتمـه تمام انتقادهایی را کـه شـخص در صـورت تغییـر عقیـده بـه آن‌ها دسـت خواهـد یافت، مجسـم کنیـد. تمـام جزییـات ایـن تفکر بایـد با دقت یادداشت شـود. هنگامی کـه خسـته می‌شـوید اندیشـه خـود را از نظریاتـی کـه روی آن‌هـا کار کردیـد منحـرف سـاخته و بـه چیـز دیگر مشـغول کنید. جریـان الهامـات در این حالـت ادامـه پیـدا خواهـد کـرد. منظـور از الهامـات، افکار جدیدی اسـت که در آرامـش بـه وجود می‌آینـد و یا شـما بـا آرامش خود آن‌هـا را در می‌یابید. شـما ایـن موارد جدید را نیز یادداشت کنید.

در ایـن یادداشت‌هـا خلاصـه‌ای از تمام تجسـماتی کـه در شـما مخالفت شـدید برمی‌انگیـزد را انتخـاب کنیـد. عـلاوه بـر آن تمـام عواقـب مخرب اعمالـی را کـه می‌خواهیـد مانـع آن شـوید -آن‌هایـی کـه شـما را تهییج می‌کنـد و باعـث می‌شـود تـا یـک «نه» قـوی و پر انـرژی در شـما ایجاد شـود- انتخـاب کـرده و آن‌ها را حفظ کنید.

پـس از یـک دوره کوتـاه و پـس از پرداختن به موضوعـات آزاردهنده‌ای کـه می‌خواهیـد ریشـه‌های آن‌هـا را بخشـکانید، یادداشـت خـود را دوباره بخوانیـد. تجسـم زنـده‌ی ایـن پدیـده در شـما نیـروی تـازه‌ای برخواهـد انگیخـت. حـال تصـور کنیـد فـردی بـا ظاهـری تزلزل‌ناپذیـر در برابر شماسـت. شـما می‌توانیـد بـا این نیـروی تـازه نکته‌هایی کـه شـما را ناآرام می‌کنـد بـه ایـن فرد بـه ترتیب ۱، ۲، ۳، توضیـح دهید. و طـرف هم صد درصـد خواهـد پذیرفت. زیـرا کـه وقتی توانسـتید مشـکلات مزاحـم را خود آنالیـز کنیـد بهتر می‌توانیـد در مـوردش صحبت کنید.

نگرانـی نیـز ماننـد تفکر منفی یـک عادت اسـت. بـه محض آگاهی می‌توانیـم نگرانـی را نیـز ماننـد هر عـادت دیگر بشـکنیم. امـا نگرانی گاه بی‌انـدازه ظریـف، زیرکانه و نامحسـوس اسـت و امکان دارد سـال‌ها بدون آن کـه بدانیـم، نگـران باشـیم. بعضی‌هـا در سراسـر زندگی از یـک نگرانی

به سوی نگرانی دیگر روان هستند. این فقط اتلاف انرژی و نیرو است، آن‌ها از لحظه‌ی حال و از موفقیت نمی‌توانند لذت ببرند.

حسد نقابی است برای پوشاندن ترس. این ترس که نمی‌توانم آن چه را می‌خواهم به دست آورم، و این احساس نارس که گویی شخصی دیگر آن چه را که حق ماست به دست آورده است همانا سرچشمه‌ی حسادت ما است. حسادت به ما می‌گوید همه خوبی‌ها و نعمت‌ها فقط برای یک نفر است. به هر صورت همه‌ی این‌ها فشارهای عصبی و روانی هستند اما ما قربانی‌های درمانده‌ای نیستیم، زیرا می‌توانیم از شدت و حدت آن تا به حد قابل تحمل بکاهیم.

پادزهر فشار روانی

زندگی آرام پادزهری است برای فشار روانی و تنش

دو راه وجود دارد:

۱. از محرک‌هـای ایجـاد کننـده‌ی مسئله بپرهیزیم یا آن‌هـا را حذف و تعدیـل کنیم. بعضی را می‌شـود از زندگی حذف کـرد. بعضی را می‌توان بـه حـدی کاست کـه بـه سلامت و آرامش ذهنـی زیانی وارد نکند. با پیچیده‌تـر و مشکل شـدن زندگی چـه آن را بپسندیم و چـه نپسندیم آن چـه بایـد انجـام دهیـم این است کـه خـود را بـرای سـازگار کـردن با آن آمـاده‌تـر سـازیم و این‌هـا بـا مصـرف قرص و کشیدن سیگار ممکن نمی‌شـود.

شـما می‌توانیـد محیط زندگی خـود را بـه گونه‌ای تغییر دهیـد کـه زندگی را آسـان‌تر کنـد، آوردن و یـا خریـدن شـیء جدیـد بـرای منـزل، بـه نظـم درآوردن اشیاء دورـوبر. آن تعداد حـوادث مهم زندگی و تغییراتـی کـه در ۱۲ مـاه گذشته اتفـاق افتاده را با دقت در نظر بگیریـد. اگر نتوانسـتید انگیزه و محـرک را تغییـر دهیـد سـعی کنیـد عکس‌العمـل خـود را بـه آن محـرک اصلاح کنید.

بـه عبارت دیگر دنیا از هزاران بخش تشکیل شـده کـه درسـت مانند منظومـه‌ی شمسـی، مدارهـای ویژه ای را تشکیل می‌دهد و هر شـخص بـر اسـاس باورهـا و نگرش‌هایـش در یکی از این مدارها قرار می‌گیرد. بنابرایـن هـر فرد فقط چیزهایـی را می‌بیند و شـاهد اتفاقاتـی می‌شـود کـه در ایـن مـدار بخصوص کـه او در آن قرار دارد شدنی اسـت. این فرد ایده‌هایـی بـه ذهنـش می‌رسـد کـه هـم فرکانـس و هماهنگ با مـدار خود اوسـت. ایـن فـرد هیچ گونه دسترسـی بـه منابع و اطلاعات سـایر مدارها نـدارد. چگونـه می‌شـود ایـن را تغییـر داد؟ ایـن ممکن نیسـت مگـر این کـه

ما مدار فعلی خود را تغییر بدهیم و این مهم با تغیر باورهای ما انجام می‌گیرد.

چیزی که به آن معتقد باشیم حقیقت به نظر می‌آید. هـوای خوب یا بد وجود ندارد. تنها هوا وجود دارد. گرایش شخصی ما به آن صفت می‌دهد. عشق یک کیفیت است نه کمیت و در عشق بیش‌وکم وجود ندارد. اگر شما نتوانید بر همه‌ی عالم عاشق باشید به یک فرد هم عاشق نخواهید بود. هر لحظه آغازی تازه است و لحظه‌ی اقتدار اکنون است. اکنون همان لحظه‌ی اقتدار است. دیشب باران سنگینی بارید ولی اکنون آسمان روشن است و یک طلوع جدید را نوید می‌دهد. ما باید آن گونه به ملاقات خویش برویم که به ملاقات این روز نو و پر طراوت می‌رویم. همه چیز در هستی نو به نو آغاز می‌گردد، همین طور هستی من و شما و ایشان.

زندگی را نباید گذراند، باید آن را زیست. زندگی رودی است که باید در آن غوطه‌ور بود. ولی ما همیشه به چگونگی گذشتن از این ساحل و رسیدن به ساحل دیگر می‌اندیشیم. ما هرگز نمی‌ایستیم تا خود را دقیق بنگریم. در عمل ما همیشه در خوابیم. می‌توانید چیزی را که پیشتر بارها دیده‌اید چنان بنگرید که گویی هرگز آن را قبلاً ندیده‌اید؟ زمانی می‌توانید این گونه بنگرید که نگاهتان فارغ از هر گونه تصویر باشد و هنگامی دید فارغ از تصویر است که ترس منفور است. ترسی که بتدریج توسط والدین، اجتماع و تکرار در ما نشسته است.

سهراب سپهری می‌گوید: چشم‌ها را باید شست، جور دیگر باید دید.

۲. نسبت به ترس‌ها، به اضطراب‌های خود آگاه باشید بی‌آنکه سعی کنید آن‌ها را از بین ببرید. نفس این آگاهی آن‌ها را از بین می‌برد. هر تجربه‌ی جدید ما بلافاصله به وسیله‌ی تجربه‌های گذشته معنا می‌یابد و تعبیر می‌گردد و بنابراین بازهم گذشته را تقویت می‌کند.

ذهـن تنهـا زمانـی آزادی حرکـت دارد کـه حصـار خـود (تجربه‌هـای گذشـته، تصویرهای دیـروز، پریـروز) را بشـکند. شکسـته شـدن حصـار یعنی شـناخت آن.

موفقیـت در زندگی بسـتگی دارد به تفکر و رفتـار کوانتومی و این امر در حالات زیر ممکن می‌شـود :

- اصل خودهشیاری – خودبیداری لحظه به لحظه
- اسـتفاده از قـدرت تمرکـز– البتـه تمرکـز نـه بـر منفی‌هـا (تـرس تمرکـز اسـت بـر منفی‌هـا)
- اصل استفاده از قدرت سؤال
- اصل استفاده از جملات تأکیدی و تصدیقی
- اصل تصویرسازی ذهنی

برای پرورش آگاهی، آگاهی را در حین غذا خوردن تمرین می‌کنیم:

ایـن روش بـه ایـن صورت اسـت کـه از همـه‌ی حـالات و افـکار هنگام غـذا خوردن‌تـان آگاه می‌شـوید. از اراده بـرای بـه دسـت گرفتـن قاشـق، از بـردن آن بـه دهـان، از پدید آمـدن حس طعـم، از جویـدن و فـرو بردن، از همـه‌ی این‌هـا آگاه باشـید. بـه آن‌ها فکـر نکنید فقـط آگاه باشـید. همین طـور بـه طمع خود آگاه باشـید، همان طمعی کـه شـما را وامـی‌دارد پس از جویـدن و فروبـردن کامـل لقمه‌ی اول، دسـتتان را برای برداشـتن لقمه‌ی دوم دراز کنیـد. ایـن تمریـن را می‌توانیـد در مورد همه‌ی افکار، احساسـات و مراحـل راه رفتـن هـم تکـرار کنید. فشـار پنجه‌ی پـا، بـالا آوردن یک پـا، همـراه تغییـر سـرعت و... این‌ها برای تیـز کردن ذهن اول، افزایش آگاهی، هوشـیاری و خلاص شـدن از دسـت برخی عادت‌های ناخوشـایند و بیماری‌هایـی از جمله فراموشـی اسـت.

شـما هیـچ روش خاصـی را برنمی‌گزینیـد، یـا زمـان خاصـی را بـرای مراقبه‌تـان اختصـاص نمی‌دهید. با این حال هر روزتان و در هر جایی در حـال مراقبه‌ایـد به این صـورت که به هر چیز اطراف کـه در حال رخ دادن

است آگاهید. در عین حال آگاهید کـه همه در حـال تغییـر و تحول‌اند.
پـس بـه چیزی نچسـبید و بـدون این کـه کاری بکنیـد ژرف بنگرید. همه
چیز در اطراف‌تان درسـت و بی‌نقص اسـت و در اختیارتـان قراردارد. نیازی
بـه تنـش و فشار یـا اضطرابی در کار نیست. همـه چیز همان طور است
کـه ماهاموردا (مدیتیشـن بی‌شـکل) نام دارد.

بگشای راه بسته را
بنواز جان خسته را
بشکن دوباره هسته را
عشق است تا منظور تو
ما اهل صلحیم و صفا
ماییم از درد و دوا
خورشید می‌خواند نوا
با زخمه‌ی تنبور تو
می‌ریزد این بن‌بست‌ها
با فکرها با دست‌ها

مولوی

نور است در هر ذره‌ای، ما نور نور نور تو
تو خضر راه عاشقان، ما موسی‌ای در طور تو
در طور نوری دیده‌ام، نور عبوری دیده‌ام
در ذره شوری دیده‌ام، این ذره و این شور تو
از خویش دورم این زمان، محو حضورم این زمان
لبریز نورم این زمان، پاینده بادا نور تو
بگشای راه بسته را، بنواز جان خسته را
بشکن دوباره هسته را، عشق است تا منظور تو
ما اهل صلحیم و صفا، ماییم از درد و دوا
خورشید می‌خواند نوا، با زخمه تنبور تو

علیرضا قزوه

توانایی‌های پنهان شما

سخن از انسان است و استعدادها و توانایی‌های خارق‌العاده‌ی او. توانایی‌هایی که به طور شایسته شناسایی و تقویت نشده و هنوز در ردیف دیگر استعدادها و توانایی‌های معمولی انسان به صورت امری عادی و آشنا درنیامده‌اند. اگر در دایره‌ی جسمانی وجودتان نگاهی بیاندازید ظاهراً به یک سری توانایی‌هایی در انجام بعضی از اعمال بدنی و نیز یک سری ناتوانایی‌ها در انجام اعمال دیگر پی خواهید برد. از این دیدگاه اعمال بدنی را به دو دسته، اعمال ارادی و غیرارادی تقسیم می‌کنند. اعمال ارادی که یک‌ریز و مرتب با آن‌ها سروکار داریم مانند حرکت دادن دست‌ها و پاها، نشستن، خوابیدن، ایستادن، دویدن.

اعمال غیرارادی مانند تپش قلب، گوارش غذا، گردش خون، جریان تنفس. ظاهراً اعمال دسته‌ی اخیر خود به خود جریان داشته و در حالت عادی از حیطه‌ی تسلط و اراده‌ی ما خارج است. ولی تا به حال هیچ‌گاه اندیشیده‌اید که امکان دارد این اعمال غیرارادی را نیز تحت اراده‌ی خود در بیاورید؟ در هندوستان هستند افرادی که از نصف ریه‌ی خود برای نفس کشیدن استفاده می‌کنند. یا می‌توانند موهای بدن خود را راست نگه دارند. بودا می‌گوید که همه‌ی انسان‌ها آزادند و هر کس با انتخابی که می‌کند سرنوشتش را می‌آفریند. آدمی باید مشتاقانه عواقب انتخاب‌هایش را بپذیرد.

مارکس در «هجده برومر» نوشت : «انسان‌ها سازندگان تاریخ خویش‌اند ولی نه طبق دلخواه خود و در شرایطی که خود اختیار کرده‌اند بلکه در اوضاع و احوالی که مستقیما از گذشته برای آن‌ها به ارث رسیده است.»

نظر ویکتور فرانکلین درست برعکس این فکر و اندیشه است با فکرهای امروزی که به خود من بسیار کمک کرده است.

ویکتور فرانکلین پزشک بیماری‌های روانی، نویسنده و رئیس بخش اعصاب بیمارستان روشیلدون در سال ۱۹۴۲ به دست نازی‌ها اسیر

شد و در مدت اسارت، پدر، همسر و برادرش به طور فجیعی در این اردوگاه‌ها کشته شدند و به جز خواهرش، همه‌ی فامیلش را از دست داد. او می‌گوید یک روز که لخت و در سرمای زمستان برف‌ها را در حیاط اردوگاه جمع می‌کردم، یک باره ایستادم و با خود گفتم من چرا زنده‌ام؟ باید این زندگی یک معنی داشته باشد. او معنی را یافت و زنده ماند و در کتاب «انسان در جستجوی معنی» سعی می‌کند به ما انسان‌ها بگوید که زندگی در هر شرایط وقتی که فکر می‌کنی دیگر هیچ چیز برای از دست دادن نداری، یک معنی و دلیل برای ما دارد. او به اکثر بیمارانش که به او مراجعه می‌کردند می‌گفت: چرا خودتان را نمی‌کشید و این سؤال دق‌البابی بود بر در«معنی‌ها»ی زندگی، که در زندگی هر کس وجود دارد و چه فراوان. او یک جمله دارد که در تمام طول زندگی راهبر من بوده و در اکثر اردوگاه‌های پناهندگی در سراسر دنیا و از همه آن‌هایی که از من کمک خواسته اند در دیدارم به آن‌ها گفته‌ام. جمله‌ای با این مفهوم، «اعتبار و شخصیت انسان در واکنشی است که نسبت به آن چه سرنوشت بر او تحمیل کرده دارد». یعنی اگر سرنوشت شما این بوده که در این گوشه از دنیا تنها و بی‌کس باشید ارزش و اعتبار شخصیت شما این است که چه واکنشی نسبت به این اتفاق دارید. دیگران را مقصر می‌دانید و یا خود دست بر زانوی‌تان می‌گذارید و بلند می‌شوید و در هر شرایطی که هستید سعی می‌کنید زندگی را بهتر کنید و معنی را دریابید. مهمترین امتیاز انسان این است که اندیشه‌اش را نمی‌توان اسیر و در بند کرد. اندیشه از همه‌ی اردوگاه‌ها، دیوارها، زندان‌ها و محدودیت‌ها می‌گذرد.

یکی از مهمترین نقطه های «شفای کوانتومی» یا «سعادت و خوشبختی کوانتومی» نگرش به درون است و در این راستا به کودکی خود نگاهی می‌اندازیم.

«تحلیل رفتار متقابل»[۸] وجود آدمی را به سه قسمت، والد، بالغ و کودک تقسیم می‌کند:

---

۸. Transactional Analysis یا TA

والد از کودکی تا ۷ سالگی که توسط والدین و اطرافیان در کودک تعبیه و برنامه‌ریزی می‌شود. والد همان امر کردن و قضاوت کردن و باید و نبایدها و دخالت‌های قدرت‌طلبانه است.

بالغ جنبه عقلانی آدمی است و کودک جنبه‌ی احساسی، شور، شوق و اشتیاق آدمی است.

«تحلیل رفتار متقابل» معتقد است که این سه ساختار در تمامی آدمیان وجود دارد وقتی دو نفر با هم ارتباط برقرار می‌کنند، در واقع یکی از این جنبه‌هاشان با هم در ارتباط قرار می‌گیرد. یعنی وقتی شما با کسی بحث می‌کنید یا سخن می‌گویید باید بدانید با کدام شخص عاقل در ارتباط هستید. با بچه‌ها با احساس صحبت می‌کنید با والد با زور و با انسان با عقل. استفاده از روانشناسی «تحلیل رفتار متقابل» در دسترسی به کودک درون و یا در واقع بخش والد بسیار مؤثر است.

در درون هر انسان بالغی «کودک درون و شخصیت کودکی»، وجود دارد. در آن هنگام که روح وارد جسم نوزاد یا کالبد جسمانی می‌شود، این دو جنبه‌ی کودک، یعنی کودکی روح و کودکی شخصیت کاملا باهم هماهنگ هستند. اما از آن جا که عوامل شخصیتی بر وجود اغلب ما چیره می‌شود، این هماهنگی خیلی زود از بین می‌رود. همه‌ی ما در رشد خود نیازمند عشق و رضایتمندی هستیم. برخی از کودکان این‌ها را پیدا نمی‌کنند یا غلط پیدا می‌کنند. بنابراین بسیاری از ما الگویی از یکی از نیازهای ارضانشده‌ی کودکی را دارا هستیم. تجربه نشان داده که در بسیاری از والدین این الگو با بحران‌های عاطفی و روانی درونی ترکیب یافته. آن لحظه که کودک به هر راهی نخستین آسیب را می‌بیند، هماهنگی با روح کودک از بین می‌رود. در این نقطه است که چیزی که به «کودک آسیب‌پذیر» معروف است وارد صحنه می‌شود. از این زمان به بعد سایر آسیب‌ها در شخصیت کودک افزایش می‌یابد.

(ما نمی‌توانیم جلوی رشد تقویمی را بگیریم اما رشد در دیگر سطوح وقفه‌پذیر است. رشدونمو کالبد جسمانی می‌تواند تحت تأثیرات انسداد انرژی‌ها، چاکراها قرار بگیرد.)

کودک آسیب دیده‌ی درون، سرشار از ترس و اضطراب، خشم و بسیاری از نیازهای ارضا نشده است. به این ترتیب هر زمان ما در موقعیتی مرتبط با عشق یا عاطفه قرار می‌گیریم یا زمانی که رفتار شخص، دیگر خاطرات ناخودآگاه گذشته را زنده می‌کند، کودک آسیب دیده‌ی ما وارد عمل می‌شود. واکنش‌ها، نحوه‌ی احساس ما را دیکته می‌کند و شخص بزرگسال مثل یک کودک آسیب دیده رفتار می‌کند. تسلط بر کودک آسیب‌دیده منجر به این می‌شود که ما دنیا و دیگر افراد را از پس عینک، در دور پریشانی می‌بینیم و نمی‌توانیم آن‌ها را همان گونه که هستند ببینیم و اگر ترمیم نشود می‌تواند زندگی ما را خراب کند.

در یک ارتباط دوسویه چه باید کرد؟

دست‌کم پانزده دقیقه در مورد خاطرات دردناک دوران کودکی خود با یکدیگر به صحبت بنشینید و در آغاز تنها بر یک یا دو رویداد تمرکز کنید. سعی کنید برای سخنان طرف مقابل خود شنونده‌ی علاقه‌مند و دلسوزی باشد. طرف مقابل باید احساس امنیت کند. به هنگام صحبت ممکن است خاطرات دیگری زنده شوند که فراموش شده‌اند. اجازه دهید این گفتگو آن‌قدر عقب‌وجلو برود تا این که هر دو نفر هرچه در درون دارید را مطرح کنید. در هنگام گفتگو اگر

۱. ضربان قلب شما یا تنفس شما تغییر کرد، ببینید آیا در ناحیه‌ی پیرانا احساس تهوع یا در ناحیه سینه یا گلو احساس درد داشتید! در مورد این تغییرات صحبت کنید و از کشفیات خود یادداشت بردارید.

۲. در میان خود شمعی روشن کنید. اکنون تصور کنید که نور عشق بی قید و شرط چاکراهای قلب شما را به یکدیگر متصل می‌سازد (یعنی جناغ سینه‌ی شما به جناغ سینه‌ی او) و پرتوی از نور شما به سرچشمه حیات (انرژی جهانی) می‌پیوندند. نور سوم متصل ساختن طرف شما به سرچشمه حیات، مثلث شما را تشکیل می‌دهد. اکنون دوباره به کودک بپردازید. خودتان را در لحظه‌ای که مشکل برایتان پیش آمد

ببینیـد و بـه حافظـه متکـی نباشـید. بگذاریـد کـه بینـش درونـی شـما باشـد. و
مشـخص کنیـد کـه ایـن مشـکل یـا تقدیـر را در کجـا احسـاس می‌کنیـد، در
جایـی از بدنتـان یـا در چاکـرا. بگذاریـد تمرکـز شـما بر آن نقطـه قـرار گیـرد.
از کودکـی کـه می‌بینیـد (کودک آسـیب دیـده‌ی خودتان یا طـرف مقابل)
بپرسـید کـه چـه کاری برایـش می‌توانیـد انجام دهیـد. اگر جـواب داد، انجام
دهیـد و اگر سـکوت کرد هرچـه را خـود لازم می‌دانیـد، انجـام دهیـد. اکنون
ببینیـد کـه آن شـکل بـا تـوده‌ای از ابر احاطـه شـده، آن تـوده را با شـکل
مـورد نظـر درون آن، در ذهنتـان نگاه داریـد و بعد به آرامی رهایـش سـازید
و بـه خود بگوییـد شـما دیگـر به این انرژی کهنه نیـازی نداریـد و اکنون در
شـما فضـای خالـی وجـود دارد که قبـلاً با انرژی کهنه پرشـده بـود. برای
پـر کـردن این فضا عشـق را جایگزیـن کنیـد و صلح و آرامـش را بـه درون
بکشـید. دسـت کـودک درونتـان را بگیریـد و بـه او بگوییـد که چقـدر او را
دوسـت داریـد

تمرکـز: عبـارت از جمـع‌آوری هرچـه نیـروی جسـمی و ذهنی‌تان اسـت
در کمتریـن فضـای ممکـن، بـه طـوری کـه حداکثـر فشـردگی و در عیـن
حـال کمتریـن تمـاس را داشـته باشـد. ایـن فضا می‌توانـد یـک لحظه از
زمـان باشـد و یـا یـک مسـئله که شـما بـرای حـل آن تـلاش می‌کنیـد. به
هرحـال تفاوتـی نمی‌کنـد هـر فضایـی که هسـت شـما بایـد آن‌جا باشـید.
پـس هنگامـی کـه بـه انجام عملـی می‌پردازیـد فقط آن کار را انجام دهید.
بـه هیـچ وجه بـه کار دیگـری توجه نداشـته باشـید. می‌گوینـد غیر ممکن،
غیرممکـن اسـت و خواسـتن، توانسـتن. بـرای رسـیدن بـه چنیـن مرحله‌ای
بایـد ذهنـی بـاز، آزاد و خالـی از تعصب داشـت. البته همه‌ی افـراد اعتقاد و
باورهایـی دارنـد، ولـی نبایـد اجـازه دهند که این اعتقـادات و باورها راه را بر
اندیشـه‌های نـو و دریافت‌هـای تـازه ببندند.

امـروز مثـل دیـروز نیسـت. هر روز یـک روز نو اسـت و این اسـت زیبایی
زندگـی. بـه آن چـه کـه نمی‌خواهیـد تمرکـز نکنیـد. اگر آب می‌خواهید باید
چـاه حفـر کنیـد. اگر بـاران می‌خواهید پس لازم اسـت فکر چتـر را بکنید.
(یعنـی یـا راه‌حل یا ایمان قـوی). نیروی مادی نمی‌توانـد با نیروی شـگرف

فکـری برابـری کنـد، زیرا فکر اسـت که انسـان را می‌سـازد و بـا کنترل و اسـتفاده از هـر چیـز دیگر، آن‌هـا را در اختیـار می‌گیرد و برای رسـیدن به نتایـج مطلـوب بـه کار وامی‌دارد. انسـان یک دینام اسـت ولـی حتی دینام هـم بـه تنهایـی و به‌خودی‌خـود نمی‌توانـد کاری از پیـش ببـرد. شـخص اسـت کـه بایـد ایـن دینام را بـه کار انـدازد. فقط بـه کمک مغز اسـت که ایـن دینـام می‌توانـد مفید باشـد و انرژی آن، کانـال خود را پیـدا کند. رویا و خیالبافـی انرژی را می‌سـوزاند. وقتی سـوار اسـب هسـتید، اگـر دهنه در دسـت شـما باشـد شـما اسـب را کنترل می‌کنید. اگر نباشـد اسـب شـما را کنتـرل می‌کنـد. بـه همین گونه اسـت که ذهـن، بدن را کنتـرل می‌کند و زندگـی ما را.

اگر ما ذهن را کنترل نکنیم، زندگی‌مان در کنترل ما نخواهد بود.

تـا حـدود زیـادی شـما همانـی هسـتید کـه فکـر می‌کنیـد و می‌توانیـد آن چـه را کـه فکـر می‌کنید از عهده‌ی شـما سـاخته نیسـت انجـام دهید. ایـن طـرز فکر شماسـت که شـما را به عـرش می‌رساند و یـا در غیر این صـورت در دریـای نومیـدی غـرق می‌سـازد. ایـن تصویر ذهنی اسـت که بـه شـما شـادی یا غـم، موقعیت، یا شکسـت، خوشـبختی و یـا درد و رنج حکـم می‌دهـد. تصویـر ذهـن شـما می‌تواند به شـما کمک کند تـا آن چه را بـرای رسـیدن به شـادی و رضایـت لازم دارید انجام دهیـد، می‌تواند به شـما کمـک کند تـا از زندگی خـود لذت ببریـد. می‌تواند اسـباب اعتماد به نفـس و اطمینـان به کار و فعالیت‌هایی باشـد که شـما بـرای زمان فراغت خـود انتخـاب می‌کنیـد. مصمم بر شـاد زیسـتن شـوید. از روی خیرخواهی بـه ارزیابـی خودتان بپردازیـد. بهترین و طلایی‌ترین لحظـات زندگی را در ذهـن مجسـم کنیـد و بـا توجه بـه واقعیت‌هـا، نه خیـالات واهـی بلکه بر اسـاس تصویـر مثبتی کـه از واقعیات زندگی دارید، این تصویر خوشـایند از خویـش را تقویت کنید.

درحالـی کـه بـه اعتقـاد من، اشـخاصی کـه در سـال‌های شـکل‌گیری شخصیت‌شـان طوری تربیت شـده‌اند کـه می‌توانند بـدون کمترین تلاش از تصویـر ذهنـی مثبت برخـوردار باشـند بهتر از سـایرین بـا کمی تلاش

و درک موضوع می‌توانند تصویر ذهنی خود را بهتر کنند و موفقیت را در آغوش بکشند. با تکرار و مداومت، و با در نظر گرفتن صادقانه محدودیت‌ها، تصویر ذهنی بهبود یافته و عزت نفس به وجود می‌آید.

این دو توصیه را حداقل برای چند روز به کار ببندید اگر بد بود، دیگر به آن عمل نکنید:

۱. برای هر روزِ خود هدفی در نظر بگیرید.
۲. هرگز و هرگز زندگی را طلاق ندهید.

«جرج برنارد شاو» زمانی از خوانندگان آثارش می‌خواست روان‌شان را تمیز نگه دارند. به اعتقاد او روان انسان همانند پنجره‌ای است که انسان از پشت آن زندگی و محیط اطرافش را تماشا می‌کند. نکته‌ی مهم این‌جاست که بسیاری از ما از اتومبیل خودمان، وسایل خانه و طلاهایمان بهتر و بیشتر از تصاویر ذهنی‌مان نگه‌داری می‌کنیم. تصویر ذهنی خود را جایی گم می‌کنیم و همراه آن انگیزه‌ی خوشبخت شدن را از دست می‌دهیم. مواظب خودمان و روحمان و اندیشه‌های قشنگ‌مان باشیم. نگذاریم که هیچ باد مخالفی ابرهای سیاه را رو به روی پنجره‌ی ذهنمان بیاورد.

هدف

۱. همواره هدف‌تان را مثبت بیان کنید!
۲. هدف را به طور یقین مشخص کنید و از همه‌ی حواس‌تان کمک بگیرید که بتوانید آن را مجسم کنید.
۳. جواب کار یا نتیجه را سعی کنید روشن ببینید که اگر به هدف برسید چه می‌شود.
۴. به خود مسلط و متکی باشید و سپس هدف‌ها را روی کاغذ بیاورید.
۵. هدف شما منطبق با سعادت حداقل اطرافیان باشد.

این کار را مرتب انجام دهید. گاهی ممکن است که هدف‌هایتان ماه به ماه عوض شوند. ماه به ماه از اهداف زندگی‌تان لیستی تهیه کنید از چیزهایی که می‌خواهید نیروی‌تان را صرف آن‌ها کنید. منظور از نوشتن هدف‌ها گشودگی و گستردگی تخیل شماست و کمک‌تان می‌کند بر روی چیزهایی که واقعاً برایتان مهم هستند متمرکز شوید. اگر به زندگی خود دقیق شوید. به این نتیجه می‌رسید که بسیاری از آن‌چه که مهم بوده‌اند امروز دیگر مهم نیستند و این احتمالا مهمترین تغییری بوده که در زندگی‌تان اتفاق افتاده است. از میان مهمترین هدف‌هایی که برای امسال در نظر گرفته‌اید چهار هدف را انتخاب کنید. چهار هدفی که خود را بیشتر به آن‌ها مقید می‌دانید، و برایتان از همه مهمتر باشد. این چهار هدف را روی کاغذ بیاورید. اکنون بنویسید که چرا رسیدن به این هدف‌ها لازم است. مطلب را به طور روشن و مختصر و مثبت بیان کنید و با خودتان بگویید از کجا اطمینان دارید که به نتیجه‌ی دلخواه می‌رسید؟ و چرا مطلب تا این اندازه مهم است!

اگر برای انجام کاری دلایل کافی در دست داشته باشید ناچار به انجام آن می‌شوید. هدف‌هایی که از انجام هر کاری داریم ممکن است در ما انگیزه‌های قوی ایجاد کنند که از چیزی که در پی آن هستیم قوی‌تر باشند. اگر دلیل کافی داشته باشید به هر کاری توانا خواهید شد. مثلا اگر بگویید می‌خواهم پولدار بشوم مغز شما چیز زیادی از این مسئله نمی‌داند ولی باید بدانیم چرا می‌خواهید پولدار شوید و این پول چه معنایی برای شما دارد و به آن با قواعدی که گفتیم مقایسه کنید. آیا هدف‌ها را به صورت مثبت بیان کرده‌اید؟ آیا به لحاظ حسی دقیقا برای شما مشخص هستند؟ آثار جنبی آن‌ها مشخص هستند، برایتان روشن است وقتی به آن هدف‌ها رسیدید چه احساسی خواهید داشت؟ دقیق‌تر چه می‌فهمید و چه می‌شنوید؟ چه چیزی را لمس می‌کنید و هم چنین توجه داشته باشید که انجام کار به عهده‌ی شماست و آیا این هدف‌ها مورد پسند اطرافیان شما هم هست؟ اگر یکی از شرایط در آن‌ها نیست هدف را تغییر دهید. منابع و امکانات مهمی را که برای رسیدن به آن هدف‌ها در حال حاضر در اختیار شماست روی کاغذ

بیاورید. اگـر می‌خواهیـد بنایـی را بسـازید بایـد ابـزار و وسـایلی را کـه در اختیـار داریـد بشناسـید. اگـر می‌خواهید طرحی از آینـده‌ی زندگی خود را بنا کنیـد، مثـلا عادات و خصوصیات خوب اخلاقی، دوسـتانی کـه داریـد، منابع مالـی، تحصیـلات، وقـت، انـرژی و هـر توانایی دیگـر. هدف یـک ایده‌آل اسـت ولـی وسـیله یک واقعیت. بنابراین وسـیله را نباید فدای هدف کرد و وقتـی وسـیله تقلید اسـت نتیجه هم کپی اسـت.

اراده یک تمایل تمرکز یافته است

تـلاش جبـری اسـت. یعنـی آن چه هسـت و آن چـه بایـد باشـد. در این حالـت توجـه فقـط درایـت و آگاهـی اسـت کـه منجـر به عمل می‌شـود. در رابطه‌ای کـه سـلطه وجـود دارد، عشـق منفور اسـت. در تعلق خشـونت و دفـاع نهفتـه اسـت. شـناخت واقعیت آسـان اسـت. آن چه آن را مشـکل می‌کنـد خـوش آمـدن و نیامـدن ماسـت از ایـن واقعیت.

بـه محض نامگـذاری یک چیز ارتباط شـما با واقعیت آن قطع می‌گـردد. توَهّـم حاصـل تمایـل اسـت. اگـر انسـان در طرح سـؤال واقعـاً جدی باشـد، هم‌زمـان بـا طـرح آن، پاسـخ آن را نیـز خواهـد یافت. انسـان از ترس این کـه گرفتـار یـک بدبختـی ناشـناخته نگـردد به بدبختی‌های شـناخته شـده‌ی موجـود چسـبیده اسـت. بسـیاری از انسان‌ها زیسـتن را فـدای یک هدف ایده‌آل می‌کننـد. حال آن کـه زیبایی تنها در زیسـتن اسـت نه در «شـدن». زندگی ماننـد قطاری اسـت کـه آخرین ایسـتگاه آن مرگ اسـت. مـا باید سـعی کنیـم در طـول راه منظره‌هـا را بسـنجیم، زیبایی‌هـا را ببینیم و لذت ببریـم. ولـی اکثـرا ایده‌آل‌هـای خـود را هـدف قـرار می‌دهیم و بـی آن کـه زندگـی را ببینیـم و درک کنیـم، چشـم بـه هدف داریم. درحالـی که زندگی ماسـت که دارد تباه می‌شـود یـا می‌رود.

دفترچه‌ی کمک به هدف‌ها

عبـارات تأکیـدی -عباراتـی را کـه در راسـتای کار خـود احتیـاج داریـد- انتخـاب کنیـد و ده تـا بیسـت بـار آن‌هـا را بنویسـید و هنـگام نوشـتن به

واژه‌هایش و عمق معنای آن بیندیشید. مثلا من دوست‌داشتنی هستم یا من دوستان خوبی دارم و... عبارات تأکیدی دلخواه‌تان را بنویسید. فهرستی از آن‌ها تهیه کنید و هر کدام را در یک صفحه بنویسید.

فهرست بارش‌ها: از همه‌ی راه‌هایی که می‌توانید انرژی خود را بر جهان و انسان‌های پیرامون‌تان ببارانید، راه‌هایی که می‌توانید پول، وقت، عشق، توجه، قدردانی ویژه‌تان را در اختیار دیگران قرار بدهید، در یک صفحه بنویسید و هربار چیز تازه‌ای به ذهن‌تان رسید اضافه کنید.

فهرست موفقیت: در هر چه که فکر می‌کنید موفق هستید، یا زمانی موفق بوده‌اید در هر زمینه‌ای هر قدر کوچک و بی‌اهمیت، یادداشت کنید. فهرست قدردانی از هر چه فکر می‌کنید بابت آن شاکر هستید.

فهرست احترام به خود: آن چه در مورد خود دوست دارید از همه‌ی ویژگی‌های مثبت خود فهرستی تهیه کنید. این برای بزرگ کردن خود نیست، بلکه هر اندازه بتوانید در باره‌ی خود احساس مثبت‌تر و نیکوتری داشته باشید، ویژگی‌ها و توانایی‌های شگفت‌انگیز خود را بهتر درمی‌یابید. شادمان‌تر و پرمحبت‌تر می‌شوید. در نتیجه انرژی خلاق شما نیز به صورتی افزون‌تر جریان می‌یابد.

فهرست قدردانی از خود: هر شیوه‌ای که می‌تواند به رابطه‌ای نیکوتر با خودتان منجر شود را بنویسید. همه‌ی کارهای دلپذیری که برای خود می‌توانید پیدا کنید، یا هر کاری را که موجب شادی و خوشنودی خاطراتی باشد که می‌توانند چیزهای کوچک یا بزرگ باشند انجام دهید. بعضی از آن‌ها باید چیزهایی باشد که هر روز بتوانید آن‌ها را انجام دهید.

فهرست شفا و یاری: نام اشخاصی را که می‌شناسید نیازمند شفا یا هر گونه کمک از جانب شما هستند در دفتر خود بنویسید و برای آن‌ها عبارات تأکیدی ویژه‌ای برگزینید و این‌ها را هم در دفتر خود یادداشت کنید. آنگاه هربار که به این دفتر مراجعه کنید با انرژی مثبت خود

وضع آن‌ها را بهبود می‌بخشید. هر نقشه و اندیشه و برنامه‌ای را که به فکرتان می‌رسد یادداشت کنید.

رویاها و آرزوهای خلاق: پس از انجام این کار توجه خود را به مواقعی که از امکانات مزبور به خوبی استفاده کرده‌اید معطوف کنید. سه تا پنج مورد را در زندگی به خاطر آورید که در کاری موفق بوده‌اید، بعد بگویید که چه کرده بودید که موفق شدید. منابع و وسایل خود را یادداشت کنید. پس از این مراحل بنویسید که برای رسیدن به هدف‌هایی که دارید چگونه فردی باید باشید. آیا به معالجه نیاز دارید، به نظم و ترتیب بیشتر نیاز دارید؟ اجزای موفقیت خود را مجسم کنید و ببینید چگونه باید باشید. پس از آن توضیح بدهید که در حال حاضر چه عواملی مانع رسیدن شما به مقصود می‌گردد. یکی از راه‌های غلبه بر مشکلات و محدودیت‌هایی که خود آن‌ها را ایجاد می‌کنیم این است که آن‌ها را دقیقا بشناسیم. آیا طوری به یک مطلب می‌چسبیم که باقی را فراموش کنیم یا چند چیز را با هم انجام می‌دهیم. اگر شما شکل و فرم خواست‌تان را دارید و مصالح هم دارید ولی نمی‌دانید که چگونه و چه کارهایی را باید مرتب انجام دهید که به آن برسید، باید مدل‌سازی کنید. هدف دقیقا مانند مقصد سفر ماست. ما مسافر هستیم. اولین گام این است که هویت مسافر را (یعنی خودمان را، توانایی‌های‌مان، انرژی خود را) بشناسیم.

برای این سفر چه چیزهای لازم دارید؟ (برای مناطق گرمسیری وسایلی که برمی‌دارید فرق دارد با سفر شما به مناطق سردسیر.) نقشه سفر را دارید؟ نقشه راه؟

فکر حالتی از احساس است که توسط قانون ارتعاش حمل و مثل نور و الکتریسیته منتقل می‌شود. و هر فکر و اندیشه‌هایی که از ذهن ما می‌گذرد، آینده‌ی ما را می‌سازد (می‌آفرینند). نقطه‌ی اقتدار همواره در لحظه‌ی حال است و ما همواره قادریم ذهن خود را هدایت کنیم. فکر خود را هرقدر عجیب و یا غیرمعقول به نظر بیاید به انرژی جهانی معطوف کنیم و منتظر جواب بمانیم. مطمئن باشید که فکر جهانی یا

عقل کل راه را بـه ما نشـان خواهـد داد. قوانین ثابتی در هسـتی (کائنات) وجود دارد که هسـتی بر اسـاس آن عمل می‌کند. این قوانین بسـیار سـاده و در عیـن حـال بسـیار ظریف می‌باشـد. کسـی نمی‌تواند بگویـد چون من ایـن قوانیـن را نمی‌دانسـتم شـامل من نمی‌شـود، بلکه هسـتی به صورت هوشـمندانه و قانون‌منـد پیـش مـی‌رود. ارتعاشـات جهـان نه تنهـا از یک سـری اتم و سـلول تشـکیل شـده، بلکه از یک سـری امواج و ارتعاشـات شـکل یافتـه، کـه در شـکل توده‌هـای انرژیکـی متجلـی می‌شـود و ایـن ارتعاشـات هسـتند کـه حاکم بـر تمام طـول موج‌هـا، جریانـات خارجی به داخل، علت و معلول و هماهنگی و حرکات و اصوات هسـتند. ما می‌توانیم از نیـروی تصـور و خیـال بـرای بـه دسـت آوردن آرزوهـا و هدف‌های‌مان اسـتفاده کنیـم کـه در واقع به آن تجسـم خـلاق می‌گویند.

عالـم مـادی مـا در واقـع از هیـچ مـاده‌ای تشـکیل نشـده اسـت. عنصر اصلـی آن نیرویی‌سـت کـه مـا آن را انـرژی می‌خوانیـم. آن چه که بسـیار محکـم و سـخت بـه نظـر می‌رسـد در سـطوح ظریف‌تـر یعنـی در سـطح اتم‌هـا، در سـطح ذرات کوچکتـر از اتـم. همیـن اجسـام بـه ظاهـر جامد و سـخت، بـه اجزایـی چنـان کوچک بدل می‌شـوند که سـرانجام بـه انرژی مطلـق می‌رسـند. از نظـر فیزیک (جسـمانی) هـر آن چـه درون و پیرامون ماسـت از انرژی تشـکیل شـده اسـت. همه‌ی ما یک میـدان عظیم انرژی هسـتیم. همـه‌ی چیزهایی که به صـورت جامد و جدا می‌بینیم و درکشـان می‌کنیـم، در واقـع شـکل‌های گوناگـون انـرژی اصلـی و اساسـی خود ما هسـتند کـه در همـه‌ی مـا مشـترک اسـت. همـه‌ی مـا حتـی بـه مفهوم کامـلاً فیزیکـی و مـادی نیـز یکـی هسـتیم. آن چـه که در سـنگ اسـت، در آب هسـت، در مـا هـم هسـت و همـه از یک انرژی مشـترک هسـتیم کـه در شـکل‌های بیرونـی بـا هـم فـرق می‌کنیم. انـرژی با سـرعت‌های گوناگـون سـاطع می‌شـود. از ایـن رو دارای کیفیت‌هـای متفـاوت بازتـر یا فشـرده‌تر اسـت. اندیشـه شـکل ظریـف و سـبک انـرژی اسـت. در نتیجه تغییر آن بسـیار سـریع و آسـان اسـت. ماده تغییرش کندتر است ولی دارای تنـوع اسـت. مشـتقات آن آسـان اسـت ولی حتی سـنگ از انـرژی ظریف و سـبک آب تأثیـر می‌پذیـرد و تغییـر می‌کنـد. همـه‌ی شـکل‌های انرژی

دارای ارتباط متقابل هستند و می‌توانند بر یکدیگر تأثیر بگذارند. انرژی دارای خاصیت مغناطیسی است. یکی از قوانین انرژی این است که انرژی دارای کیفیت یا طیفی ویژه است و انرژی دارای کیفیت یا طیفی مشابه را به سوی خود جذب می‌کند. به همین جهت وقتی اندوهگین هستید انرژی‌های اندوهگین در اطراف‌تان را نیز جذب می‌کنید. حتی انرژی‌های منفی همسایه‌تان. اندیشه برخلاف شکل‌های متراکم انرژی نظیر ماده یک شکل سریع، سبک و متحرک انرژی است.

به هنگام آفرینش چیزی، همواره نخست به صورت اندیشه آن را می‌آفرینیم. اندیشه یا آرمان همیشه بیش از متجلی شدن وجود دارند. آرمان مانند نقشه است و تصویر، آن شکل را می‌آفریند و آن گاه سبب می‌شود انرژی مادی جذب شده به سوی آن شکل هدایت شود و جریان یابد. سرانجام در عرصه‌ی مادی متجلی گردد. حتی اگر برای متجلی ساختن آرمان‌های خود مستقیماً دست به عمل بزنیم باز این اصل کار خود را می‌کند، صرف داشتن آرمان و نگاه داشتن در ذهن. یک انرژی است که تصویر آن اندیشه را به خود جذب می‌کند و در عرصه‌ی مادی می‌آفریند. اگر مدام به بیماری بیندیشید سرانجام بیمار می‌شوید. اگر معتقد باشید که زیبا هستید، دوست داشتنی هستید، زیبا و دوست داشتنی می‌شوید.

قانون تشعشع و جاذبه: این قانون همان اصل کوانتومی است که می‌گوید هر آن چه به عالم بفرستی، بازتابش به خودت برمی‌گردد. معنای عملی این اصل آن است که ما همواره چیزی را که بیش از همه به آن می‌اندیشیم و به آن کاملاً اعتقاد و باور داریم در ژرف‌ترین سطوح منتظرش هستیم و به طور روشن آن را مجسم می‌کنیم و به سوی زندگی می‌کشانیم. وقتی مضطرب و هراسان هستیم همان تجربه و موقعیت‌ها را به خود جذب می‌کنیم.

من هنوز عشق زیادی به یادگیری دارم گاهی که کتاب‌های دینی ادیان مختلف را می‌خوانم به نقاطی برمی‌خورم که مرا شگفت‌زده می‌کند از خود می‌پرسم این همان متدهای کوانتومی نیست؟ مثلا : در

آییـن دیـن زرتشـت سـه جملـه اسـت: گفتار نیـک، پندار نیـک، کـردار نیـک. و امـروز بـا درک تفکـرات کوانتومـی می‌بینیـم کـه رعایـت ایـن سـه، چـه معجـزه‌ای می‌توانـد بکنـد، چـرا کـه کلام دارای انرژی اسـت و وقتـی کلام نیکـو می‌گوییـد محیـط خـود و اطراف‌تـان را پـر از انـرژی مثبـت می‌کنید. پنـدار نیـک یا اندیشـه‌ی نیـک همان تصویرسـازی اسـت کـه اگـر مثبـت باشـد آرزوی مـا را بـر زیبایـی خواهـد سـاخت و کـردار نیـک کـه همـان رفتـار مثبـت بـا همـه اسـت. و اکنون علـم می‌گویـد زندگـی دارای سـه سـطح اسـت. بـودن، دانسـتن و کنش.

«بـودن» تجربـه‌ی اساسـی زنـده و آگاه بـودن اسـت. تجربـه‌ای کـه در مراقبـه‌ی ژرف و لحظه‌هایـی کـه کامـلاً آرام و خرسـند هسـتیم، احسـاس می‌کنیـم. «کنش» یعنـی حرکـت، فعالیـت همان کـردار کـه از انـرژی خلاق کـه در هـر موجـود زنـده جریـان دارد و منشـاء حیات ماسـت، سرچشـمه می‌گیـرد. «داشـتن» یعنـی رابطـه بـا مردمـان و اشـیاء عالم. ایـن توانایـی کـه بگذاریـم مـردم و اشـیاء وارد زندگی‌مـان شـوند و آن‌هـا را بپذیریـم و در کمـال آرامـش همـان فضـا را در کنار آن‌ها اشـغال کنیـم. هـر ضلـع از ضلـع دیگـر حمایـت می‌کنـد. اضلاع بـا هـم دیگر در تعارض نیسـتند. همه هم‌زمـان بـا یکدیگـر وجـود دارنـد. هـدف؛ تجسـم مثبـت و خلاق مـا را بـه بـودن خـود متصل می‌کنـد و کمـک می‌کند بـه آسـانی بر کنـش خویش متمرکـز شـویم و داشـتن مـا را گسـترش بخشـد. و سـه رکـن اصلـی آن را تضمیـن می‌کنـد:

۱. آرزو از دل و جان

۲. بـاور: هـر چـه بیشـتر بر هـدف خـود و امـکان حصـول آن اعتقاد داشـته باشـید زودتـر بـه آرزویتان می‌رسـید.

۳. پذیـرش: بایـد مشـتاق پذیرفتـن خبـری باشـید کـه جویـای آن هسـتید.

نقش تجسم در زندگی ما

تمامـی کوشـندگان در ایـن راه همگـی برایـن بـاور هسـتند کـه وقتـی تصویـری از یـک خانـه را روبـروی خـود میگذاریـد و مـی گوییـد ایـن خانـه مـن در خیابـان سوسـن اسـت و مـن دارم گل‌هـا را مرتـب میکنم و ... مغـز مـا آنـرا خانـه مـا می‌پنـدارد. یعنـی فـرق ایـن را که ایـن فقط تصویـر خانـه اسـت بـا خانـه واقعـی تشـخیص نمی‌دهـد. کار کوانتـوم بدیـن ترتیب اسـت کـه تمامـی تلاش‌هـا و نتیجه‌گیری‌هـا دال برایـن اسـت کـه کوانتوم‌ها تنهـا زمانـی بـه صـورت ذره نمـود پیـدا می‌کننـد کـه مـا بدانهـا می‌نگریـم. بـرای مثـال وقتـی کسـی بـه الکتـرون نـگاه نمی‌کنـد، آزمایشـها نشـان می‌دهند کـه همـواره مـوج اسـت. ایـن اصـل چـه می‌خواهـد بگویـد و معنـای آن در دنیـای اتـم و زندگـی روزمـره مـا چیسـت؟ در واقـع فیزیـک کوانتـوم می‌گویـد کـه اتـم هیـچ محـدوده معینـی نـدارد مگـر اینکه مـورد مشـاهده قـرار گیـرد. بـدون شـما (ناظر) همـه اتم‌هـا بـا سـرعتی فوق‌العـاده به درون جهان گسـترده می‌شـوند. عمل مشـاهده و توجه دقیق اسـت که گسترش مکانـی اتم‌هـا را کاهش می‌دهـد و آن‌هـا را تبدیل بـه واقعیت‌های ملموس مـی کنـد. بـاز بـه بیـان سـاده‌تر می‌گوید اتـم و الکترون‌هـای آن کـه در یک محـدوده مکانـی مشـخص بـه دور هسـته (ذرات بنیـادی) در گـردش هسـتند و مـا بـه آن «مـاده» می‌گوییـم اگـر انسـان (کـه در فیزیـک بـه آن ناظـر و مشـاهده‌گر می‌گوینـد) وجـود نداشـته باشـد، اتـم محـدوده مشـخص خـود را از دسـت می‌دهـد و الکترون‌هـا و ذرات بنیـادی تبدیـل بـه مـوج می‌شـوند وبـا سـرعت زیـاد شـروع می‌کنند به دور شـدن از یکدیگر و بـه این ترتیب همـه واقعیت‌هـای ملمـوس نـاپدیـد می‌شـوند. بنابرایـن بـر خـلاف دیـدگاه فیزیـک نیوتونـی (و آنچـه بـه آن عـادت داریـم) کـه واقعیـات (جهـان مـاده) مسـتقل از مـا هسـتند، در فیزیـک کوانتومـی واقعیـات وابسـته به ما هسـتند. در واقـع بـدون ذهـن ناظـر و عمـل تفکـر او، نـه ذره، نـه اتـم و نه جهان مـادی وجـود دارنـد. واقعیت بـا فعالیت هـای ذهنـی ما سـاخته و پرداخته می‌شـود. اگـر یـک اتـم مـورد مشـاهده قـرار نگیـرد اتـم بـه انـدازه یـک میلیاردم از یـک میلیـارد قسـمت یـک ثانیـه طـول مـی کشـد تا گسـترده شـده و محـو

گـردد. ایـن گسـتردگی تـا آن زمان ادامه می‌یابـد که آن را مشـاهده کنید. فیزیکدان‌هـا ایـن محوشـدگی را عدم قطعیـت می‌نامند.

به کار بردن تجسم خلاق

شـاکتی گدایـن می‌گوید: فرایند دگرگونی در سـطح، صرفـا از راهِ اندیشـه‌ی مثبت رخ نمی‌دهد. بایـد ژرف‌ترین و اساسی‌ترین نگرش‌هایی را کـه نسبت به زندگی داریم کشـف کنیم، بشناسـیم و تغییر بدهیم. به ایـن دلیل آموختن و به کار بردن تجسم خلاق می‌تواند به فرایند رشـدی ژرف و پرمعنـا بـدل شـود. نخسـت می‌توانیـد تجسـم خـلاق را در مواقع معیـن و برای هدف‌های معینی انجام بدهید. بعد از مدتـی درخواهیدیافت که تجسـم خلاق مکمل روند اندیشـه‌ی شـما شـده است.

تمرین ساده برای تجسم خلاق

مراقبـه کنیـد. (ریلکـس کنیـد). خودتـان را در وضعیت مـورد علاقه‌تان ببینیـد و عبـارات تأکیـدی را تکرار کنید. (من در حال خریـد خانه‌ی مورد علاقـه‌ام هسـتم). (مـن بهترین روزهـای زندگی خـود را می‌گذرانم).

اگـر دچـار پریشـانی حواس شـدید، اصلاً مقاومـت نکنید و نکوشـید که آن‌هـا را ندیده بگیریـد یا آن افکار را برانید. این کار موجب تقویت آن‌ها می‌شـود. بگذاریـد در آگاهی شـما جریان یابنـد. تنها کارتان این باشـد که بتوانیـد بـه ادای جمـلات مثبت و تصاویر خـود برگردید و سـعی کنید این کار را چندبار در روز انجـام دهید.

پنج گام اساسی

- هدف خود را مشخص کنید.
- تصویر روشنی از آن بیافرینید.
- روی آن تصویر تمرکز کنید.
- هر بار به تصویر می‌نگرید آن‌را انجام یافته مجسم کنید.
- به تصویر با انرژی مثبت نگاه کنید.

برای تجسم خلاق در راه رسیدن به آرزو و هدف خود باید از فلسفه‌ی «پیش رفتن و در جهت جریان آب شنا کردن» استفاده کنیم. یعنی آرزو و هدف شما نباید مستلزم جنگیدن و درافتادن با این و آن و حمل کار و زندگی‌تان باشد، بلکه هدف شما، آرزوی شما به گونه‌ای باشد که در کمال هماهنگی با جریان رودخانه‌ی زندگی پیش برود. امکان دارد که جریان رودخانه‌ی زندگی، راه شما را کمی دور کند، دور بزند، ولی در دراز مدت هم اگر به دست بیاید آسوده‌تر و هماهنگ‌تر است که با تلاش و تکاپو به مقصد برسید. «مائو» می‌گوید به جای این که نرم و سبک به هدف‌های خود بچسبید، مشتاق باشید، اگر خبری مناسب‌تر یا رضایت‌بخش‌تر پیش آمد، آن‌ها را عوض کنید. این یعنی حفظ توازن میان چشم از هدف برداشتن و لذت بردن از مناظر میان راه و توان تغییر دادن مقصد و مثبت فکر کردن و مطمئن بودن از رسیدن به مقصد.

برای این که به هرچه آرزو دارید برسید باید برنامه‌ریزی کنید. دقیقا بدانید که چه می‌خواهید و بدانید آن چیزی که متعلق به شما است به شما خواهد رسید به شرطی که آرام و مطمئن باشید. ترس و اضطراب سنگ‌هایی هستند در راه ما. مراقبه کنید. تصویر هدف خود را ببینید. حتی می‌توانید آن را بکشید. مثلا اگر خانه‌ای می‌خواهید عکس خانه‌ی دلخواه خود را روی کاغذ بچسبانید و زیرش بنویسید من در خانه‌ام! تاریخِ شش ماه یا یک سال دیگر را زیرش بنویسید و به دیوار آویزان کنید. این نسخه را در مورد پول، عشق، سلامتی، خانواده و... به کار گیرید.

کلمات تأکیدی خود را به کار گیرید. مثلا من دوست‌داشتنی هستم. همه مرا دوست دارند به خصوص او. یا دخترم دوست‌داشتنی است همه می‌خواهند با او ازدواج کنند. در هر موردی کلمات تأکیدی را به کار گیرید. برای این که بتوانید مثبت در مورد زندگی خود فکر کنید باید با تکرار این پرسش‌ها باور به خوشبختی خود را نهادینه کنید.

هر صبح‌گاه از خود بپرسید:

- در زندگی چـه چیزهایـی دارم که اکنون می‌تواند مرا خوشـحال و راضـی کنـد؟ (می‌توانـد از کمتـرین آن تا سـلامتی –که بیشـترین موهبت اسـت– باشـد، حـس باد و بـاران و آفتاب، اصلاً چشـم باز کـردن به روی طلوع خورشید.)
- چه چیزی در زندگی من وجود دارد که به آن افتخار می‌کنم؟
- چه کسی را دوست دارم؟
- چه کسانی مرا دوست دارند؟
- به چه چیزی پایبندم و به چه قسمت آن پایبندم؟
- هر شامگاه از خود بپرسید:
- امروز چه کار خوبی کرده‌ام؟
- به چه کسانی لبخند زدم؟
- چه چیزی را یاد گرفتم؟
- از کدام نقطه‌ی امروز می‌توانم فردا را شروع کنم؟
- در طول روز از خود بپرسید:
- این احساس شادی و شادمانی باقی‌ست و خواهد ماند.
- مـن خوش‌بختـم و چه چیزهایی خوشـبختی مرا بیشـتر و کامل‌تر می کند.

به خاطر داشـته باشـید در جسـتجوی هر چیزی باشـید همان را خواهید یافت. اگـر روی میـز بـه دنبـال رنگ‌هـای قهـوه‌ای باشـید و چشـم‌ها را ببندید. سعی کنید اشیاء سبزرنگ را به خاطر آورید. ممکـن نخواهد بود. چشـمان را بـاز کنید، رنگ‌های سبز را نـگاه کنید، هر چه بخواهید همان را می‌یابید.

تله پاتی

شـما در دنیایی از انـرژی زندگی می‌کنید و این انـرژی در همه جا وجود دارد. (در همـه‌ی انسان‌ها، حیوانـات و هرچیـزی در حال رشد و نفس کشـیدن اسـت و همـه‌ی اشـیایی که ما را احاطـه کرده اسـت). این انرژی در اختیارتان اسـت به هر اندازه که بخواهید می‌توانید از آن اسـتفاده کنید. قـوه‌ی تخیل خـود را پرورش دهید، زیرا وسـیله‌ای نیرومند اسـت.

۱. قوه تخیل خود را به کار وادارید.

۲. فکر کنید.

۳. مـورد را در ذهن خـود مجسـم کنیـد. رویـا و خواسـته‌ی خـود را محقـق در نظر آوریـد. وقتی کشـاورزی می‌خواهـد کشـت کنـد، به دانـه، بـاران و آفتاب نیـاز دارد.

در چـه نـوع خانـه‌ای می‌خواهیـد زندگـی کنیـد؟ چـه نـوع ماشینی می‌خواهیـد زیـر پایتان باشـد؟ چـه لباسـی را دوسـت دارید به تـن کنید؟ بـه چـه گروه یا جامعـه‌ای می‌خواهید تعلق داشـته باشـید؟ مایلیـد چه نوع دوسـتانی داشـته باشـید؟ چقـدر ثـروت مـورد نظرتـان اسـت؟ آیا سـلامتی می‌خواهیـد؟ آیا مـردی را دوسـت داریـد؟ سـعی کنیـد هر روز چنـد دقیقه از وقت خـود را در جـا یا حالتی باشـید که کسـی مزاحمتان نباشـد. کامـلاً آرام بایسـتید و خـود را در یـک وضعیت راحت و مطلوب قرار دهید. سـپس چشـم‌های خـود را ببندیـد و همزمان تخیل‌تـان را بـه کار وادارید. حال در ذهـن، خـود را در وضعیتـی کـه علاقـه دارید به آن برسـید، تجسم کنید. امـواج ایـن تخیـلات را بـه فضـا بفرسـتید. مطمئن باشـید امواج به هدف می‌رسد.

چـرا تلقیـن ایـن قدر نیرومند اسـت. پتانسـیل و کارآیی آن به ایـن دلیل اسـت کـه تلقیـن الگو و طرحـی در اختیار ضمیر آگاه انسـان می‌گذارد که ایـن طـرح به ضمیـر ناخودآگاه انسـان منتقل می‌شـود و نهایتا بـه ضمیر

و فکـر جهانـی انتقـال می‌یابـد. ایـن نقـل و انتقال‌هـا بـا روش تفکـرات کوانتومـی افکار بـه مـاده تبدیل میشـود.

ریلکس کردن

منظور ریلکـس کردن یا شـل کردن تمام ماهیچه‌های بدن می‌باشد.

حالـت نشسـته یا تکیـه دادن راحتـی را بـرای خودتان انتخـاب کنید و یا به پشـت دراز بکشید.

۱. لباس‌های تنگ خود را شل کنید.

۲. نفـس عمیـق بکشـید. لحظـه‌ای نگـه داریـد بعـد به طـور کامل و آرام بـازدم کنید.

۳. انگشـتان پـا و پاهـای خـود را سـفت کنید. (انگشـتان خـود را بپیچانیـد، پاهـا را بـه داخل و خارج برگردانید.) حالت سـفتی عضلات را نـگاه داریـد، سـفتی عضلات را احسـاس کنید آن‌گاه انگشـتان پا و پاهـا را شـل کنید.

۴. سـاق‌ها و زانوهـا و ران‌هـای خـود را سـفت کنید، حالت سـفتی را نـگاه داریـد. سـفتی را احسـاس، آنگاه عضلات سفت را شـل کنید.

۵. عضلات سـرین را سـفت کنید. سـفتی را حفظ کرده آن را احساس کنید. سپس رها کنید.

۶. انگشـتان دسـت و دسـت‌ها را سـفت کنید. آن‌گاه عضلات سفت را شـل کنید.

۷. ساعد خود را سفت کنید. آرنج و بازوها را هم همین طور.

۸. عضلات شـکم را سـفت کنید. سـفتی را حفظ کرده، وجـود آن را حـس کنید، سپس عضلات سفت را شـل کنید.

۹. عضلات سـینه را سـفت کنید. سـفتی را حفظ کرده، نفس عمیقی بکشـید. لحظـه‌ای نگـه داریـد و بعد به آرامـی بیرون دهید.

۱۰. قسمت پایین کمر را سفت کنید.

۱۱. قسمت بالای کمر را سفت کنید.

۱۲. شـانه‌های خود را سـفت کنید. اجـازه دهید شـانه‌هایتان به پایین بیفتد.

۱۳. گردن خود را در جلو و عقب سفت کنید. سفتی را حفظ کنید.

۱۴. حالا دندان‌هایتان را روی هم بفشارید تا سفتی عضلات صورت را احساس کنید. از سفتی آگاه شوید. آن‌گاه آرام عضلات را شل کنید.

۱۵. حالا پشت بینی‌تان را چین بیاندازید. وجود سفتی را در سر و پشت سر احساس کنید. بعد از چشم‌ها نیز احساس راحتی بکنید.

۱۶. چند دقیقه به نشستن ادامه دهید و بگذارید آرامش در تمام تن‌تان نفوذ کند. فرق عضلات شل و سفت را حس کنید. هر عضله‌ای که فکر می‌کنید کشیده است قبلاً سفت کرده، سپس شل کنید.

حالا شما به پشت دراز کشیده‌اید. در این موقع به خود تلقین کنید که ماهیچه‌های بدنتان لحظه‌به‌لحظه شل می‌شود.

کوشش کنید که ماهیچه‌های پیکر خود را به حالت رخوت و سستی هر چه بیشتر بی‌حرکت سازید و کلمه‌ی بی‌حرکت را در ذهن خود تکرار کنید.

رفته رفته یک حالت کرخی با احساس سبکی به شما دست می‌دهد و خود را گویا درهمان وضعیت مطبوع رخوتِ پیش از خواب معمولی احساس می‌کنید، در آن عوالمی که بین حالت هوشیاری و ناهوشیاری خواب رخ می‌دهد، قرار می‌گیرید. هیچ خطری متوجه شما نمی‌سازد و تقریباً تمام فعالیت‌های ضمیر خودآگاه معوق می‌مانند. درهای ضمیر ناخودآگاه بر روی تلقین‌هایی که با نتایج خواسته شده موافق باشند باز است. فکر خود را متوجه شست پای راست خود کنید. تصور کنید شل می‌شود. سلول‌های ماهیچه‌ای دارند از هم باز می‌شوند. همین طور تک تک انگشتان کف پا و پاشنه‌ی پا. خطوط کف پا را می‌بینید. همین طور به مچ پا می‌رسید.

۱. با تمرکز فراوان به آن چه که در وجودتان می‌گذرد توجه کنید. در حدود پانزده دقیقه امکان بدهید که فکرتان یک جریان آزاد و آرامی داشته باشد. تا از دنیای خود و اطرافیان فاصله بگیرید.

۲. بـه راحتـی بـرای مـدت پنـج دقیقه به آهنـگ تنفس خـود توجه و تمرکـز کنیـد بی‌آنکه خود را ناراحت بکنید. نفس‌های خـود را عمیق و عمیق‌تـر کنیـد. سـعی کنیـد وزنتان را شـل و رها کنید.

۳. یـک نفـس عمیق بکشـید. در حالـت دم عمیق؛ نفس را در سـینه حبـس کنیـد تـا موقعـی کـه برایتـان مقـدور اسـت فشـار و ناراحتـی حاصلـه از توقف تنفس را احسـاس کنید. پس وقتی چـاره ندارید خود را شـل و رهـا کنیـد. تـا نفس حبـس شـده خارج شـود و همـراه با آن در ذهـن خـود کلمه‌ی شـل یـا آرام را زمزمه کنید. پنج بـار می‌توانید ایـن کار را انجـام دهید.

۴. القای حرکت غیرارادی دست توسط تلقین.

روان و انرژی

تهیه و تراکم انرژی روانی

خون ماده اولیه‌ای است که از راهِ مکانیسم ناشناخته‌ای انرژی عصبی را دریافت می‌کند که موتور اعمال به خصوص فعالیت‌های مغزی است. (رژیم غذایی درست، تنفس...) بدن تولید کننده نیرویی است که در جریان انتشار فکری ساطع می‌شود.

پر کردن ذخیره‌کننده‌های درونی ما (شبکه‌های عصبی) هر شب در جریان خواب انجام می‌گیرد. اگر خواب حالت طبیعی داشته باشد زمان بیداری با احساس خوب خواهد بود. این انرژی نباید بیهوده صرف شود. هر بار که تسلیم تمایلات خود می‌شویم انرژی عصبی کاهش می‌یابد و برعکس هر گاه که یک تمایل درونی را سرکوب می‌کنیم یک واحد انرژی را در خود نگه می‌داریم.

قابل دسترس بودن انرژی –تأثیر چای و قهوه– را می‌شناسیم. مثل چکی هستند که شخص در ارتباط با یک ذخیره انرژی عصبی خود می‌کشد و آن‌ها بخشی از نیرویی که در شبکه‌های عصبی انباشته شده را آزاد می‌کنند. نیرویی که از این راه آزاد می‌شود به زودی مورد استفاده قرار گرفته و بخصوص فعالیت مغزی را به صورت لحظه‌ای افزایش می‌دهد. پس از مصرف محرک انتخابی (چایی– قهوه) باید به سرعت جهت دادن فکر روی موضوع مورد نظر را آغاز کرد.

چگونه نیروی خود را افزایش دهیم؟

شرایط نخستین:

- حذف واکنش مطلوب خارجی بر زندگی درونی.

- هماهنـگ کـردن فعالیـت ذهنـی درجهـت دادن اندیشـه بـه سـوی هدف اساسـی.
- تسلـط بر وسوسه و نفوذ مخالف با خواسته‌ها و امیال خود.
- ایجاد جذابیت نفوذی در خود.
- عادت به چیرگی بر اندیشه، اراده و کنترل اعمال و رفتار خود.

شکل دادن، نیروی روانی

نفـوذ نامرئـی، از خود منبع نیـرو می‌گیرد. منبع اصلـی آن جنبه‌ی روانی دارد. و دیگـر فیزیولوژیکی- تنفـس صبح، غذای صبح.

روش اعتدالـی و روش بسیار فعال (استفاده زیاد و کم از نیرو).

نتایجـی را کـه می‌خواهیـد بـه دسـت آوریـد در ذهن بپرورانیـد. در بارهی وسـایل رسیـدن بـه ایـن نتایـج احسـاس نگرانـی کنیـد، تمایـل شـدید بـه چیـزی بر اثر برخـی موقعیت‌ها.

ذخیـره نیـروی روانی (ماننـد باطری که جریان بـرق را دریافت و در عین حـال ایـن نیـرو جذابیـت یا نفـرت را تشـدید می‌کنـد.) میل و خواسـته‌ی انسـان بـا درنظرگرفتـن کلیـه جنبه‌هـای اثربخـش قدرتـش؛ مظهـر ارائـه نیرویـی اسـت کـه بـا نیـروی تولید کننده نفوذ شـما همسـان اسـت. میلـی کـه بـه یـک خواسـته ضروری بسـتگی نداشـته باشـد و شـما بـدون تأمـل و مطالبـه تسـلیم آن شـوید مـوج کم شـدن نیـروی جذابیت شـما می‌شـود برعکـس هر میل سـرکوب شـده و هر انگیزه‌ای کـه در مقابل آن مقاومت کنیـد موجب نیـروی جاذبه می‌شـود. و وقتـی نیـرو انباشـته شـد موجب پخـش مـوج جذابیت نیرومنـدی به سـوی اشـخاص می‌شـود.

تسلط بر زبان

سخن بگویید و بیشتر گوش کنید.

میل به تحسین و تشویق.

تنها حالت درست و مواقعی که همواره باید به دنبال آن باشید موافقت خودتان با اقدامات خودتان است. حس احترام به خود. اگر احساس کنید که برای دیگران نیز مهم و محبوب و قابل احترام هستید، خشنودی و نیروتان بیشتر می‌شود.

استقلال مادی ستودنی است ولی استقلال ذهنی برتر است. استقلال ذهنی، تمرکز فکر و استواری شما را تقویت می‌کند. از روزی که دست از جلب موافقت دیگران دست بردارید، دیگران خواهند بود که به جلب رضایت شما خواهند پرداخت. راز خود را به کسی نگویید، نسبت به هم ادب داشته باشید. از انتقاد نترسید، چون می‌دانید درخور ملامت نیستید. هدف‌های شما باید درخور توانایی شما باشند. اگر هدف‌های بزرگ‌تری دارید باید توانایی خود را وسعت ببخشید. برای تمرکز روی خواسته باید لیستی داشته باشید و از راحت‌ترین و کوچک‌ترین آن‌ها شروع کنید. خودپسندی قوای ذهنی را پراکنده می‌کند ولی غرور درست موجب تمرکز نیروی ذهنی می‌شود.

اثرات فوری ذخیره سازی نیروی روانی را در خلال زندگی روزمره شخصی دریابید. هر بار که آرزوی رفتار یا کردار قابل قبول و مطبوعی از کسی دارید به طور کاملاً غیرمترقبه این رفتار یا عمل از آن شخص سر می‌زند. در نتیجه، درک کارهای او به طور محسوس آسان می‌شود، و حداقل در برخی جهات خشنودی مطبوعی به دست می‌دهد. آن‌چه در دل او حرارت ایجاد می‌کند در کلیه اشخاص که در ارضای میل و هدف او دخالت دارند نیز اثرات مثبت می‌گذارد. اندیشه‌های او پیوسته نقل و انتقال می‌یابد حتی اگر خود او در صدد به وجود آوردن هیچ واکنشی نباشد. اتفاق می‌افتد که تصویر ذهنی هرقدر هم که قرار باشد واکنشی از خود نشان دهد نتایج مادی (مانند نامه، دیدار و ملاقات) هم داشته باشد. در این صورت در برابر شدیدترین نگرانی‌های شخص الهامات، راه‌حل‌ها و کمک‌های خارجی غیرمنتظره‌ای به کمک او خواهد شتافت و او به ظاهر و برحسب اتفاق با اشخاصی مرتبط می‌شود که حاضرند او را در رسیدن به خواسته‌ها و هدف‌هایش از هر لحاظ یاری کنند.

برعکس، اگر دورنمای حادثه نامطلوبی در افق زندگی شخص پدید آید، نوآموز که همیشه در جریان افکار و اندیشه‌های خود حس نفرت و پرهیز از این حادثه را احساس می‌کند با تقلید اثر خنثی‌کننده و انتقال آن از باطن به ظاهر یا آن حادثه نامطلوب را بلافاصله مرتفع می‌کند، و یا در اندک مدتی آن را از بین می‌برد. به همین ترتیب اگر شخصی در محیط زندگی‌اش آماده انجام اقدام ناپسندی علیه شما شود، بهترین وسیله برای این که او را از این کار منصرف کنید نفوذ نامریی شماست. به آرامی صحبت‌های مربوط به آن را بشنوید به طوری که گویی اثر محسوسی در شما ندارد تا جایی که برایتان امکان دارد کم‌تر و بدون جوش‌وخروش و ابراز احساسات در باره آن صحبت کنید. کاری کنید که انجام آن عمل ناپسند به تأخیر بیفتد. اما حس ملامت خود را نیز آشکار نکنید چرا که تصمیم‌های طرف مقابل تشدید می‌شود.

سعی کنید همان رفتاری را داشته باشید که معمولاً در برابر سایر مشکلات غیرمترقبه پیش می‌گیرید. اجازه دهید قوای ذهنی شما به فعالیت بپردازد البته نه شتاب زده؛ بلکه با اندیشه‌های آرام در برابر آن‌چه که به نظر می‌آید در حال فعالیت علیه شماست. از حرارت شادی مبالغه‌آمیزی که سوژه مورد بحث می‌خواهد به دست آورد آن کاسته می‌شود و افکار او تحت نفوذ اندیشه‌های شما قرار می‌گیرد و در او ایجاد تردید و تأمل می‌کند. همین تردید باعث می‌شود که زمینه خاموش شدن آتش و نیروی او فراهم شود؛ و نقشه‌هایش نقش بر آب شوند. باید از تفرقه و هدر دادن نیروی روانی جلوگیری کرد. باید از عادت‌هایی که نیرو را بر باد می‌دهند پرهیز کرد. اگر کسی بتواند یک روز سیگار را ترک کند می‌تواند بر تمام انگیزه‌های طبیعی خود مسلط شود.

زمان کار را تحت اراده‌ی خود درآورید

تسلط بر زندگی در افزایش نیروی (باطنی) روانی بسیار مؤثر است. انجام دقیق کارهای اجباری (حتی اگر موافق میل نباشد) آسان‌تر از رعایت و اجرای اصول مربوط به استفاده از اوقات بیکاری و حرکت‌های

آزاد و دلخـواه اسـت. باید از وقت‌های آزاد بـرای تعیین برنامه‌ی تغییرناپذیر اجتنـاب کـرد. اگـر تصمیـم گرفته‌ایـد بمانید و کتـاب بخوانید، اگـر به یک مهمانـی دعـوت شـده‌اید، حتا اگر آن را دوسـت ندارید نباید آن را از دسـت بدهیـد. چشـم پوشـی از تصمیمی کـه بـرای انجـام کاری گرفته‌اید نوعی یـأس و نیـروی مانتیسیسـم[۹] ایجـاد می‌کنـد. اگـر برخواسـت خـود پـای بفشـارید، ذخیـره قـوای درونـی شـما نه تنهـا کاهش نمـی یابد بلکـه زیاد هم می‌شـود. مانتیسیسـم یـا نیروی نفـوذ نامرئی در همه جا همین اسـت.

چگونه می‌توان «خواستن» را پرورش داد؟

- در برابـر کوچکترین نشـانه تحرک و آشـفتگی مقاومـت می‌کنم و آرام می‌یابم!
- هرگز تصمیم عجولانه نمی‌گیرم.
- پـس از آن کـه تصمیـم بـه انجـام کاری گرفتـم آن قـدر بـر آن پافشـاری می‌کنـم که یقیـن حاصل کنـم به هدف خود رسـیده‌ام. اگـر متوجه بشـوم که اشـتباه کـرده‌ام بر آن اصرار نمـی ورزم بلکه می‌کوشـم از آن درس عبـرت بگیـرم.
- هرگـز قـوای روحـی خـود را صـرف نشـخوار اشـتباهات گذشـته نمی‌کنـم.
- هرگز برخلاف نیروی قضاوتم اقدامی نمی‌کنم.
- هرگز تصمیمی برخلاف مصالح دیگران نمی‌گیرم.
- سعی می‌کنم همواره نسبت به خود صادق بمانم.

توانایی و اسـتعدادِ خواسـتن فقط با عمل پرورش می‌یابد. این دسـتورات بـرای پـرورش اراده اسـت. نگاه خـود را به چیـزی بدوزید. دو تـا ده دقیقه دیـده از آن برنگیریـد. (تمریـن هرکدام باید به جایـی نگاه کنند).

بـرای چنـد روز خـود را از لذیذترین غذای مورد علاقه‌تـان محروم کنید. جسـمی را انتخـاب کنیـد و بـدون آن کـه اجـازه دهیـد جریان افکار شـما

---

۹. Manticism

کوچکترین انحرافی بیابد، به تجزیه و تحلیل آن شیء بپردازید. فکر کردن به جنس، مواد اولیه و مراحل ساخت آن برای تقویت حافظه خوبست. تمام آن چه را در طول روز دیده یا شنیده‌اید بدون آن که اجازه دهید حواس شما متوجه موضوع دیگری شود به خاطر بسپارید.

اگر معتاد به سیگار هستید مصرف آن را به نصف برسانید. روزنامه یا مجله خود را کامل و با دقت بخوانید. حتی مطالبی که مورد علاقه شما نیستند را با دقت بخوانید. این کار برای آموزش تمرکز دقیق مفید است.

فقط نیمی از پولی را که برای تفریح اختصاص داده‌اید خرج کنید. نه برای صرفه‌جویی، بلکه برای پرورش اراده‌ی خودتان. (ضبط نیروها). هنگامی که نامه‌ای دریافت می‌کنید و حدس می‌زنید باید حاوی مطالب جالبی برای شما باشد، به مدت پنج دقیقه به آن خیره شوید و سعی کنید محتویات آن را حدس بزنید. اگر حادثه‌ی مهمی رخ می‌دهد و شما قبل از همه از آن آگاه می‌شوید قبل از اعلام آن به دیگران حداقل یک ساعت صبر کنید بعد آن را به اطلاع دیگران برسانید. (مگر از لحاظ شغلی مجبور باشید). هنگامی که کتابی می‌خوانید به انتهای آن ننگرید بلکه به تدریج به انتها برسید. هر روز یک ساعت قبل از ساعت معمول از خواب برخیزید. هرگز از روی کنجکاوی از کسی سؤال نکنید. در اطاقی بدون شوفاژ بخوابید. این عملی قهرمانانه نیست؛ بلکه تسلط اراده‌ی شما بر تمایلات حسی است، و در نتیجه هر لحظه نیرومندتر می‌شوید.

خودکار

ریتم قلب ۷۸ بار

ریتم معده و روده ۱۶ بار

ما می‌توانیم به طور غیرمستقیم با رعایت دقیق رژیم غذایی سالم بر جان و جسم خود اثر بگذاریم. تلقین به خود نیز تنها به واسطه‌ی دخالت ضمیر ناخودآگاه بر این سیستم اعمال نفوذ می‌کند. ما دارای سیستم خودکارهای روانی و عاطفی هستیم، دارای انگیزه‌هایی عادتی یا

نیـروی تخیـل که در مواقع خاص زیاد می‌شـوند. باید بتوانیـم این عوامل خـودکار را تحت تسـلط خـود درآوریم.

نفوذ مستقیم

- شرایط لازم برای انتقال فکر :
- تندرستی کامل- جسمانی و روانی
- هرگز سـعی نکنیـد نیروی روانی خـود را روی کسـی بیازمایید که قلبـاً خـود را تحت تأثیـر او می‌دانید.
- در یک پناهگاه امن
- اعصاب راحت

پرانا چیست؟

پرانـا یـا انـرژی چیسـت؟ چگونـه مـی‌تـوان از انـرژی محافظـت کـرد؟ چگونـه مـی‌تـوان آن را افزایـش داد؟

در جهان هر چیز، چیزی جذب کرد
گرم گرمی را کشید و سرد و سرد

مولوی

انرژی

همـه‌ی چیزهـا و موجودات انـرژی دارند و اگر انـرژی نبـود، همه چیز به هـم می‌ریخت، منظور از این انـرژی چیسـت؟

بعضی‌هـا انـرژی کیهانـی را که مـا در مـوردش صحبت می‌کنیـم، و به طـور متنـاوب از آن صحبـت می‌شـود «پرانـا» می‌گوینـد. بعضی‌هـا آن را «چـی» و یـا «کـی» گوینـد و بعضـی دیگـر آن را انـرژی خدایـی، و غالبا آن را انـرژی کیهانـی می‌نامند. مـا از ایـن نیـرو با نـام انـرژی کیهانی یاد می‌کنیـم. مـن از انـرژی جهانـی سپاس‌گزاری می‌کنـم، بعضـی از خدا.

پرانا = نیروی زندگی

پرانـا شکل ظریـف و تـازه‌ای اسـت کـه حیـات بـدن بـه وسیله‌ی آن حفـظ می‌شـود. هرچـه پرانـا وارد بـدن شـود و در آن‌جـا بمانـد، بـه همان نسـبت کیفیـت زندگـی بالا مـی‌رود. با تنفـس عمیـق، پرانا در مراکز جسـم مشـخصی جمع می‌شـود و به خصوص در شـبکه‌ی خورشـیدی، دسـت‌ها را روی شـبکه خورشـیدی نگاه داریـد، و نفس عمیق بکشـید. (چاکرای ۳)

چاکرای هفت‌گانه

ما هفت چاکرای به عنوان مراکز اصلی تبادل انرژی در بدن داریم. هر هفت چاکرا در مسیر ستون فقرات تا مغز قرار گرفته‌اند. و هفت نقطه‌ی اصلی اعصاب را نشان می‌دهند. هر چقدر وضع چاکرای ما خوب باشد به همان نسبت می‌توانیم قدرت‌های مثبت جهانی یا تشعشعات را بگیریم؛ و به همان تعداد می‌توانیم این نیرو را از راه شخصیت و اخلاقمان به بیرون بتابانیم و هدف‌های زندگی‌مان را به دست آوریم. چاکراها با شماره‌های یک تا هفت نام‌گذاری می‌شوند و به ترتیب در انتهای ستون فقرات، راستای ناف، انتهای جناغ سینه، راستای قلب، گودی گردن و پیشانی و فرق سر قرار دارد.

	رنگ	مانترا:
چاکرای یکم	قرمز	لام
چاکرای دوم	نارنجی	وام
چاکرای سوم	زرد	رام
چاکرای چهارم	سبز	یام
چاکرای پنجم	لاجوردی	لام
چاکرای ششم	آبی آسمانی	ام
چاکرای هفتم	سفید	سکوت

برای فعال سازی چاکراها از تکنیک‌های مختلف جسمی و ذهنی استفاده می‌شود. در فصل بعد بیشتر به چاکراها خواهیم پرداخت.

انرژی زمینی و کیهانی

پیش از هر چیز باید گفت که انرژی زمینی از راه چاکرای پا و انرژی کیهانی، از راه چاکرای تاج وارد کالبد انسانی می‌شوند. این دو در مسیر قلب به یکدیگر می‌پیوندند و سپس به سوی دست‌ها، پاها و انگشتان جریان می‌یابند. انرژی که از بالا وارد بدن می‌شود ترکیبی از انرژی مثبت و منفی است و لذا حالت خنثی و خالص دارد. (انرژی بودایی) و آن که از پاها وارد می‌شود دارای قطب منفی در پای چپ و قطب مثبت در پای راست است.

این انرژی‌ها باید از کالبدهای مختلف انسان عبور کنند تا به سطح خاصی برسند و بعد مورد استفاده‌ی بدن قرار گیرند، همان‌طور که در کالبدهای جسمانی خون از راه رگ‌ها و مویرگ‌ها هدایت می‌شود، در کالبدهای انرژیک هم پرانا از راهِ کانال‌های انرژی یا «بارسی‌ها» عبور می‌کند. از نظر فیزیکی با افزایش فشار خون و کلسترول، دیواره‌ی رگ‌ها آسیب می‌بینند و ناهمواری در لایه درونی رگ‌ها ایجاد می‌کند و این‌ها سبب جمع شدن ذرات چربی شناور در خون می‌شوند. این ذرات به شکل پلاک جمع و در خون شناور شده و سپس ایجاد لخته می کنند.

از نظر انرژیک هم درصورت جریان بیش از حد پرانایا و وجود ناخالصی در آن، در پاها انسداد انرژی به وجود می‌آید و در صورت عدم معالجه به هنگام، منجر به آسیب‌های جدی ارگان‌ها و ازکارافتادگی برخی از چاکراها منجر شده و نهایتا سبب مرگ می‌شود.

باید گفت که کالبدهای فیزیکی و انرژیک دارای تأثیر متقابل هستند. وقتی یک سلول بدن با یک ارتعاش ناهماهنگ عمل کند، تمام دامنه‌ی الکترومغناطیسی را تحت تأثیر قرار می‌دهد و برعکس.

به سرای مخفی روحتان داخل شوید، در را بر روی عالم و جهان بیرون ببندید، چشمان خود را ببندید و با چشم درونتان «من» الهی را بنگرید. بدین ترتیب شما خود را در حالتی از گیرندگی روحانی قرار

داده و این کار را در کمال آرامش و صفا به انجام رسانده‌اید. اصل خدا، هدف واحد و نهایی است. من با انرژی حیات و هستی عالم وارد رابطه می‌شوم، این انرژی از وجودم عبور می‌کند، من آن را می‌شناسم و احساس می‌کنم از خداوند سپاس‌گزاری می‌کنم که این قابلیت را به من بخشیده است. هنگامی که قصد عبادت دارید و دعا می‌کنید، روح‌تان در رابطه‌ای مستقیم با انرژی حیات هستی و عالم قرار می‌گیرد و شما می‌توانید از این انرژی به صورت نامحدود استفاده کنید. شما به اندیشه‌ی کلی –که بی‌نهایت دانا و خردمند است و در درون و بیرون هر موجود بشری حضور دارد– نام خدا داده‌اید. بیان بیرونی و خارجی خدا فقط از راهِ شماست. همه چیز در درون شماست، نه در بیرون از شما.

۱. کنترل انرژی

برای کنترل انرژی خود باید بتوانید انرژی را در خود پیدا کنید. برای این کار نخست باید ریلکس شوید، و به درون خودتان فکر و تمرکز کنید، سپس می‌توانید انرژی را که در سراسر وجودتان در حرکت است، حس کنید. چیزی مانند موج است.

۲. جهت بخشیدن به انرژی

برای این کار فرد انرژی را پیدا کرده و از نوک پا آن را جمع می‌کند. اول از پای راست و چپ شروع کرده و همزمان انرژی را به سمت کمر می‌راند، سپس آن را با انرژی که در شکم و کمر است مخلوط کرده و به سمت سینه می‌راند. حالا کمی سینه‌ی شما سنگین و نفس کشیدن کمی سخت شده است، انرژی دست چپ را به سینه منتقل کنید، حالا تمام این انرژی را به دست راست خود منتقل کنید. دست راست نیز سنگین شده است، هرگز کل انرژی جمع شده را به سر نریزید (خطرناک است و نمی‌توانید تحمل کنید) و این انرژی جمع شده را به تمام بدن منتقل کنید. همه‌ی این‌ها را بارها را انجام دهید.

۳. تمرکز روی موضوع

بـرای تمرکـز بر یک موضـوع، ابتدا خوب به آن جسـم نگاه کنید. سـپس چشـم خود را ببندید و آن را پیش چشـم خود تجسـم کنید، به گونه‌ای که همه‌ی جزییات را ببینید.

۱. روی شی یا شخص مورد نظر تمرکز کنید.

۲. انـرژی خـود را بـه دسـت راسـت و سـپس کـف دسـت و نـوک انگشـتان خـود منتقـل کنید.

۳. نـوک انگشـتان را بـه طـرف شـی یا شخص مـورد نظـر بگیریـد. انـرژی را از نـوک انگشـتان خارج کنیـد، برای عشـق، ایـن انرژی را از قلب خـارج کنید.

هـر جـا کـه هسـتید نـه جبر اسـت نه تصـادف. بهتر اسـت پیـش از این کـه جـای خود را عـوض کنید وضع گرایـش خویش را روشـن کنید. هرجا بروید، خودتان را همـراه می‌برید. ذِن می‌گویـد اگـر بتوانـی همان‌جا که ایسـتاده‌ای پیدایـش کنی، فکر می‌کنی کجـا باید دنبالش بگردی؟ مسیر دگرگونی را نه در چهارسـوی خود کـه باید در ژرفای درون خویش بجویید و دقیقـا همـان جا که ایسـتاده‌اید.

خـود را دوسـت بداریـد. مگـر تعریـف عشـق هم فضـا بودن بـا دیگران نیسـت؟ ذهن و عواطـف مـا مشـابه میلیون‌هـا موجـود دیگر اسـت و این «مـن» تنها هوشـیاری شـما یـا تنها مایـه‌ی دوام و بقای شـما نیست.

وقتی خود را دوسـت بدارید در عشـقی که درمیان بسـیاری از موجودات مشـترک اسـت گسـترده می‌شـوید. هرچه مهربان‌تر بشـوید، موجودات درون و پیرامونتـان نیـز مهرآمیزتـر می‌شـوند. این ارتعاشـات در همـه‌ی سـطوح با یکدیگـر ارتبـاط دارنـد. آهنگی خوش بنـواز تا رقصندگان شـاد، در همه جا برقصند.

به وضعیت نامطلوب بنگرید، دوستش بدارید و بگریزید.

در هر سـطحی از تموج که باشـید همـواره ممکن اسـت امواجی بیافرینید که دلخواه شـما نباشد. پس از این که توانسـتید با چند رویداد عجیب کنار

بیایید آنقدر هماهنگ خواهید شد که بتوانید بیش از آن که کسی به شما آسیب برساند هشدارهای لازم را بگیرید و گرفتار امواج ناخوشایند نشوید. مثلا شیء را قبل از افتادن بگیرید. بعضی‌ها آن را درهمان آغاز می‌گیرند، بعضی‌ها در نیمه‌راه و بعضی‌ها وقتی افتاد دولا می‌شوند و آن را برمی‌دارند. توجه خود را به این‌جا و اکنون معطوف کنید. سطح تموج‌تان حاکم مطلق زندگی شماست، هرچه امواج‌تان کندتر باشد، زندگی‌تان نامطبوع‌تر خواهد بود. رویدادها سریع‌تر از آن پیش خواهند آمد که بتوانید مهارشان کنید. وقتی سطح تموج‌تان را بالا می‌برید، می‌توانید در برابر هر تصادم احتمالی، خواه روانی و خواه جانی، در کمال ظرافت جای خالی کنید. و به شیوه‌ای آشکار وضع جهان را بهبود بخشید.

وقتی در یک شاهراه با سرعت ۱۲۰ کیلومتر در ساعت رانندگی می‌کنید نمی‌توانید با کسی که با ۱۴۰ کیلومتر در ساعت رانندگی می‌کند، همراه باشید و باید برای همراه شدن با کسی که با ۸۰ رانندگی می‌کند سرعت خود را کم کنید. دقیقا این چنین است هم‌خانگی و دوستی با کسانی که از تموج انرژی بالاتر یا پایین‌تر از ما برخوردارند. برای این که خود را همراه دیگران کنیم باید تموج انرژی خود را بالا ببریم و این خیلی بهتر است که بخواهیم آن را پایین بیاوریم. برای بالا بردن و تنظیم انرژی راه‌های مختلفی وجود دارد که در این کتاب به آن‌ها اشاره می‌شود.

می‌گویند در امریکا، در یک منطقه سرسبز یک بیمارستان برای کودکان مبتلا به سرطان بود که تابلویش را سر جاده نصب کرده بودند. بعد از مدتی بیمارستان را جای دیگری بردند و آن بیمارستان و منطقه را پارک کردند، ولی هر کس وارد پارک می‌شد، احساس خستگی و اندوه می‌کرد. این، به دلیل انرژی‌های منفی حاصل از احساس غم و اندوه بازدیدکنندگان بیمارستان بود. انرژی‌های احساس ما در مکان می‌مانند. در اشیاء می‌مانند. گاهی وقتی چیز دست‌دومی می‌خرید با هر بار نگاه کردن به آن غمگین می‌شوید و یا بالعکس. این مربوط به صاحب قبلی

آن است کـه در هنگام اسـتفاده از آن شـیء غمگـین بوده یا شـاد. برای پاک کردن این اشیاء دستمال نم‌داری را رویشان بکشید.

بـرای ایـن کـه در داخـل خانه انرژی منفـی جمع نشـود، گاهی یک پارچه نـم‌دار روی کتابخانـه و کتاب‌هـا بچرخانیـد. مثل ایـن کـه دنبال پشـه یا مگسـی هسـتید. این دستمال را بـالای سـر بچرخانید باعث جـا به جایی انـرژی می‌شـود و انـرژی منفـی پراکنـده می‌شـود. هر چیزی کـه مدتی در یـک گوشـه مانده و جایـش تغییر نکرده انرژی منفـی دارد. آب انرژی منفـی را می‌گیـرد. اسـتخرهای راکـد معمـولاً شـب‌ها انرژی منفـی دارند، چـرا کـه هـر کـس در درازای روز در آن بـوده انرژی منفـی خـود را به آن داده اسـت. بهترین موقع رفتـن به اسـتخر صبح‌های زود اسـت. در قدیم هـم می‌گفتند شـب‌ها در حمـام جـن هسـت. بـه این دلیل بود کـه همه انرژی‌هـای منفی‌شـان در حمام ریختـه شـده و چون جریـان آب (دوش) وجـود نداشـت؛ انرژی‌هـای منفـی فعال بوده انـد. وقتی دوش باز اسـت، آب روان اسـت و انـرژی منفی را می‌گیرد.

چگونه از شر انرژی‌های منفی خلاص بشویم؟

زیـر دوش بروید، چشـمانتان را ببندیـد، ریلکس کنیـد و بگذاریـد که آب هم‌چنان روی سـر شـما جاری باشـد. (آب سـرد همه انرژی‌هـا را می‌برد و آب گـرم دوبـاره انرژی مثبت ایجـاد می‌کند).

مجسـم کنیـد کـه آب زلال روی سـر شـما جاری اسـت و آب کـدر و سـیاه از پاهـای شـما خارج می‌شـود. به قدری این تجسـم را ادامه بدهید تـا بتوانیـد ببینیـد آب زلال از سـرتان جاری و آب زلال از پاهایتان خارج می‌شـود. اکنـون تمیـز تمیـز هسـتید. می‌توانید در اطـاق نشـیمن همواره یـک کاسـه آب کـه در درونش کمی نمـک ریخته‌اید بگذاریـد. انرژی‌هـای منفـی را جذب می‌کند و اگر شـب دقت کنید آب کدر اسـت. وقتی خیلی احسـاس ناراحتـی می‌کنیـد و نمی‌دانیـد چـرا، وان حمام را پـر از آب کنید و یـک بسـته نمـک و کمی جوش‌شـیرین در وان بریزیـد، چند شـمع روشـن

کنید و در وان بنشـینید. نیم سـاعت بعد آب نمکدار و جوش‌شـیرین همه‌ی انرژی‌هـای منفـی شـما را گرفته‌انـد. دوش بگیرید و بیـرون بیایید.

سـنگ کریسـتال باعـث می‌شـود کیفیـت نورها در شـب تقویت شـده و یـک نوع سـپر محافظ داشـته باشـید. لبـاس زیر ابریشـمی هـم می‌گویند همیـن خاصیـت را دارد. در زمان ترس ناگهانی، شـوک، عصبانیت، طوری بایسـتید کـه پاها کمی از هم فاصله داشـته باشـند. عضلاتتـان را منقبض کنیـد و اگـر تنهـا هسـتید فریـاد بزنیـد. ایـن کار قفل‌هایی را کـه ناگهان ایجـاد شـده بـاز می‌کند. سـنگ‌های تمیـز کننده بعـد از مدتی رنگ‌شـان را از دسـت می‌دهنـد، یـا تـرک می‌خورنـد، بایـد آن‌هـا را دوبـاره به خاک برگردانـد، بعـد از مدتـی از خـاک خـارج کـرده و می‌بینیـد کـه رنگشـان درسـت شـده. گاهی اوقات بعـد از رفتن یک مهمـان بلافاصله می‌خواهیم بخوابیـم و یا احسـاس خسـتگی می‌کنیم و یا بالعکس بعـد از رفتن افرادی از پیش‌مـان، احسـاس می‌کنیـم می‌خواهیـم چیـزی بسـازیم، خلـق کنیم، کار کنیـم. ایـن بدان معناسـت کـه انسـان‌های منفی و بدجنـس می‌توانند انـرژی مـا را تحلیـل ببرنـد و آدم هـای مثبـت و خوش‌نیـت می‌تواننـد به انرژی مـا بیفزایند.

بعضـی از افـراد که خـود کمبود انـرژی دارند از انرژی افـراد دیگر تغذیه می‌کنند. کسـانی که کمبود انرژی دارند معمولاً سـرگیجه و سـردرد دارند. احسـاس ناراحتـی در قسـمت معده و شـکم، احسـاس ضعف دارنـد. برای گرفتـن انـرژی –غیـر از همه راه‌هایی کـه در این کتاب ارائه می‌شـوند– از خانـه بیـرون برویـد و در صـورت امـکان پـا برهنـه روی زمیـن راه بروید. درختـان را در آغـوش بگیریـد ولـی مواظـب باشـید روی ریشـه‌هایی کـه از خـاک بیـرون زده، نایسـتید. بـا آب حـرف بزنیـد، انـرژی منفـی شـما را می‌گیـرد. در کنـار شـعله‌ی آتش بایسـتید تا انـرژی منفی شـما را بگیرد و بـه شـما انـرژی مثبت بدهـد. در باد انـرژی را می‌دهیم چـون گردباد خلاء اسـت و خـلاء انرژی مـا را می‌گیرد. یک بوتـه گل در اطاقتان بگذارید. اگر فکرهای منفی داشـته باشـید گل‌هـای آن پژمرده می‌شـود و اگر فکرهای مثبـت داشـته باشـید گل می‌دهـد. بـا دیگران هـم همیـن کار را می‌کنیم.

انرژی یک چیز فیزیکی است. وزن دارد. روح هم وزن دارد. وقتی تابلویی را نگاه می‌کنید انرژی شما در آن می‌نشیند. آن تابلو دوباره در زمانی دیگر انرژی را به شما پس می‌دهد. اگر در یک روز شاد اندوهی دارید که نمی‌دانید از کجا آمده، بهتر است روی همه‌ی اثاث دستمال نم‌دار بکشید تا انرژی منفی را از بین ببرید.

تقسیم انرژی خلاق شما

استرس، کار، ترس و نگرانی، شک و تردید، حسادت: ببینید هر کدام از اینها چه‌قدر از انرژی شما را در روز می‌بلعند؟ موضوع را آنالیز کنید. مثلا ترس شما از چیست و چرا؟ یا چگونه می‌توانید کار خود را کمتر یا مطلوب‌تر کنید.

وقتی دکتر اوسویی[۱۰] به کوه کوما[۱۱] رفت تا ریاضت ۲۱ روزه خود را آغاز کند ۲۱ سنگ به عنوان تقویم برداشت و کارش را شروع کرد. ۲۰ روز گذشت و هیچ اتفاقی نیفتاد. سنگ آخر را نیز رها کرد. شروع به دعا خواندن کرد. شب فرا رسید. اتفاقی رخ نداد. او بلند شد و به افق نگریست، ناگهان نوری به سوی او آمد و احساس کرد او را دربرگرفته. دریافت که نور دارای همان قدرت شفادهی است که سال‌ها انتظارش را می‌کشید و دریافت باید اجازه دهد برای کسب قدرت شفادهی، نور او را دربرگیرد. با وجودی که می‌ترسید ولی پذیرفت. می‌گویند از پیشانیش وارد شد.

---

۱۰. Usui
۱۱. Kurma

انرژی‌درمانی چیست؟

«ری‌کی»[۱۲] کلمه‌ای ژاپنی است «ری» به معنای جهانی[۱۳] و «کی» به معنای نیروی انرژی حیاتی[۱۴] است. «نیرودرمانی کهن» در قرن نوزده به وسیله یک کشیش ژاپنی به نام دکتر میکائو اوسویی دوباره کشف و مطرح گردید. «ری» جریان عمودی و «کی» جریان افقی انرژی است همان که در بدن ما جریان دارد.

روش درمانی ری‌کی بر پایه جاری کردن انرژی حیاتی «کی» در سراسر بدن است. ری کی هر مانعی در مقابل جریان «کی» در بدن را (که سبب بیماری، درد و استرس می‌شود) از بین می‌برد. هر موجود زنده‌ای از نیروی حیاتی (انرژی «کی») در وجود خویش برخوردار است. این انرژی چون سیستم گردش خون و رگ‌ها با سیستم عصبی و نورون‌ها از راهِ دو کانال انرژی به نام‌های «مریدین»[۱۵] و «نادی»[۱۶] که اعضای حیاتی بدن را به هم متصل می‌کنند در سراسر بدن جریان می‌یابد.

زمانی که مانع یا انسداد در مسیر این کامل‌ها ایجاد شود شما شاهد بروز درد و بیماری در نقطه‌ای از بدن خواهید بود. انرژی، آن انسداد یا مانع را پاک می‌نماید و سبب از بین رفتن بیماری یا ضعف می‌گردد.

پنج اصل ری‌کی:

دکتر اوسویی پنج اصل مهم روان‌شناختی را با جمله فقط امروز این چنین مطرح می‌کند.

۱. فقط برای امروز خود را از عصبانیت و پرخاشگری رها می‌کنم.
۲. فقط برای امروز خود را از نگرانی و بیمناکی رها می‌کنم.

---

۱۲. Ray- Key
۱۳. Universal
۱۴. Life force
۱۵. Meridian
۱۶. Nadi

۳. امروز تمامی نعمت‌هایی که به من ارزانی شده را خواهم شمرد و پاس می‌دارم.
۴. امروز کارم را با صداقت و راستی انجام خواهم داد.
۵. امروز با هر موجود زنده‌ای مهربان و دوست خواهم بود.

چند حالت قرار گرفتن دست در انرژی‌بخشی ری‌کی:

۱. دست‌ها صورت را می‌پوشانند. این حالت جهت مداوای سینوس‌ها، حساسیت و سکته است.
۲. دست‌ها تاج سر را می‌پوشانند در حالی که شست‌ها در راستای فرق سر قرار دارند. این حالت به درمان صدمات سر، سکته، فشارهای عصبی و میگرن می‌پردازد.
۳. دست‌ها به روی پشت سر در حالی که نوک انگشتان قسمت پایین جمجمه را لمس می‌کنند قرار می‌گیرند. این حالت به مداوای مشکلات بینایی، خونریزی بینی و میگرن می‌پردازد.

ری‌کی و داروهای گیاهی

استفاده از داروهای گیاهی روشی طبیعی و بسیار مناسب برای درمان بیماری است و می‌تواند احساسات منفی را از بین برده تعادل را در وجود شما به وجود آورد. هر گیاه و یا ترکیب گیاهان می‌تواند بر احساس یا مجموعه‌ای از حس‌ها تأثیر بگذارد. داروهای گیاهی با سیستم فیزیکی بدن کاری ندارند، بلکه فراتر رفته و سیستم انرژی را درمان می‌کنند. هدف آن‌ها شناسایی احساسات منفی است که باعث ایجاد عدم تعادل در سیستم انرژی بدن می‌شود و با زدودن تدریجی موانع، باعث از بین رفتن علت بیماری می‌شود. استفاده از داروهای گیاهی و ری‌کی باعث می‌شود رسیدن به علت بیماری سریع‌تر رخ دهد.

ری‌کی و بازتاب شناسی (رفلکسولوژی)[۱۷] یا فشاردرمانی.

بازتاب‌شناسی یک هنر باستانی است که از پاها (و معمولاً دست‌ها) استفاده می‌کند تا نیروی طبیعی شفابخشی بدن را فعال کند.

۱۷. Reflexology

بازتاب‌شناسـی یـا فشـاردرمانی شـامل اسـتفاده از انـواع مختلـف فشـار بر روی مناطـق خاصـی از پـا یـا دسـت می‌شـود و ایـن امـر تأثیـر مثبتی را بـر مناطـق دیگـر بـدن می‌گذارد. بـدن به مناطـق مختلفی از سـر تا نوک انگشـتان پـا تقسـیم می‌شـود. ایـن مناطق نقـاط بازتابی خاصی در دسـت و پـا دارند.

وقتـی سـم در منطقـه‌ی انـرژی خاصی در بـدن جمع می‌شـود، نقطه‌ی بازتابی آن نسـبت به تماس حسـاس می‌شـود. با فشـردن آهسـته نقطه‌ی بازتـاب؛ سـموم از بیـن می‌رونـد و انـرژی دوبـاره جـاری می‌شـود. بعضی اوقات ممکن اسـت نقطه بازتاب بسـیار دردناک باشـد و نتوان آن را لمس کـرد. در این‌گونـه مـوارد اگر از ری‌کی اسـتفاده شـود می‌توان سـموم را با انـرژی بخشـیدن بـه نقطه بازتـاب از بین برد و بعد از فشـار اسـتفاده کرد.

ریکی و اُستئوپاتی[18] (مشت‌ومال)

اسـتئوپاتی از کلمه‌ی «استئو»[19] ریشـه گرفته و به معنی استخوان است، و روشـی اسـت که از مشـت‌ومال دادن بدن اسـتفاده می‌کند. در این روش ایـن بـاور وجـود دارد که علـت بیماری اسـتخوان، عصب یـا ماهیچه‌ها در جابه‌جا شـدن آنهاسـت. اسـتئوپاتی عدم تعادل فیزیکی را از درون، میان و اطـراف سـاختار بدن از بیـن می‌برد. این روش گاهی ممکن اسـت دردناک باشـد و یـا بعـد از انجام عمل درد به دنبال داشـته باشـد. ری‌کـی می‌تواند به عنوان مسـکن غیردارویی درد باشـد و یا اگر جابه‌جایی ماهیچه، عصب یـا رباطـی دردنـاک باشـد می‌توان بـا ری‌کـی آن را درمان کـرد. بعضی از دردهـای کمـر زمان زیادی برای درمان به وسـیله‌ی ری‌کـی نیاز دارند. در این‌گونه موارد اسـتئوپاتی بسـیار مؤثر است.

روزی گدایـی بـه دیـدن درویشـی رفـت و دیـد کـه او بـر روی تشـکی مخملیـن درمیـان چـادری زیبـا کـه طناب‌هایش بـه گل‌میخ‌هـای طلایی گـره خورده‌انـد نشسـته است. گدا فریـاد کشـید: «این چه وضعی اسـت؟

---

۱۸. Osteopathy

۱۹. Osteo

درویش محترم! من تعریف‌های زیادی از زهد و وارستگی شما شنیده‌ام اما با دیدن این همه تجملات در اطراف شما کاملاً سرخورده شدم!» درویش خنده‌ای کرد و گفت: «من آماده‌ام تمامی این‌ها را ترک کنم و با تو همراه شوم!» با گفتن این حرف درویش بلند شد و به دنبال گدا به راه افتاد. او حتی درنگ هم نکرد تا دمپایی‌هایش را به پا کند! بعد از مدت کوتاهی، گدا اظهار ناراحتی کرد و گفت: من کاسه گداییم را در چادر تو جا گذاشته‌ام. من بدون کاسه گدایی چه کنم؟ لطفاً کمی صبر کن تا من بروم و آن را بیاورم. صوفی خندید و گفت: «دوست من، گل میخ‌های طلای چادر من در زمین فرو رفته‌اند. نه در دل من. اما کاسه گدایی تو هنوز تو را تعقیب می‌کند!»

در دنیا بودن، وابستگی نیست. وابستگی، حضور دنیا در ذهن است و وقتی دنیا در ذهن ناپدید می‌شود- این را وارستگی می‌گویند.

تای چی چوان

به نام عشق
در اقلیم درون نیاز به تلاش نیست.
آن‌گاه که سریدن به شیب را آغاز کنی.
ناگهان در خواهی یافت که چنان می‌شود که باید
زندگی کامل است. نیازی به کمال ندارد.
در همین‌جاست که جشن و سرور آغاز می‌شود.

راه‌های افزایش و ذخیره انرژی حیاتی

انرژی حیاتی (پرانا) اساسا سه منبع اصلی دارد: خورشید، هوا و زمین.

پرانـای خورشـیدی از نـور سرچشـمه می‌گیـرد و بـه تمـام بـدن نیـرو می‌بخشـد و شـرایط تندرسـتی را فراهـم می‌کنـد. آن را بـا حمـام آفتـاب بـه مـدت پنـج تـا ده دقیقـه یـا بـا نوشـیدن آبـی کـه در معـرض آفتـاب بـوده اسـت می‌تـوان بـه دسـت آورد. پرانـای موجـود در هـوا هنگام تنفس از راه ریه‌ها و یـا مسـتقیماً توسـط مراکـز انـرژی جـذب می‌شـود. جـذب پرانـای هـوا هنگام تنفـس آهسـته، عمیـق و مـوزون بیشـتر از زمانـی اسـت کـه تنفس کوتـاه و کم‌عمـق اسـت. افـرادی کـه آموزش‌هـای خاصـی دیده‌انـد (تمرینـات تنفسـی) می‌تواننـد آن را از راه بینـی و حتـی از خـلال منفذهـای پوسـتی جـذب کننـد. پرانـای موجـود در زمیـن از راه کـف پاهـا جـذب می‌شـود. ایـن عمـل بـه صـورت خـودکار و ناآگاهانه انجـام می‌پذیـرد. قـدم زدن بـا پای برهنـه میـزان جـذب آن را افزایـش می‌دهـد. بـا فراگیـری جـذب آگاهانه ایـن پرانـا شـخص می‌توانـد نیـروی حیاتـی، کارآیـی و توانایـی فکـری خـود را افزایـش دهـد. آب انـرژی حیاتـی خورشـید، هـوا و زمیـن را کـه بـا آن در تمـاس اسـت، جـذب می کنـد. درختـان و گیاهـان پرانـای خورشـید هـوا، آب و زمیـن را جـذب می‌کننـد. افـرادی کـه انـرژی حیاتـی بالایـی دارنـد در اطراف خـود امـواج مثبـت و سـرزنده‌ای ایجـاد می‌کننـد. برعکـس ممکـن اسـت مـا بـا افـرادی مواجـه شـویم کـه بـدون دلیـل مـا را خسـته یـا تخلیـه می‌کند.

مکان‌هـای پرانـرژی: در افراد مختلف اسـتفاده از انرژی‌های طبیعت فرق می‌کنـد. افـرادی کـه بـا سـاختار انرژیکـی بدنشـان آشـنا هسـتند و تحت آمـوزش یک سـبک خـاص انرژیکی قـرار گرفته‌انـد و چرخه انـرژی را در بـدن خود می‌شناسـند با حضـور در برخی مکان‌ها احسـاس لذت و نشـاط بیشـتری خواهنـد داشـت و تعـداد بیشـتری از افـراد عـادی از انرژی‌هـای جـاری در طبیعـت و دنیـا بهـره خواهنـد بـرد. در نتیجـه درک بهتـری از هسـتی، خلقت و جوهر ذاتی خویش خواهند داشـت. به همین دلیل اسـت که چنین اشـخاصی کشـش و جذبه بیشـتری برای حضور در طبیعت دارند و زمانـی کـه در یک طبیعـت زیبا قرار می‌گیرند بالا بـودن انرژی در چنین مکان‌هایی برایشـان محسـوس است.

تغذیـه: بعضـی از خوراکی‌هـا قادرنـد نقـش عامـل محرکـه و افزایـش دهنـده انـرژی را در بـدن ایفـا کننـد کـه در مواقـع مصـرف آن‌هـا مراکز انـرژی خاصـی را در بـدن تحریـک می‌کند. برخـی از مکاتب نیـز معتقدند کـه رژیم خام‌خـواری و گیاه‌خواری انرژی بیشـتری در بـدن تولید می‌کند. هم‌چنیـن دعـا کـردن نیـز در کیفیـت غـذا و انرژی‌هـای آن تأثیـر مثبـت می‌گـذارد. چرا که شـکرگزاری و یا ذکـر، انرژی‌های مثبـت را آزاد می‌کند و در ایـن صـورت غـذا خیلـی بهتـر جذب بدن می‌شـود.

کنتـرل مقـدار غذا: مصـرف میوه و صبح‌هـا آب میوه، خـوردن مایعات و ترکیب مناسـب غذایی مهم اسـت: مرغ با ماهی، گوشـت با سـیب زمینی، نان بـا پنیر.

تمرین‌هـا و فنـون: از زمان‌هـای قدیم تاکنون روش‌هـا و فنون گوناگونی بـرای افزایـش انـرژی حیاتـی وجـود داشـته‌اند. انـواع تمرین‌هایـی چون: هانـا یـوگا، تمرینات تنفسـی، مدیتیشـن‌ها، دعا، تای‌جی‌چـوان... و دیگر تکنیک‌هـا و تمرینـات باطنی بـرای تقویت نیـروی درونی بـه کار رفته‌اند.

روابط جنسـی: روابط جنسـی متعـادل نیز در زندگی زناشـویی به افزایش انـرژی افـراد کمـک می‌کنـد. در مجموعـه‌ی قوانیـن اخلاقـی یوگی‌ها به اصـل کنتـرل لذت‌هـای جنسـی (براهماچاریا) اشـاره شـده. براهماچاریا به مفهـوم زندگـی در تجـرد نیسـت. بلکـه بـدان معناسـت کـه فرد خـارج از

زندگی تأهل هیچ‌گونه روابط جنسی نداشته باشد. چنان‌چه این انرژی بی‌رویه استفاده نشود تبدیل به انرژی روحانی شده و فرد را به بالاترین مراحل آگاهی و شعور می‌رساند. اصولا انرژی جنسی نیروی دینامیک و پرقدرتی است که دو نوع حرکت دارد: یکی حرکت صعودی و دیگری حرکت نزولی که اصولا با رابطه جنسی این انرژی به طرف پایین می‌آید و دفع می‌گردد. وقتی فرد در مسیر معنوی سیر و سلوک می‌کند انرژی فوق را در جهت مثبت هدایت کرده، این انرژی به سمت مراکز بالا یا مراکز فوقانی می‌رود و موجب بیداری فرد می‌شود. اصولا انرژی که در یک عمل جنسی مصرف می‌شود برابر با انرژی ذهنی در قبال بیست و چهار ساعت کار شدید و بلاوقفه است یا معادل انرژی فیزیکی است که شخص طی سه دوره کار متوالی مصرف می‌کند. به طور کلی براهماچارا باید در سه حوزه فکر، کلام و عمل رعایت گردد و رعایت آن موجب درخشندگی، زیبایی، سلامت، شعف، اقتدار و بی‌باکی شده و در سنین بالا ذهن و حافظه‌ی قوی‌ای به ارمغان می‌آورد.

کشف حقیقت، سفری است دشوار،
راه درازی در پیش است.
به تهی‌سازی عمیق ذهن نیازمندی،
پالایش تمام و کمال دل را می‌طلبد
به معصومیتی خاص نیاز است،
به تولدی دوباره: باید دوباره کودک شوی!

دریافت انرژی «چی»

زندگی به نفس‌هایی که می‌کشیم وابسته است و اهمیت آموزش و اجرای روش‌های صحیح تنفس نزد استادان فنون ورزشی و تندرستی بر کسی پوشیده نیست. بدن ما برای فعالیت صحیح و مطلوب و هم‌چنین دور انداختن مواد زایدی چون مونواکسید کربن، نیازمند مقدار زیادی اکسیژن است.

در واقع تمام سلول‌های بدن ما نیازمند مقدار زیادی اکسیژن هستند. امروزه تعداد بسیاری از افراد به آن‌چه می‌خورند و می‌پوشند توجه

کـرده و آگاهانـه عمـل می‌کنند، امـا تعداد کسـانی که در بـاره تنفس فکر می‌کنند بسـیار اندک اسـت.

تنفس و انرژی حیات

تنفـس بر سیسـتم عصبی، قلـب، عضلات، خواب، میـزان انرژی، تمرکز و حافظـه و بسـیاری مـوارد دیگـر مؤثـر اسـت. تنفـس یکـی از بزرگترین سیسـتم‌های دفـع مـواد زایـد نیز به شـمار مـی‌رود. هفتـاد درصـد از مواد زایـد درون بـدن ما بـا تنفس از بدن خارج می‌شـوند. ۳۰٪ این مـواد از راه پوسـت و تنها ۱۰٪ آن توسـط کلیه‌ها و دسـتگاه گوارش دفع می‌شـود. با تنفـس نـه تنها اکسـیژن، بلکه انـرژی حیات یا «چـی»[20] را نیـز وارد بدن خـود میکنیم.

تنفس با قفسه سینه

تنفـس می‌توانـد بـه سـادگی منقطـع یا مسـدود شـود و در واقـع تنفس اولیـن چیـزی اسـت کـه هنگام بـروز احساسـات یا خسـتگی و فشـارهای جسـمی و روحـی، تحـت تأثیر قـرار می‌گیـرد. بنابر تحقیقاتی که در سـوئد انجام شـده اسـت، ۸۳٪ از جمعیت بزرگسـال از قسـمت سـینه- به عبارتی از قسـمت بـالای قفسـه‌ی سـینه- تنفـس می‌کننـد. در ایـن روش قدرت ماهیچه‌ای بیشـتر از تنفس عمیق و آزادی که از قسـمت شـکم و دیافراگم انجـام می‌شـود، لازم اسـت. افـرادی کـه از سـینه تنفـس می‌کننـد در هر دقیقـه تعـداد نفس‌هـای بیشـتری می‌کشـند و در نتیجه اکسـیژن کمتری دریافـت کـرده و مواد زایـد کمتری دفـع می‌کنند.

تنفس شکمی

تنفـس عمیـق و مؤثـر بایـد راه خود را تا پایین و به سـمت شـکم پیش ببرد. شـکم به سـمت جلو،به طرف پهلوها و حتی به سـمت سـتون مهره‌ها منبسـط می‌شـود. حرکت‌های ناشـی از تنفس را می‌توان از پایین تا حدود

---

۲۰. Chi

لگـن و از بـالا در قسـمت نـوک ریه‌ها حس کـرد. تنفس شـکمی، تأثیری آرامش‌بخـش دارد و مـا علی‌رغم تعـداد کمتر دم و بازدم، احسـاس بهتری خواهیـم داشـت. بـدن در این حالت با هر نفس اکسـیژن بیشـتری جذب و مواد زاید بیشـتری را دفع می‌کند. از طرفی با این شـیوه با تماس شـکمی هـر بـار انـرژی حیات یا «چی» بیشـتری وارد بـدن خود می‌کنیـم. پس از قفسه سـینه تنفس نکشید!

«چی‌گانـگ»[۲۱] یکـی از جنبه‌هـای طـب چینـی و در بـاره‌ی هماهنگی الگوهـا. بـه گفته یکـی از اسـتادان «چی‌گانگ» شـیوه‌های مختلف تنفس بـا اشـکال قرارگیـری بـدن و حرکات آن اسـت. او گفته اسـت کـه تنفس شـکمی ماننـد بازگشـت به دوران کودکی اسـت.

تمرین تنفس شکمی برای زندگی سالم

ایـن شـیوه تنفس نه تنها مـا را وادار می‌کند ماننـد دوران کودکی تنفس کنیـم، بلکـه می‌تواند اندام‌هـا و کارکرد اعضای بدن را نیز جوان و شـاداب کنـد. از آن‌جایـی که کـودکان هنوز از عادات و مکانیزم‌هـای دفاعی که در بزرگ‌سـالی می‌آموزیـم متأثـر نشـده‌اند، بـه طـور طبیعی تنفـس می‌کنند. اگـر از کودکـی بخواهیـد کـه طـاق بـار بخوابـد خواهیـد دیـد کـه چگونه هنـگام تنفس شـکمش بـا ریتمـی منظـم بـالا و پاییـن مـی‌رود و انرژی حیـات را جـذب می‌کنـد. این اسـتاد تنفس شـکمی را «تنفـس طبیعی» و تنفـس از قفسـه‌ی سـینه را «تنفس وارونـه» می‌نامند، زیرا تنفس شـکمی روشـی اسـت که طبیعت در درون ما ایجاد کرده و تنفس از سـینه روشـی اسـت که خودمـان آموخته‌ایم.

تأثیرات وضو در بدن و انرژی درمانی

چنان‌چـه عمـل وضو در سـاعات خـاص انجام شـود، علاوه بـر تأثیرات ناشـناخته می‌تواند بر روی اندام‌های بدن نیز تاثیر داشـته باشـد. به عنوان مثـال بیـن سـاعات ۳ تا ۵ عصر بیشـترین تأثیر بر روی کانال مثانه اسـت.

---

۲۱. Chi- Gong

در نتیجـه بـر روی کلیه‌ها تأثیـر مثبت دارد. هم‌چنین بـرای تقویت حافظه می‌تـوان بیـن سـاعات ۷ تا ۹ عصر وضو گرفت. هر بار که فـرد وضو می‌گیـرد، تغییـرات جالبی در وضعیت انرژی‌اش ایجاد می‌شـود. ولی برای بـروز ایـن تأثیـرات در جسم، عمل وضو بایـد بـرای مدتـی ادامه یابد.

به طور متوسـط یک دوره ۲۱ روزه پیشـنهاد می‌شـود. هر چند که ممکن اسـت بسـیار زودتـر از این مدت نیز نتیجـه محسـوس باشـد. در برخی موارد، بیمار درصـورت بهبـودی اندک بیماری لاعـلاج خود، می‌توانـد تا ماه‌ها و حتـی سـال‌ها وضـو گرفتن را دنبال کند. اگر بیمار از آرتروز پیشـرفته در رنـج باشـد و دریابد که با وضو گرفتن در سـاعات ۳ تا ۵ عصر بیماری وی حداقـل تسـکین می‌یابـد، بـا کمال میل راضی اسـت تا پایان عمر در آن سـاعت خاص وضو بگیرد. به خاطر داشـته باشـید که این روش قادر اسـت حتـی بیماری‌هـای لاعـلاج را نیز بهبود ببخشد. در وضو تمـام کانال‌ها باز می‌شـوند. بازشـدن تمامـی کانال‌ها باعث چیده شـدن چاکراها بـا آرایش خاصی می‌شـود. ایـن آرایش می‌توانـد بهترین شـرایط انرژیکی بدن باشـد. تجدیـد وضو باعـث مانـدگاری این شـرایط می‌شـود. پـس از نیت برای انجـام وضو، هالـه‌ی انرژی به شـدت بزرگ و درخشان می‌شـود به طوری کـه مردمـان عادی نیز این درخشـندگی و نور را حـس می‌کنند.

خواص آب و تأثیر آن در انرژی بدن

به هنگام خواب‌آلودگی توصیه می‌شـود دسـت‌ها و صورت با آب شسـته شـوند. ایـن عمل باعث برداشـته شـدن انباشـتگی صورت و چشـم‌ها شده، چاکراهـای چشـم‌ها را نیز متعـادل می‌کند. در نتیجـه بر سـوی چشـم و سـلامتی آن تأثیر می‌گـذارد. بـه طور کلـی آب به هر کجای بـدن که برسـد، شـفا دهنده اسـت، زیـرا تجمع و انباشـتگی انـرژی را به سـهولت برطـرف می‌کنـد. بـرای این کار هم از آب سـرد و هم از آب گرم اسـتفاده می‌شـود کـه هر کـدام مـورد مصـرف خاصی دارنـد. بـه عنوان مثال اگر فـردی دچار ضعف عمومی شـده و سـطح کلی انرژی بدنـش نقصان یافته اسـت، توصیه می‌شـود آب ولـرم بنوشـد. ایـن عمل پس از مدتـی باعث بـالا رفتـن سـطح انرژی و سـرحال شـدن وی می‌گـردد. یکی از مواردی

که اثـر آب را بـه خوبی روشـن می‌کند گلودردهای شـایع فصل تابسـتان اسـت. ایـن گلودردهـا اغلـب بـا سـرماخوردگی همراه نیسـتند. یعنـی فرد سـرما نخـورده ولـی گلویش درد می‌کنـد. علت این امر بـه مصرف بیش از حـد آب خنـک در تابسـتان برمی‌گردد.

آب سـرد دارای انرژی بسـیار کمی بوده و پس از نوشـیده شـدن، انرژی مسـیری کـه طـی می‌کند را به خود جـذب می‌کند. این عمـل در بلندمدت باعـث نقصـان انرژیکی در اعضایـی مانند حلق و گلو می‌شـود و به گلودرد بـدون هیـچ علتـی منتهـی می‌شـود. برعکـس نوشـیدن آب ولـرم کمک می‌کنـد تـا مبادله انرژیکـی میان آب و اعضای بدن بـه خوبی انجام پذیرد. یکـی از بهتریـن توصیه‌هـا هنگام حمام رفتن اسـتفاده متناوب از آب سـرد و گرم اسـت. با آب سـرد بـدن از انرژی‌هـای معیوب خود تخلیه می‌شـود. آب گـرم بـه کل بـدن انـرژی می‌دهد و آب سـرد پس از آن، تمـام بدن را دوبـاره از انرژی‌هـای معیوب باقیمانـده تخلیه می‌کند. ایـن چرخه اگر پنج یـا شـش بار ادامـه پیدا کند باعـث تعادل و تـوازن در بدن گردیـده و تأثیر شفابخشـی دارد و زیـاده‌روی در ایـن عمل، نه تنها باعـث نقصان انرژیکی نمی‌شـود بلکـه تعادل بیشـتری نیز در بدن ایجـاد می‌کند.

بسـیاری از بیماری‌ها حاصل تجمع و انباشـتگی انرژی اسـت. وضو این تجمـع را برطـرف می‌کنـد. لـذا وضـو بـه تنهایـی می‌تواند به عنـوان یک شـیوه درمانـی قلمـداد شـود. تمامی عملکـرد وضو و طب سـوزنی بر روی جریـان سـیال انـرژی در کانال‌ها اسـتوار اسـت. کانال‌هایی کـه از قرن‌ها پیش شـناخته شـده‌اند و عکسـبرداری‌های جدید نیز درسـتی آن‌ها را تأیید نموده است.

آب جـاذب انـرژی حیاتـی اسـت. هرچه آب سـردتر باشـد خالی‌تر بوده و بـر طبق قانونی شـبیه قانون اوسـمزی، انـرژی از تراکم بالاتـر به تراکم پایین‌تـر جریـان می‌یابـد. نمونـه‌ی دیگـر اسـتفاده از آب بـه هنـگام تـب کـردن اسـت. یکـی از بارزترین اعمـال در هنگام تب، انجام عمل پاشـویه اسـت. یعنـی پاهـای فـرد بیمار با آب سـرد شسـته می‌شـود. ایـن عمل بر کاهـش تـب تأثیـر زیـادی دارد. به هنـگام تـب چاکراهای کف پا مسـدود

شـده و چاکراهـای پایینـی بـدن بخصـوص چاکراهـای قاعـده‌ای خالـی می‌مانـد. تـب واکنـش طبیعـی در برابـر این نقصـان انرژی اسـت. معمولا بـه هنـگام نقصـان انرژیکـی یـک چاکرا، انـدازه آن هـم کاهـش می‌یابد. بـه هنـگام تـب، چاکرای قاعـده‌ای کوچـک نمی شـود بلکه بـزرگ مانده و کامـلاً هـم از انـرژی تهی گشـته اسـت. در نتیجه فشـار زیـادی به بدن وارد می‌شـود. فعالیـت ایـن چاکـرا به هنگام تـب نه تنها کمتر نشـده بلکه بیشـتر هـم می‌شـود. امـا دیگـر آبی وجود نـدارد. تصـور کنید کـه به جای آب بـا طـراوت، گاز خشـک و داغی در این لوله‌ها پمپ شـود. آب سـرد به عنـوان یک گیرنده‌ی انرژی انباشـته شـده در مسـیر خـود چاکراهای کف پـا و کانال‌هـای آن را بـه جـذب کرده باعث بازشـدن این مسـیر می‌گردد. ایـن عمـل را یـک انـرژی درمان‌گـر بـا پاکسـازی کامـل نواحـی مربوطه می‌توانـد انجـام دهد.

از شر خشم خود خلاص شوید!

هـر بامـداد و پیـش از آغـاز روزتان به اطاق خـواب خود برویـد، بالش‌ها را بچینیـد، در برابـر ضمیـر درونتـان و در برابـر کائنـات سـر فـرود آورید، آن‌گاه تـا می‌توانیـد بـر بالش‌هـا بکوبیـد. پـس از اتمـام کار میـان بالـش بیفتیـد و نفـس عمیق بکشـید و بـه تنفس عمیـق ادامه دهیـد. آن‌گاه بلند شـوید ماننـد حرکت پیشـین روی تخت زانو بزنید و دیگر بـار به خودتان و کائنـات درود بفرسـتید. آن وقـت به سـوی زندگی روزانه خود بروید. شـاید لازم باشـد بالش‌هـا را عـوض کنیـد این کار بهتـر از جراحی لایـه معده و یا قلب اسـت. هر گاه احسـاس می‌کنید شـادمان نیسـتید و دچـار عواطفی نظیـر خشـم یـا کلافگی یـا بی‌صبری یـا نگرانی یـا ناکامی یا هر اندیشـه منفـی دیگـر شـده‌اید، لحظـه‌ای مکث کنید و از خود بپرسـید چـه رخ داده اسـت و بکوشـید دریابیـد چه چیـز شـما را از کانون وجودتـان دور می‌کند.

وقتـی بتوانیـد بگوییـد ایـن اسـمش خشـم اسـت یا ایـن نگرانی اسـت آن‌گاه می‌دانیـد بـا چـه چیـز سـروکار داریـد. این توانایـی را دریابیـد که از چه چیز خشـمگین هسـتید یا نگران. اگر خشـمگین هسـتید سراغ بالش‌ها

بروید و یا به هوای آزاد بروید و نفس‌های عمیق بکشید، از نور آفتاب استفاده کنید.

آن‌چه را که نمی‌توانید تغییر بدهید، بپذیرید!

خشم یک واکنش سالم به جهان بیرون است. نمی‌توان انسانی را یافت که دچار خشم نشود. مثل این است که دنبال آسمانی باشیم بدون ابر. ولی چسبیدن به خشم و عاجز ماندن در رهایی از آن، یا کینه‌ورزی درست نیست. مارک تواین می‌گوید: گل بنفشه با بوی دلپذیر خود پایی را که آن را لگدمال می‌کند، معطر می‌کند.

لادل فیلمور می‌گوید: «هرگاه کلام نیکو به زبان آید برایمان نیک‌بختی و توانگری به ارمغان می‌آورد. حال آن که کلام ناشی از خشم به معده و دستگاه گوارش و سایر اندام‌های تن صدمه می‌زند. هنگامی که به دیگری نیش می‌زنید به خودتان بیشتر از شخص مقابل آسیب می‌رسانید. از کلمات انتقادآمیز ما که با پلیدی در ارتباط است کدام خوراک را می‌توان یافت؟»

به کار بردن واژه‌هایی که چون ضربه‌ی شلاق درد می‌آفریند نه سبب رشد می‌شود و نه توانگری. آب را اگر بخواهید مشت کنید تجربه جریان آب سخت‌تر می‌شود. اگر با آرامش جریان آب را بر روی دست خود رها کنید، لذت خواهید برد. بعضی کارها هست که وقتی خشمگین و عصبانی هستید می‌توانید انجام دهید:

۱. صحبت با دوستی که به او اعتماد دارید.
۲. تا ۱۰ بشمارید.
۳. چیزی را در آغوش بگیرید.
۴. به واکنش جسم و ذهنتان در برابر اوضاع و شرایط توجه کنید.
۵. پاشنه پاهایتان را بکوبید.
۶. تصویری از خشم خود بکشید.
۷. به یک بالش بکوبید چون صدمه نمی‌بیند.

۸. بازی ویدئویی بکنید.

۹. بیرون از خانه پنج بار هر چه تندتر که می‌توانید بدوید.

۱۰. همراه با ضبط بخوانید.

۱۱. هر وقت استرس زیاد و خشم فراوان دارید یک ضبط صوت بردارید و تمام افکارتان را ضبط کنید یا مجسم کنید که در یک ضبط صوت خیالی ضبط می‌کنید. بعدها خواهید خندید که برای یک موضوع کوچک چقدر در صدایتان خشم بوده.

۱۲. علف‌های هرزه‌ی باغچه را در آورید.

۱۳. دلیل خشم‌تان را بنویسد.

۱۴. به چیزهای خوب فکر کنید.

۱۵. دوچرخه‌سواری یا اسکیت‌سواری کنید.

۱۶. با خود چیزی را مجسم کنید. مثلا اسبی که بیکینی قرمز پوشیده یا خرگوشی که دندان ندارد و هویج زرد و تازه‌ای در دست دارد.

هرگز عصبانی نشدن غیرممکن است. به جای آن به یاد داشته باشید که وقتی عصبانی هستید چطور عمل کنید. می‌توانید موقعیت بهتری داشته باشید. اجازه ندهید خشم شما را کنترل کند. شما خشم را کنترل کنید.

مشخصات چاکراها

چاکراهـا در هفـت نقطـه‌ی بدن (امتداد سـتون فقرات) به عنـوان مراکز اصلـی تبادل انرژی هسـتند و در کالبد اثیـری و اتریک قرار دارند. انرژی‌ها بـه صـورت گردابی در چاکراهـا در حال چرخش هسـتند. چاکراها در کتب باسـتان بـه شـکل گل‌های نیلوفـر (لوتوس) بـا تعداد گلبرگ‌هـای مختلف نشـان داده شـده‌اند. لوتـوس[۲۲] بـه معنـی نیلوفـر بـوده و نیلوفـر در شـرق سـمبل امـری مقـدس می‌باشـد. لازم به ذکر اسـت که لوتـوس در یوگا به یکـی از حـالات نشسـتن در وضعیت خـوب مراقبه هم اطلاق می‌شـود.

بـرای هـر چاکـرا صفاتی در نظر گرفته می‌شـود که یکـی از آن‌ها مانترا بـه مفهـوم ذکر مخصوص بـوده و برای بیـداری هر چاکرا می‌باشـد. چون ایـن مانتـرا پایـه‌ی مانتراهای دیگر اسـت بـه آن بیجامانترا هـم می‌گویند (بذرهـای مانتراهـا). چاکراهـا در زبان‌های مختلف نام‌هـای مختلفی دارند. چاکـرا در زبـان سانسـکریت بـه معنـای چرخ اسـت و یا به زبـان خودمان لطیفـه هـم می‌گوینـد و یـا مراکـز روانـی و یـا مراکـز انرژی هـم اطلاق می‌شوند.

چاکراها برای خود وظایفی دارند

۱. چاکراهـا می‌تواننـد عمـل جـذب، هضـم و پخش به قسـمت‌های مختلـف بدن را انجـام دهد.
۲. چاکراهـا کنتـرل بدن مادی توسـط انرژی‌رسـانی و کنترل اعضای فرمانـده بـدن مثـل غدد درون‌ریز و سیسـتم اعصاب بـدن را بر عهده دارند.
۳. چاکراها توانایی‌های روحی بدن را کنترل می‌کنند.

در مجموع ما هفت چاکرا داریم که از پایین به بالا عبارتند از:

۱. ریشه

---

۲۲. Lotus

۲. خارجی
۳. شبکه خورشیدی
۴. قلب
۵. گلو
۶. چشم سوم
۷. تاج

چاکرای یک

نام سانسکریت آن «مولاداهارا» است که به معنی مرکز ریشه یا چاکرای پایه یا مرکز دنبالچه[۲۳] هم گفته می‌شود. به طور دقیق‌تر، جای آن در قسمت میان دوراه بین ریشه و آلت تناسلی و مقعد در مرد، و دهانه‌ی رحم در زن است.

مشخصات چاکرا:

رنگ: به معنی قرمز آتشین شفاف

عنصر: خاک

حس: بویایی

سمبل: (لوتوس) گل نیلوفر چهار برگ

اندام‌های وابسته بدن: تمام قسمت‌های سخت بدن مثل ستون فقرات، استخوان‌ها، دندان‌ها، ناخن‌ها، مقعد، غده پروستات.

سنگ قیمتی مربوطه: عقیق، نارسنگ، مرجان و یاقوت

نوع موسیقی: به شدت ریتمیک مثل صدای گرب‌گرب

نت موسیقی: دو

رایحه: درخت بیدر، درخت میخک

---

۲۳. Root or Base Chakra

خصوصیات: اولین انرژی حیاتی است، مراقبت با زمین و دنیای مادی و استحکام و قدرت، موفق شدن.

اگر این چاکرا موزون باشد و هماهنگ کار کند، رابطه‌ی جسمانی عمیقی با زمین را تجربه می‌کنید و انرژی حیاتی شما سالم خواهد بود و زندگیتان دارای موفقیت و عمق بیشتری است.

و اگر این چاکرا موزون نباشد و یا نامتعادل کار کند اعمال و افکارتان حول محور مالکیت‌های مادی، آسایش خاطر و افراط در مسایل احساسی و هیجانی مثل غذای خوب، الکل، سکس و ... دور می‌زند.

هر کاری که خواستید انجام دهید. برای تغذیه و متعادل کردن آن می‌توانید غذاهای قرمز رنگ مثل سیب قرمز و توت فرنگی و گوجه و ... بخورید.

چاکراهای دوم (خاجی)

به نام سانسکریت «سوادهیستانا» است که مرکز پیوند نیز نامیده می‌شود[۲۴]. «سوا» به معنای مال‌خواه و «ادهیستانا» به معنای مسکن گزیدن است. محل دقیق آن در امتداد استخوان خاجی (و از جلو در بالای آلت تناسلی، بین آلت تناسلی و ناف) قرار دارد.

مشخصات چاکرا:

رنگ: نارنجی

عنصر: آب

حس: چشایی

سمبل: گل نیلوفر با شش رنگ

اصل اساسی: خلق وجود (تولید مثل)

سنگ قیمتی مربوطه: عقیق قرمز و سنگ قمر

[۲۴]. Sacral or sex Chakra

اندام‌هـای مرتبـط: لگـن، اندام‌هـای تولیـد مثـل، کلیه‌هـا، مثانـه، تمام مایعـات مثـل خـون، شـیره معده

غدد: غدد جنسی، تخم‌دان‌ها، غده‌ی پروستات، بیضه‌ها

هورمون: استرون، تستوسترون

نوع موسیقی: روان مثل رقص‌های محلی

نت موسیقی: ر

بیجامانترا: وام

رایحه: روغن «ایلانگ»[۲۵] و چوب صندل

خصوصیات: نخسـتین احساسـات جاری شـدن با زندگی و لذت‌پرسـتی، شـهوت، خلاقیت بـا این چاکرا در رابطه اسـت.

اگـر ایـن چاکرا هماهنگ و متعادل باشـد در جریان زندگی و احساسـات منطقی و سـرکوب همراه است.

غذایـی کـه می‌توانـد از نظـر رنـگ ایـن چاکـرا را فعـال کنـد، پرتقال، نارنگـی و هـر چیـز نارنجـی رنگ اسـت.

چاکرای سوم

در سانسـکریت «مانـی بوراچاکـرا» یـا شـبکه خورشـیدی یـا مرکز ناف هـم گفتـه می‌شـود و هـم چنین چاکـرای طحال، معـده و کبد هـم نامیده می‌شـود. معنـی آن «مانـی» بـه معنـای خواهر و «پـورا» به معنای شـهر است.

محل این چاکرا: هم سـطح شـبکه‌ی خورشـیدی بالاتر از ناف اسـت. به عبارتی می‌گویند سـه انگشـت بالاتر از ناف.

مشخصات چاکرا:

---

۲۵. Ylang

رنگ: زرد

عنصر: آتش

حس: بینایی

سمبل: نیلوفر با ده گلبرگ

سنگ قیمتی: چشم ببر، کهربا، زبرجد زرد، سیترین

اصل اساسی: قالب وجود

بخش‌های مربوط به آن: قسمت پایین پشت، شکم، دستگاه هاضمه، معده، کبد، طحال، کیسه صفرا، دستگاه عصبی غیرارادی.

نوع موسیقی: ریتم‌های شاد و تند

نت موسیقی: می

بیجامانترا: رام

رایحه: اسطوخودوس

خصوصیات: شناختن شخصیت، شکل‌گیری شخصیت، نفوذ قدرت و رشد تجربیات مربوط به این چاکرا است. اگر این چاکرا هماهنگ و متعادل باشد احساس آرامش را به همراه دارد. «با خود» واقعی‌تان یا همان «اِگو»[۲۶] هماهنگی درونی ایجاد می‌کند. و می‌توانید خودتان را باور کنید. عملکرد ناهماهنگ و نامتعادل آن باعث می‌شود بخواهید که همه چیز طبق خواسته‌های شما باشد و بخواهید اعمال قدرت کنید و با تمام این وجود دروناً ناآرام و ناراضی باشید و. .

---

۲۶. Ego

چاکرای چهارم

نام سانسکریت آن «آناهاتا چاکرا» است. و چاکرای قلب با مرکز قلب هم نامیده می‌شود[۲۷]. معنی آن «آنا» به معنای «نه» و «اهانا» به معنی «تصادم» است. (نبض کیهانی متکی به خود و نشان دهنده ارتباط انرژی بین شخص و دیگران است)

محل این چاکرا: در امتداد ستون فقرات، هم سطح قلب و جناغ سینه است.

مشخصات چاکرا:

رنگ: سبز است و بعضی‌ها معتقدند صورتی و طلایی می‌باشد و این‌ها در مدیتیشن به کار می‌رود.

عنصر: هوا

حس: لامسه

بخش‌های مربوط به آن: قسمت بالای پشت، قلب، دنده‌ها و قفسه سینه، قسمت پایین ریه‌ها، خون و دستگاه گردش خون، پوست و دست‌ها.

غدد: غده تیموس

موسیقی: موسیقی کلاسیک، موسیقی عصر معاصر، موسیقی کلیسایی

نت: فا

بیجامانترا: بام

خصوصیات: اگر چاکرای قلب خوب کار کند و هماهنگ و متعادل باشد باعث می‌شود کانال عشق «الهی» باشیم. این چاکرا می‌تواند دنیا را برایتان تغییر دهد. متحد کند و وفق دهد و می‌تواند گرمای طبیعی و صمیمی و شادی‌بخش باشد. عدم هماهنگی و نامتعادل در این چاکرا

---

۲۷. Heart Chakra

باعـث می‌شـود بخواهیـد دائما در خدمـت دیگران باشـید و سـخاوتمندانه عمـل کنید.

چاکرای پنجم

نـام سانسـکریت آن «ویشـودها چاکـرا» اسـت. چاکـرای گلـو، گردن و مرکـز ارتبـاط هـم نامیـده می‌شـود[۲۸]. «وی» بـه معنـای خیلـی بـزرگ و «شـودهی» بـه معنـی تصفیه‌کننـده اسـت.

محـل قـرار گرفتـن آن: در ابتدا سـتون فقرات و هم سـطح حلـق و گلو است.

مشخصات چاکرا:

رنـگ: معمـولاً به رنگ آبی کم‌رنگ شـناخته می‌شـود ولی نقـره‌ای و یا آبـی مایل به به سـبز هم گفته می‌شـود.

عنصر: اتر

حس: شنوایی

رایحه: مریم گلی و آکالیپتوس

سمبل: لوتوس با نیلوفر شانزده گلبرگ

اصل اساسی: طنین هستی

سنگ قیمتی: زرد کبود و فیروزه

بخش‌هـای مربـوط بـه آن: ریه‌هـا، نایژه‌هـا، تارهای صوتی، گلو، پشـت گـردن و گونه‌ها.

غدد: تیروئید و پاراتیرویید

هورمون: تیروکسن

---

۲۸. Throat Chakra

موسیقی: صداهای هارمونیک، رقص‌های مراقبه‌ای و صدای طنین‌دار

نت موسیقی: لا

بیجامانترا: هام

خصوصیات: عملکرد هماهنگی این چاکرا باعث باز بودن احساسات، افکار و دانش درون است. می‌توانید این افکار را راحت و باز بیان کنید، و با صداقت و راحتی نقاط ضعف و قدرتان را آشکار سازید. عملکرد ناهماهنگ این چاکرا باعث می‌شود ارتباط بین دهن و بدنتان با مشکل روبرو شود.

چاکرای ششم

رهبر و مرشد است. محل آن بین دو ابرو واقع شده است.

مشخصات چاکرا:

رنگ: نیلی (بین سبز و آبی)

حس: فراحسی و تمام حس‌ها

اصل اساسی: دانش هستی و ادراک

سنگ قیمتی: لاجوردی و یاقوت کبود

عنصر: چاکرای ششم و هفتم با عنصری مرتبط نیستند.

بخش‌های مربوط به آن: مخچه، گوش‌ها، بینی، سینوس‌ها، چشم‌ها، سیستم عصبی، صورت

سمبل: نیلوفر با دو گلبرگ

غدد: هیپوفیز

موسیقی: کلاسیک شرقی و غربی، صدای کرات کیهانی، موسیقی عصر معاصر

نت موسیقی: لا

رایحه: نعناع و یاسمن

بیجامانترا: آم

خصوصیات: عملکرد ادراک، کشف شهود و رشد حس‌های درونی و قدرت‌های ذهنی مربوط به این چاکرا است. اگر این چاکرا هماهنگ و متعادل بوده و چشم سوم‌تان باز باشد، از آگاهی بالایی برخوردار خواهید بود و توانایی برای درک خیلی از چیزها را پیدا می‌کنید. و عدم هماهنگی در این چاکرا باعث عدم تعادل است. یعنی باعث پافشاری بیش از حد روی حوزه‌ی عقل می‌شود و تصمیمات زندگی منحصرا با عقل و منطق درگیر خواهد بود.

چاکرای هفتم

نام سانسکریت آن «ساهاسرارا چاکرا» است و با چاکرای تاج و مرکز قله یا لوتوس ۱۰۰۰ گلبرگ هم نامیده می‌شود[۲۹]. «ساهاسرارا» به معنی «هزار» است. محل قرار گرفتن آن در بالای جمجمه است. بالاترین نقطه رو به بالا و بالای سر است.

مشخصات چاکرا:

رنگ: بنفش و یا سفید و طلایی

سمبل: لوتوس ۱۰۰۰ گلبرگ

سنگ قیمتی: کوارتز بنفش، سنگ کریستال

بخش‌های مربوط به آن: مخ و جمجمه

غدد: غده صنوبری

موسیقی: سکوت است

---

۲۹. Crown Chakra

نت موسیقی: لی

رایحه: نیلوفر

چاکراهای فرعی

چاکراها مراکز صدور انرژی در بدن اثیری هستند. (بدنی که قرین بدن مادی است و بر جسم فیزیکی غلبه و نفوذ دارد و پایه‌ی پویایی تمامی عملیات مادی است) چاکراها دائما در وضعیت چرخش هستند به همین دلیل به آن‌ها چاکرا گفته می‌شود و در برگیرنده و گردآورنده‌ی انرژی‌های موجود در فضا می‌باشند و از راهِ آن‌ها انرژی به بدن وارد، در آن جاری و از آن خارج می‌شود. در غالب مکاتب فلسفی از چاکرای اصلی سخن می‌گویند ولی بر طبق دست‌نوشته‌های قدیمی ۸۸۰۰۰ چاکرا وجود دارد که در سراسر بدن جای گرفته‌اند و این به آن معناست که به ندرت می‌توان نقطه‌ای در بدن انسان پیدا کرد که در مقابل دریافت و دگرگونی و انتقال انرژی حساس نباشد. اغلب این نقاط بسیار کوچکند و نقش جزیی در سیستم انرژی به عهده دارند. پس هر نقطه طب سوزنی یک گرداب انرژی و بنابر این یک چاکرا است.

این مراکز انرژی ما را به دنیای نامحدود انرژی‌های لطیف وصل می‌کنند. هدف چاکراهای فرعی کمک به تسلط بر تعداد انرژی است که در چاکراهای اصلی جریان دارد و هم‌چنین یعنی نحوه‌ی استفاده از این انرژی می‌باشد. چاکراهای فرعی و اصلی از راه تعداد بی‌شماری «نادی» با یک دیگر در ارتباط هستند، همان طور که هر عنصری از بدن انسان معادلی در سطح ذهنی و معنوی دارد. هر چاکرا مربوط به جنبه‌ی خاصی از رفتار و رشد انسانی است. چاکراهای واقع در قسمت پایین بدن با عواطف و نیازهای اصلی و چاکراهای واقع در قسمت بالای بدن به اهداف و قوای معنوی و ذهنی متعالی در انسان مربوط می‌شوند. هم چنین چاکراهای واقع در طرف راست بدن به نگرش‌ها یا انکار مربوط به غده‌ی فعال چاکراها ربط دارد. درحالی که چاکراهای واقع در سمت چپ به سطح احساس عملیات مربوط می‌شود. به طور

مثـال، چاکراهـای واقع در سـمت چپ به سـطح عملیات مربوط نمی‌شـود. چاکـرای فرعـی واقع در سـمت چپ شـکم بر قولـون فوقانی تأثیـر دارند. (قولـون روده‌ی فـراخ یا بـزرگ). چاکراها در واقع در امتداد سـینه بر هر دو شُـش تأثیـر می‌گذارند. چاکـرای واقع در ناحیه‌ی پیشـانی بر قسـمت چپ و راسـت مغـز و بینش روانی تأثیـر می‌گذارند. هریک از ایـن چاکراها ما را در کسـب شـناخت بیشـتر از فرکانس‌های مختلف انرژی حالات جسمانی، احساسـی، ذهنـی و روحانـی کنتـرل می‌کننـد و بـر آن‌ها مؤثر هسـتند. درِ ضمـن بـه چاکراهای فرعـی رنگ خاصـی را نمی‌توان نسبت داد. معمولاً ایـن چاکراهـا به رنـگ چاکراهای اصلی که با آن‌ها در ارتباط هسـتند دیده می‌شـوند. ایـن ارتباط‌هـا بر حسـب نیازهـای تازه تغییـر می‌کنند.

چاکراهای فرعی زانوها

چاکراهـای فرعی روی طرفیـن زانوها: برای ابراز احتـرام انعطاف‌پذیری زانوها بـر تمام بدن تأثیـر می‌گذارد.

چاکراهـای فرعـی اندکـی بـالای کاسـه‌ی زانو: ایـن چاکراهـای فرعی اتصالـی محکـم به سیسـتم انرژی درونی دارنـد. این چاکـرا در گودی زانو بـا چاکراهـای دیگر ارتبـاط دارد و معنای کلی توانایی یـاددادن و یادگرفتن را سـازمان‌دهی می‌کنـد. گرفتگـی ایـن چاکراهـا غـرور و حسـادت ایجـاد می‌کنـد و اگـر زیاد باشـند به کل بدن سـرزندگی، انعطاف‌پذیـری و نیروی مقاومـت در مقابـل همه نـوع پیش‌آمدهـا را می‌دهند.

چاکراهای فرعی آرنج:

در دو طـرف آرنـج و دسـت هماننـد چاکراهـای زانـو اسـت. در حقیقـت زمانـی کـه زانوهـا خم می‌شـوند کف دسـت‌ها روی هـم قـرار می‌گیرند یا سـر پاییـن می‌آیـد، چاکرای عبـادی باز می‌شـود.

چهار چاکرا روی قسـمت داخلی هریک از دو پا و روی مچ دسـت، طرف انگشـت شـصت قرار دارند. ایـن چاکرا بـه منیّت -«من هسـتم»- مربوط می‌شـود و بـه ایجـاد خودآگاهـی در دسـت‌ها و پاهای فرد کمـک می‌کند.

حلقه‌ای از چاکراهای فرعی دور پاشـنه پاها قرار دارد. یک چاکرا در وسـط پاشـنه‌ها واقـع شـده کـه متناظر با تاج اسـت. اگـر چاکرای تاجی و پاشـنه هر دو باز باشـند، سـر شـخص در آسـمان و پایش در روی زمین است.

چاکراهای اعتماد بدن

چهار چاکرا هسـتند که دو تای آن روی ران‌ها و دو تای دیگر روی پا و زانوها قرار دارند. قسـمتی که متعادل و باز باشـد، حس سـلامت جسـمانی به انسـان می‌بخشـد و بدن را در حالت تعادل قرار می‌دهد، اگر زیاد باشـد سـلامتی پردوامی به روان می‌بخشد.

در چاکراهـای جنگ‌وگریـز (غده‌های فـوق کلیوی، در بـالای کلیه‌ها از طرف پشـت) به قدری خشـم انباشـته می‌شـود که دیگر هورمون آدرنالین در آن‌هـا جریـان نمی‌یابد. این کار به افسـردگی ختم می‌شـود.

چاکراهـای کف دسـت: از میـان چاکراهـای فرعی دو چاکـرای کوچک کـف دسـت‌ها از قوی‌تریـن نقـاط بـرای انـرژی شـفابخش هسـتند و در درمـان نقشـی بسـیار مهـم دارند. شـخص از ایـن چاکراهـا و از راهِ هاله با جهـان خـارج از وجود خویـش ارتباط برقرار می‌کند. چاکراهای کف دسـت از راهِ مجاری انرژی پشـت دسـت‌ها اطلاعات را با بقیه‌ی سیسـتم چاکراها مبادلـه می‌کننـد. بـه عـلاوه چاکراهـای فرعـی نیز در بالشـتک انگشـتان هسـتند، که اصولا کارکردهایی شـبیه کارکردهای کف دسـت دارند اما به میـزان محدودتـر. وظیفه‌ی چاکراها بیـان کردن انرژی‌هـای تمام چاکراها در روابـط و ادراک هـر نـوع نیـروی لطیفـی اسـت کـه از بیـرون بـه بدن نزدیـک می‌شـود (از چاکراهـای کـف دسـت برای جهـت یابی یـا انتخاب چیزی می‌تـوان اسـتفاده کرد)

مراکز انرژی و چاکراها[۳۰]

دو سیستم عمومی فیزیولوژی در بدن شناخته شده است. گردش خون و سیستم عصبی که توسط رگ‌ها در تمام بدن حتی زیر پوست‌ها جریان دارند و وظیفه‌شان سوخت و ساز بدن و رساندن مواد غذایی و اکسیژن به سلول‌ها، اندام‌ها و دفع گاز کربنیک و مواد زاید است. مرکز سیستم خون‌رسان در قلب است و به وسیله‌ی سرخ‌رگها و سیاه‌رگها وظیفه‌اش را انجام می‌دهد. سیستم عصبی نیز به همه جای بدن منشعب شده است. وظیفه‌ی عصب‌ها تبادل پیام‌ها، اطلاعات و هماهنگی تمامی کارکردهای وجود ماست. مرکز آن در مغز قرار دارد و به وسیله‌ی طناب نخاعی در امتداد ستون فقرات و اعصاب دوگانه سمپاتیک و پاراسمپاتیک وظیفه‌اش را اعمال می‌نماید. این دو سیستم عمده به کمک کالبد شکافی پزشکی به خوبی شناخته شده‌اند.

نهانگرایان، روشن‌بینان علوم باطنی و استادان باستانی یوگا، طب سوزنی، چی کونگ، آیودیها و برخی علوم کهن دیگر پرده از راز درونی سیستم دیگری به نام سیستم انرژی‌ها گشوده‌اند. این دانش‌های کهن و بسیار دقیق معتقدند که سیستمی انرژیک در بدن انسان وجود دارد که امروزه در غرب تحت عنوان «ری‌کی» شهرت یافته است. «ری» به معنای انرژی جهانی و «کی» هم جزیی از آن انرژی می‌باشد. که در چین به آن «چی»[۳۱]، در مسیحیت، «ایت»[۳۲] یا روح‌القدس، جادوگران قبایل بدوی به آن «مانا»[۳۳] و یوگی‌ها به آن «پرانا»[۳۴] و پژوهشگران روسی به آن انرژی «پلاسمای حیاتی»[۳۵] می‌گویند. خود ما نیز بسیاری

---

۳۰. Chakra

۳۱. Chi

۳۲. Iyht

۳۳. Mana

۳۴. Prana

۳۵. Bioplasma energy

از مواقـع وجـود چنین انرژی‌هایی را احسـاس می‌کنیـم. در انجیل آیه ۱۶۰ می‌خوانیـم: «دسـتان خود را بـر بیماران نهید، آنان شـفا خواهند یافت.»

آزمایش‌هـا و پژوهش‌های بسـیاری وجـود چنین انرژی‌هایـی در بدن را ثابـت می‌کننـد. کاربرد طب سـوزنی که دقیقـا براسـاس یافته‌های گردش خـون و چنیـن انرژی‌هایـی در بـدن اسـت، این امـر را اثبات نموده اسـت. پژوهشـگر بـزرگ ژاپنـی یوکوهامـا موفق به سـاخت دسـتگاهی شـده که جریـان ایـن انـرژی را در بدن نشـان می‌دهد. وقتی شـخصی بـا تمرینات مدیتیشـن، یـوگا و تمرکـز یـا نیایش‌هـای روحانـی انـرژی درونـی خود را فعـال می‌کند، دسـتگاه حساس فـوق آن را ثبـت می‌کند. هم‌چنیـن یوگا، بـه عنـوان یـک دانش کهن -اما بسـیار دقیـق و اعجاب‌انگیـز- به طرزی ظریـف و روشـن پرده از راز این انرژی برداشـته اسـت.

یـوگا اگـر چـه دارای آموزش‌هـای گسـترده و متنـوع اسـت امـا در این خصـوص در شـاخه‌ای بـه نـام «کندالینـی یـوگا» بـه طـور خاص بـه این شـگفتی می‌پـردازد. جالـب اسـت بدانیـم مسـیر این انـرژی نیـز دو قطبی اسـت. کانال‌هـای انـرژی که نـادی نامیده می‌شـوند در تمام بدن انشـعاب یافته‌انـد و بـه صـورت کانال‌هـای مثبـت و منفـی بـه نام‌هـای «آیـدا» و «پینـگالا» و یـک جریـان سـومی نیز به نام «سوشـومن» که از بین‌شـان می‌گـذرد، به انتقـال این انرژی‌هـا می‌پردازند. وظیفه‌ی این سیسـتم حفظ انـرژی حیاتـی در وجـود ماسـت و مرکز آن در پایین‌ترین قسـمت سـتون فقـرات قـرار دارد و بـه مـوازات سـتون فقـرات بـالا می‌آیـد و تـا انتهـای سـر دارای هفـت میـدان و مرکـز اسـت. ایـن میدان‌هـای انـرژی، چاکـرا نامیـده می‌شـود. چاکراها مراکزی هسـتند کـه انرژی‌هـا در آن‌جا مرکزیت می‌یابنـد و فعـال کـردن آن‌هـا خصوصیـات متفاوتـی را ظاهـر می‌سـازد. تمرینـات و تکنیک‌هایـی کـه می‌توانـد این مراکـز را فعال سـازند متعدد و ویـژه هسـتند و نیـاز به کسـب مهـارت طی چنـد ماه تـا چند سـال دارند. توانایـی و قدرت‌هـای حاصـل از فعـال شـدن انـرژی چاکراهـا، کرامت یا «سـیدهی»[۳۶] نامیـده می‌شـود و بـه معنـای قدرت‌هـای روحی اسـت.

---

۳۶. Sidhi

نقاط هفت‌گانه چاکراها در یوگا

چاکرای ۱

بین مقعد و اندام تناسلی قرار دارد. به دنبالچه مرتبط است و به سوی زمین باز می‌شود.

چاکرای اول ما را به دنیای فیزیکی وصل می‌کند. انرژی کیهانی را به بدن فیزیکی و سطح بدن می‌فرستد. آن‌هایی که چاکرای‌شان باز است، حیات برروی کره‌ی زمین را کاملاً قبول دارند. این چاکرای ریشه موجب اعتماد کامل و امنیت می‌شود. با این چاکرا خصوصیات درونی مثل استدلال، خودشناسی و رابطه سالم به دنیای مادی متصل است.

مکانش در بدن: پاها، دندان‌ها، غده فوق کلیوی، خون و ساخت سلول، روده، آدرنالین[۳۷]...

مکان او در طبیعت: در صبح و شب و زمین تازه است.

رنگ آن قرمز است. قرمز رنگ انرژی و فعالیتی است که از هسته درونی سیاره ما بیرون می‌ریزد و به ما ثبات دنیوی می‌دهد. برای ابراز وجود خلاق انرژی می‌دهد. چینی‌ها معتقدند که این چاکرا جایگاه اصلی ناخودآگاه جمعی است و از راهِ این چاکرا می‌توان به دانش انباشته شدن ناخودآگاه جمعی دست یافت. برای حفظ تعادل درونی این چاکرا باید هماهنگ با چاکراهای دیگر عمل کند. عملکرد ناموزون باعث می‌شود شخص مادی بشود. بیشتر به فکر امیال شخصی باشد، تمایل زیاد برای حفظ فاصله و امنیت دارد. یبوست مزاج اضافه وزن می‌آورد. خشم و از کوره در رفتن مکانیزم دفاعی است. احساس عدم امنیت به جای لذت بردن و اکثر مواقع در آرزوی راه آسان و کم‌دردسر برای زندگی هستند. احساس عدم تعادل، نشانه بارز کم‌کاری این چاکرا است.

---

۳۷. Noradrenalin

پاکسازی: مشاهده رنگ قرمز آتشین خورشید به هنگام طلوع و غروب و یا تابش باعث احیاء این چاکرا می‌شود. فضای بسته درون آن را باز می‌کند. نشستن برروی خاک و بوی خاک را نفس کشیدن، تأثیر بسیار خوبی بر چاکرای اول دارد. قرمز رنگ شور و شجاعت و سر زندگی است، اگر با کمی رنگ آبی آمیخته شود با عشق معنوی هماهنگی خواهد داشت. موسیقی‌ای که ریتم یکنواخت دارد بسیار مؤثر است. هم چنین می‌توان از صداهای طبیعت بهره برد. پودر میخک و روغن میخک کمک می‌کند تا گره‌های انرژی درون چاکرای اول باز شود.

چاکرای ۲

رنگ آن نارنجی است. این چاکرا نشانه دوستی، ذوق و پشتکار و همچنین تفکر و سکس است. این چاکرا قدرت تفکر، خلاقیت، هماهنگی و احساسات را به هم ربط می‌دهد. این چاکرا مکان خود را در بدن در قسمت تولید مثل، لگن خاصره، روده، مثانه، کلیه‌ها، خون، لوزتین، دست‌ها و ساعد پیدا می‌کند. مکان او در طبیعت: در نور ماه و آب زلال است. پاکسازی، مهتاب و تماشای یاسمن آب‌های زلال خارج از شهر چاکرای ۲ را ارضا می‌کند. ماه به خصوص در شب چهاردهماش، احساسات شما را زنده می‌کند. غوطه‌ور شدن در آب یا نوشیدن آن در پاکسازی کمک می‌کند. اگر دیدن ماه و لمس آب را توأماً انجام دهید تأثیرش فوق‌العاده است. هر نوری که شاد و سرورانگیز باشد خوب است، برای آرام و هماهنگ کردن انرژی چاکرای دوم می‌توانید به صدای پرندگان، صدای آب، یا فواره کوچک گوش دهید.

رنگ درمانی، رنگ نارنجی روشن چاکرای دوم را فعال می‌کند. این رنگ عزت نفس را زیاد می‌کند و باعث افزایش نشاط می‌شود.

رایحه درمانی، روغن چرب صندل در تعالی رابطه دو عاشق به سطح معنوی مؤثر است. به علاوه باعث تلفیق انرژی‌های معنوی در تمام سطح فکر، احساس و عمل می‌شود.

چاکرای ۳

رنـگ آن زرد اسـت و تقریبـاً در دو انگشـتی بـالای نـاف جـای دارد. چاکـرای ۳ مرکـز قدرتـی اسـت که بـا احساسـات، رویاهـا و ترس‌ها ربط پیـدا می‌کنـد. بـاز بودن ایـن چاکرا به پیشـرفت، قـدرت، اسـتدلال و یک رابطـه طبیعـی منجر می‌شـود. اگـر هماهنـگ کار کند شـما می‌توانید خود را بـاور کنیـد و بـه دیگـران احتـرام بگذارید. اگر درسـت کار کند، دوسـت داریـد همـه چیـز مطابق خواسـته‌ی شـما باشـد. می‌خواهید دنیـای درونی و بیـرون را اداره کنیـد امـا از درون، ناآرام و ناراضی هسـتید. کم‌کاری این چاکـرا شـما را ناامیـد می‌کند.

مکان آن در بدن: در پشـت، ناف، دسـتگاه گوارش، جگر، معده، اعصاب، غدد بزاق، شـکم، قسـمت پایین پشت است.

مکان آن در طبیعت: در مزارع گندم و نور خورشید است.

اگر به پشت ۷-۹ ساعت بخوابید، چاکرای سوم شما فعال می‌شود.

بـرای فعـال کـردن ایـن چاکـرا بـه نـور خورشـید نـگاه کنیـد. بـه گل آفتاب‌گـردان نـگاه کنیـد. رنـگ درمانی: رنـگ زرد، چاکرای سـوم را فعال می‌کنـد و بـه افـکار و اعصـاب نیـرو می‌دهد. حتـی ممکن اسـت ارتباط با دیگـران را افزایـش دهد، خسـتگی درونی را با رنگ می‌تـوان برطرف کرد. رایحـه درمانـی: روغـن اسـطوخودوس، چاکرای سـوم را فعـال ؛ متعادل و آرام می‌کنـد.

درمـان تنبلـی: با روغن «رزمـاری» محل چاکرای خورشـیدی (چاکرای سـوم) را ماسـاژ دهید. رایحـه تند رزماری استنشـاق کنید، اثـر محرک آن باعـث می‌شـود که میل بـه کار و فعالیـت در شـما افزایش یابد.

چاکرای ۴

قلـب: در وسـط قفسـه سـینه قـرار دارد. بـاز بودن ایـن چاکـرا در روابط اجتماعی‌مـان از راهِ چاکـرای عشـق جـاری می‌شـود. موجـب دسـت و دل‌بازی،رک‌گویـی و هـم‌دردی می‌شـود.

مکان آن در بدن: قسمت بالای پشت، کتف‌ها، قفسه‌ی سینه، جناغ سینه، ریه، پوست، قلب، خون، و جریان خون (گردش خون) است.

مکان آن در طبیعت، طبیعت بکر دست نخورده، غنچه‌ها و سنبل‌هاست. اگر انسان بخواهد خود را قوی کند باید به این چاکرا برسد، روی خواسته‌های خود بایستد. این چاکرا جایگاه عمیق‌ترین و پرشورترین احساسات عاشقانه‌ی ماست. اگر درست کار نکند می‌خواهید در خدمت دیگران باشید و سخاوتمندانه عمل کنید، بدون آن‌که حقیقتا به سرچشمه عشق وصل باشید. همیشه از معشوق انتظار قدردانی دارید. مهر و محبت دیگران شما را شرمنده می‌کند و شاید احساس می‌کنید بی‌نیاز به عشق دیگران هستید. اگر چاکرای ۴ درست کار نکند سنگدل می‌شوید، اگر درست کار کند شما شب‌ها معمولاً به سمت چپ و ۵ تا ۶ ساعت می‌خوابید.

فعال کردن- راه رفتن در فضای سبز چاکرای ۴ را هماهنگ می‌کند. شکوفه حامل پیامی از عشق و شعف پاک است. به این شکوفه‌ها مخصوصا گل‌های صورتی رنگ نگاه کنید، تا چاکرای قلب شما سالم بماند. موسیقی کلاسیک، آهنگ‌های عرفانی اثر پاک کننده ای دارند.

چاکرای ۵

آبی آسمانی

چاکرای ۵ در گلو، بینی، حفره‌ی گردن قرار دارد و مرکز ظرفیت بیان، ارتباط و الهام انسان است.

هنگامی که این چاکرا گرفته شده باشد ما نمی توانیم حرف‌هایمان را بزنیم و یا سخن مان را به گونه‌ای نابسامان مطرح می‌کنیم.

مکان آن در بدن: برگردند، پشت گردن، گوش‌ها، چانه، حنجره، برونشیت، ریه، مری، آهنگ صدا، دست‌ها، تیروئید و لوزه‌هاست.

مکان آن در طبیعت: آسمان آبی و سایه آن در آب است.

برقراری ارتباط با دیگران عمدتا از راه سخن گفتن و حرکات صورت می‌گیرد که مربوط به این چاکرا است. اگر این چاکرا درست کار کند، می‌توانید کاملاً ساکت باشید، از صمیم قلب به دیگران گوش بدهید و حرف‌هایشان را درک کنید، گفتارتان خلاق، پرشور، پرطنین و خوش‌آهنگ باشد، می‌توانید نه بگویید. می‌توانید در مقابل مشکلات صادق باشید. اگر این چاکرا خوب کار نکند، کلامتان خشن، بی‌ادبانه، سرد و جدی می‌شود. صدای‌تان بلند و ناخوشایند می‌شود. کار کردن این چاکرا باعث گول زدن دیگران می‌شود. کم کار کردن آن باعث شرمزدگی، سکوت و درون‌گرایی می‌شود.

درمان: نور آبی و شفاف و آسمان صاف چاکرای پنج را هماهنگ می‌کنند. برای جذب کامل رنگ آبی آسمان، روی زمین دراز بکشید و ریلکس باشید و وجود درونی‌تان را رو به گستردگی لایتناهی افلاک قرار دهید.

رنگ درمانی: رنگ سبز جنگل‌ها چاکرای قلب را هماهنگ می‌کند. استفاده از رنگ صورتی حتی در ملافه و روبالشی باعث می‌شود احساس عشق و مهربانی در شما بیدار شده و شادمانی کودکانه‌ای به بار آورد.

رایحه درمانی: عطر گل سرخ امواج عاشقانه و ملایمی را به قلب وارد می‌کند و قدرت عشق را قوی می‌کند.

چاکرای ۶

چاکرای ۶ به رنگی نزدیک به آبی بنفش دارد. جایگاه آن در وسط پیشانی است. توجه به حقایق اسرارآمیز به این چاکرا مربوط می‌شود.

چاکرای پیشانی که به آن سومین چشم هم گفته‌اند، برای هماهنگی تمام اعضاء و آگاهی هست. این چاکرا را به تمرکز حواس، قدرت کامل روح، انگیزه و رشد کامل حواس پنج‌گانه ربط می‌دهند.

مکان آن در بدن: مغز کوچک، صورت، چشم‌ها، گوش‌ها، بینی و مرکز اعصاب است.

مکان آن در طبیعت: در آسمان شبانه است. تماشای آسمان پرستاره در شب. این چاکرا را فعال می‌کند. اگر چاکرای ۶ یک شخص، ناهماهنگ باشد، زندگی‌اش فقط با عقل و منطق اداره می‌شود و تنها کارها و چیزهایی را قبول می‌کند که ذهن‌اش بتواند آن را درک کند. کم‌کاری این چاکرا باعث می‌شود تنها چیزهایی را که قابل دیدن است، باور کنید. فراموشی مربوط به این چاکراست.

رنگ درمانی: رنگ بنفش تأثیر پاک کننده و بازکننده دارد، به ذهن عمق می‌بخشد، و حواس را تقویت می‌کند.

رایحه درمانی: بوی شادی‌آور، و عطر نعنا گره‌های چاکرای ششم را باز کرده و کمک می‌کنند تا شخص از قالب افکار محدود رها شود و قدرت تمرکزش زیاد شود. بوی یاسمن ذهن را بر روی تجسم و تصویری که حامل پیامی از حقیقت عقل است باز می‌کند.

چاکرای ۷

چاکرای هفت در وسط سر و در بالاترین نقطه قرار دارد. این چاکرا با تمام رنگ‌ها رنگین‌کمان می‌شود. اما غالبا بنفش رنگ است. گرهی در این چاکرا وجود ندارد، فقط دامنه‌ی آن می‌تواند کم یا زیاد باشد. وقتی خوب کار می‌کند درمی‌یابید که همه چیز در درون شماست. این چاکرا از هنگام تولد تا ۲۴ ماهگی باز می‌ماند. اگر باز باشد احساس آگاهی و قدرت کامل به انسان روی می‌آورد و اگر بسته باشد احساس عدم اطمینان، بی‌هدفی و بیهودگی، ترس از مردن به سراغ انسان می‌آید و انسان برای فرار به سراغ فعالیت‌های جدید و زیاد می‌رود. اگر کاملا باز باشد، خواب را از انسان می‌گیرد.

درمان: زمانی را در قله‌ی کوه تنها ماندن، - به دلیل دور ماندن از دغدغه‌های زمینی و دور شدن از مسائل زندگی شخصی و نزدیک شدن به آسمان- مهم است. بهترین موسیقی برای چاکرای هفتم سکوت است.

مکان‌اش در بدن- در جمجمه و مغز بزرگ است

مکان‌اش در طبیعت- قله‌ی کوه است.

مدیتیشن برای هفت چاکرا

تمرین: تمرین را می‌توانید به هر دو روش انجام دهید:

خوابیده به پشت طوری که دست‌ها و بازوها در کنار بدن باشند،

و یا نشسته روی صندلی راحتی.

بعد از این که نشستید یا خوابیدید، یک نفس عمیق بکشید (دم عمیق). آن را حس کنید (۱-۲-۳ بشمارید) و سپس نفس را بیرون دهید. بازدم (دم عمیق) و (۱-۲-۳) سپس هوای درون ریه‌ها را آرام از راهِ دهان بیرون دهید (بازدم عمیق). چند ثانیه به ریه‌ها استراحت بدهید. این کار را سه بار تکرار کنید.

حالا چشمان خود را ببندید. تصور کنید که می‌خواهید برای قدم زدن به جنگل بروید. دری مقابل دیدگان شما قرار دارد. جلو بروید و در را باز کنید. به بیرون قدم بگذارید. راهی باریک برابر دیدگان شما قرار دارد که از میان درختان می‌گذرد. در این باریکه راه قدم بگذارید و جلو بروید. در پایین جاده در سمت راست؛ درختان بلندی را می‌بینید. در این میان درخشندگی سیب‌های قرمز توجه شما را جلب می‌کند. از میان سیب‌های بی‌شمار سیبی قرمز را انتخاب کنید. سیب را در دست دارید و جریان رنگ قرمز را د خود احساس می‌کنید. این سیب قرمز اولین چاکرای شما(چاکرای ریشه) را سرشار می‌کند. می‌توانید سیب را بخورید و یا در دست نگه دارید. به راه رفتن ادامه دهید. درحالی که آگاهی کامل به قدم زدن خود دارید تا نزدیکی گل‌های نارنجی که همه یک اندازه و یک شکل اند، پیش بروید. دسته گلی را از این گل‌های نارنجی انتخاب کنید و جریان ملایم رنگ نارنجی را در خود حس کنید. رنگ گل‌های نارنجی اولین چاکرای شما (چاکرای خاجی) را آکنده می‌کند و شما می‌توانید این دسته گل نارنجی زیبا را برای خودتان داشته باشید. جلوتر بروید تا به کنار پرندگان زرد خوش رنگ، خوش آواز و زیبا برسید.

دست خود را آرام روی بال‌های یک پرنده بکشید و به آوازش گوش دهید. جریان رنگ زرد پرنده را کاملا در خود احساس کنید. چاکرای سوم شما (شبکه خورشیدی) به وسیله‌ی رنگ زرد پرهای زیبای سرشار می‌شود. آنقدر پرواز سبک پرنده را دنبال کنید تا پرنده محو شود. از آن پس همیشه شیرینی آواز پرنده‌ای زرد را به خاطر خواهید داشت. اکنون به آرامی به سمت راست بروید، چمن‌زار سرسبز وسیعی را در برابر خود ببینید. روی فرش سبزی از علف‌ها بنشینید. دست خود را در علف‌های سبزش فروببرید و آن را لمس کنید. جریان رنگ سبز را احساس کنید. رنگ سبز علف‌ها، چاکرای چهارم شما (چاکرای قلب) را سرشار می‌کند. اکنون می‌توانید از تازگی علف‌ها لذت ببرید. کمی جلوتر در نزدیکی شما صدای آبشاری به گوش می‌رسد. به راه خود ادامه دهید تا آبشار را ببینید و از پایین آمدن رشته های آب شاداب شوید.

در دریاچه پایین آبشار، رنگ آبی آب را ببینید. دست‌های خود را به آرامی در خنکای آب فروبرید و جریان رنگ آبی را با تمام وجود حس کنید. رنگ آبی پنجمین چاکرای شما (چاکرای گلو) را آکنده می‌کند. مقداری از این آب بنوشید و لذت ببرید. به راه خود ادامه دهید و حرکت و جنبش پروانه فیلی رنگ را ببینید. پروانه‌ی فیلی رنگ که روی انگشتان شما نشسته، چاکرای ششم شما (چشم سوم) می‌آکند. کمی از این آب بنوشید و لذت ببرید. به راه خود ادامه دهید. حرکت و جنبش پروانه فیلی‌رنگ را ببینید. با انگشت آن را لمس کنید. از نوسانات و جریان رنگ فیلی آگاه باشید و آن را حس کنید، پروانه‌ی فیلی رنگ که روی انگشتان شما شکفته، چاکرای ششم شما (چشم سوم) را پر می‌کند. و بعد پریدن آرام و محو شدن پروانه را می‌بینید. به آخر راه که رسیدید دره‌ای عمیق پوشیده از گل‌های بنفشه را ببینید و دسته‌ای از آن‌ها را انتخاب کنید. جریان رنگ گل‌های بنفشه را حس کنید. اجازه دهید تا چاکرای هفتم شما (چاکرای تاج) را شارژ کند. به آرامی به عقب برگردید و رقص رنگین‌کمان را در پهنه‌ی آسمان مشاهده کنید. شما نیز دارای یک رنگین کمان هستید،که در روشنایی، خوشی، خنده و آشتی با عشق آنرا در هاله‌ی خود دارید.

این مطلب از سایت شگفتیها کپی شده است: جریان تمامی رنگ‌های رنگین‌کمان (بنفش، فیلی، آبی، سبز، زرد، نارنجی و قرمز) را در خود احساس کنید و سرشار از این رنگ باشید. در پایان این سفر رویایی، رنگین‌کمان؛ کم‌رنگ و کم‌رنگ‌تر می‌شود، برگردید. سمت در بایستید در را باز کنید و به داخل قدم بگذارید. اکنون در اتاق هستید. چشمان خود را باز کنید. هر زمان که خواستید؛ این سفر را به یاد آورید.

مدیتیشن فعال

۱. دست‌ها بالای سر، پاها باز، با سرعت و شدت از بینی نفس بکشید. اجازه دهید این نوع نفس کشیدن با شدت هرچه تمام‌تر به صورت منظم ادامه پیدا کند. مهم این است که هوا به صورت عمیق وارد ریه‌های شما شود. هرچه می‌توانید سرعت نفس کشیدن را بالا ببرید و اطمینان حاصل کنید که هوا به طور عمیق وارد ریه‌های‌تان می‌شود. بکوشید عِضلات بدنتان منقبض باقی نمانند و گردن و شانه‌هایتان کاملاً رها و آزاد باشند. این کار را چندان ادامه دهید تا با نفس‌های‌تان یکی شود. در این هنگام انرژی در بدنتان آغاز به حرکت می‌کند و این حرکت، انرژی بدن شما را حرکت خواهد داد. اجازه دهید این حرکت در بدنتان اتفاق بیفتد. وقتی از آن برای تحریک انرژی بیشتر استفاده می‌کنید حرکت دادن بازوها و بدنتان باعث بیدار شدنِ انرژی خواهد شد. بیدار شدن این انرژی را احساس کنید.

۲. ده دقیقه یا بیشتر روی زانو بنشینید، بدنتان و هر آن چه را در آن اتفاق می‌افتد دنبال کنید. بگذارید بدنتان رها باشد تا هر آن‌چه در آن وجود دارد آشکار شده، بیرون بریزد. کاملاً رها و آزاد باشید. اجازه دهید هر آن‌چه لازم است بیرون ریخته شود و آزاد گردد. فریاد بزنید، آواز بخوانید، بخندید، گریه کنید، بالا و پایین بپرید. برقصید، بلرزید، هیچ چیز را در درون خود نگه ندارید. اغلب بعد از کمی حرکت، حرکات خودبه‌خودی و طبیعی بدن آغاز می‌شوند. اجازه ندهید ذهن‌تان در آن چه رخ می‌دهد دخالت کند. با بدن خود باشید.

۳. ده دقیقه سرپا بایستید و دست‌ها بالا، درحالی که عضلات گردن و شانه‌هایتان هم چنان رها و آزادند، هر دو دست خود را بدونِ خم کردن آرنج‌ها بالا ببرید، و در حالی که دست‌هایتان کاملا صاف و بالاست شروع کنید به بالا و پایین پریدن و ذکر هو، هو، هو، را با صدای بلند تکرار کنید.

مدیتیشن برای پاک کردن چاکراها

روی یک صندلی بنشینید، کف پا روی زمین باشد، اگر خوابیدید به گونه‌ای باشد که کف پایتان به زمین باشد (زانو را خم کنید) نفس عمیق و آرام بکشید و توجه را معطوف به بدنتان کنید. مشت‌های خود را محکم فشار دهید، نفس آرام دیگری بکشید. (۱، ۲، ۳) نفس را نگه دارید، حالا در بازدم، مشت‌ها را آزاد کنید و نفس را بیرون بدهید. درحالی که چشم‌هایتان بسته است در بازدم همه‌ی گرفتگی‌ها را بدهید به جهان هستی. حالا مجسم کنید یک نور آبی رنگ وارد بدنتان می‌شود و شما را ریلکس و ریلکس‌تر می‌کند و از بدن جاری می‌شود و از پاهایتان مثل دو ستون خارج می‌شود و شما را به مرکز زمین وصل می‌کند. بعد نور بنفش را مجسم کنید که وارد بدنتان می‌شود و در آن جاری می‌شود و شما را ریلکس و ریلکس‌تر می‌کند و از چاکرای ۱ شما خارج و شما را به زمین وصل می‌کند. و حالا مجسم کنید که این ستون‌ها به هم وصل شده‌اند و شما جزیی از این جهان هستی هستید. حالا قشنگ‌ترین رز سفیدی را که در زندگی دیده‌اید و برگ‌هایش مخملی است برای خود مجسم کنید. این گل را بزرگ کنید و ببینید که آن را در دست گرفته‌اید و در مانترای چاکرای اول نگه داشته‌اید. (رز سفید یک خاصیت جادویی دارد که همه‌ی گرفتگی‌ها و ناراحتی‌ها را می‌گیرد). یک نفس عمیق بکشید. همه ناراحتی‌ها و حقارت‌هایی را که به خاطر نداشتن پول داشته‌اید فراموش کنید شکست‌های خود را فراموش کنید. حالا فکر کنید همه این حس‌ها مثل یک دوده یا گرده جذب این گل می‌شود و شما از رها کردن دردها و گرفتاری‌ها و فکرها راحت می‌شوید.

انواع مدیتیشن برای باز شدن چاکرا

برای چاکرای ۴ (قلب) و ۵ (گلو)

آرام و ریلکس بنشینید یا دراز بکشید، چشم‌ها را ببندید، نفس آرام و عمیق بکشید، هر لحظه آرام و آرام‌تر می‌شوید. نفس عمیقی با بینی بکشید و همه‌ی ناراحتی‌ها را با بازدم مثل دود سیاه بیرون بدهید. کاملاً ریلکس توجه را بدهید به کف پا و ضربان قلب را در آن حس کنید. از قلب‌تان تشکر کنید که ۲۴ ساعت کار می‌کند و بعد متوجه زانو بشوید و مجسم کنید که ضربان قلب را آن‌جا احساس می‌کنید. دوباره از قلب تشکر کنید و حالا در ذهنتان گل سفید مخملی را مجسم کنید و آن را به طرف قلب بگیرید. و آن را به صورت دایره‌وار تکان بدهید و همه‌ی ناراحتی‌ها و شکستن‌های قلبتان را ببینید که از قلب خارج و جذب گل سفید می‌شود. دوباره گل را به صورت دایره دور قلب بچرخانید و باز همه‌ی ناراحتی‌ها را به صورت دود ببینید که از قلب خارج و جذب گل می‌شود. کاملاً ریلکس هستید، ببینید که می‌توانید قلبتان را لمس کنید و ببینید که کاملاً سالم و شفاف است. قلبتان را ببوسید و تشکر کنید و بعد گل سفید را ببرید به طرف گلو اجازه بدهید همه حرف‌های شنیده‌ی ناخوشایند، همه‌ی حرف‌های ناگفته از گلو مثل دود بیرون می‌آید و جذب گل می‌شود و تمام تاروپود آن تمیز می‌شود و گرفتگی رفع می‌شود. کاملاً ریلکس هستید حالا اگر کسی در ارتباط با ناراحتی‌هایی که در گلو یا قلب داشتید آمد به ذهنتان یا فکرتان، آن اشخاص را بگذارید در نور سفید و بگویید که دوستشان دارید حتی اگر شما را ناراحت کرده‌اند و بعد خودتان وارد نور سفید شوید و غوطه‌ور شوید. و وقتی احساس کردید همه سفید هستید، بیدار شوید.

افلاک را باز می‌کنید، انعکاس آسمان آبی بر آب و صدای آرام امواج شما را از عواطف و احساسات نهفته‌تان و این که به شما چه می‌خواهند بگویند، آگاه می‌سازد. رنگ درمانی چاکرای ۵، آبی روشن کم‌رنگ، به چاکرای گلو اختصاص دارد، این رنگ آرامش می‌آفریند و بینش روحانی شما را باز می‌کند.

رایحه درمانی: رایحه‌ی تند مریم گلی امواج شفا را به طرف «مرکز تکلم» می‌فرستد و چاکرای گلو را از انقباض رها می‌کند.

اکالیپتوس- چاکرای ۵ را باز و پاک می‌کند، امواج آن ما را به روی صدای درون باز می‌کند و به ارتباطمان سادگی می‌دهد.

درمان چاکراها

چاکرا   تعداد مخروط‌های کوچک -غده‌ی درون ریز- منطقه تحت نفوذ دیدن

تاج (۷): ۹۷۲ بنفش و سفید، صنوبری، بخش فوقانی مغز و چشم راست

چشم سوم: ۹۶ نیلی، هیپنوفیز، بخش تحتانی مغز، چشم چپ، گوش‌ها، بینی، دستگاه عصبی

گلو (۵): ۱۶ آبی، تیروئید، دستگاه تنفسی، گفتاری، سیستم لوله گوارش

قلب (۴): ۱۴۲ سبز، تیموس قلب، خون، عصب آن دستگاه گردش خون

شبکیه خورشیدی(۳): ۱۰ زرد، لوزالمعده، معده، کبد، کیسه صفرا، دستگاه عصبی

خاجی (۲): ۶ نارنجی، غدد جنسی، دستگاه تولید مثل ریشه (۱)، ۴ قرمز فوق‌کلیوی - ستون فقرات کلیه‌ها

لایه‌های درون چاکراها

هر یک از حواس پنج‌گانه‌ی ما با یکی از چاکراها مرتبط است، لامسه با نخستین چاکرا، شنوایی، بویایی و چشایی با چاکرای پنجم (گلو) و بینایی با چاکرای ششم (چشم سوم).

از راهِ معبـر واقـع از نـوک چاکراهـا انـرژی از یک لایه بـه لایه‌ی بعدی انتقـال می‌یابـد. در اکثر افـراد این‌ها سربسـته‌اند. بدین ترتیـب چاکراها به ناقـل انـرژی از یک لایه بـه لایه دیگر مبدل می‌شـوند.

بررسـی دقیق‌تـر معلوم می‌کنـد که ایـن گلبرگ‌ها در واقـع مرداب‌های کوچکـی هسـتند کـه با سـرعت بسـیار در گردش‌انـد. هر گـرداب ارتعاش خاصـی از انـرژی را تأمیـن می‌کند که بـا فرکانس چرخـش آن در انطباق اسـت. مثـال، چاکـرای لگـن دارای این چهار گـرداب کوچک بـوده، چهار فرکانـس اصلـی انـرژی را تأمیـن می‌کنـد. رنگ‌هـای رؤیـت شـده در هر چاکـرا مربـوط بـه فرکانس انرژی خاص هسـتند که توسـط همـان چاکرا تأمیـن می‌گـردد. ایـن هفـت چاکـرا در امتـداد نخـاع قـرار دارنـد و نواحی تحـت کنتـرل آن‌هـا را طی می‌کنند. هـر چاکرا با یکی از غـدد درون‌ریز و یکـی از مراکـز اصلی عصبی در ارتباط اسـت. چاکراهای انـرژی فام (چی، ارگـون، برانـا) را جـذب نمـوده و آن را به اجـزاء تشـکیل‌دهنده‌اش تجزیه می‌کنـد و از راهِ مجراهـای انـرژی موسـوم بـه «نـادی» -سیسـتم عصبی غـدد دورن‌ریـز- بـرای تغذیه بـدن به خون می‌فرسـتند.

مدیتیشن[۳۸]

مدیتیشـن از درمان‌های پیشـرفته امروزی به شـمار می‌رود که می‌تواند بـه طـور وسـیعی تحـت عنـوان طـب فکـری بدنـی طبقه‌بنـدی گـردد. مدیتیشـن بـه عنـوان یـک روش درمانـی جهت پاییـن آوردن فشـار خون و تنفـس بهتـر مبتلایان به آسـم و آرامش بیشـتر در اضطراب‌هـای روزانه و در بعضـی مـوارد بـه منظـور یـک روش درمانـی مکمـل در کنـار سـایر درمان‌هـا بـه بیمـار توصیه می‌شـود.

ایـن روشِ درمـان چیـز جدیدی نیسـت. بهبودی به وسـیله‌ی این روش از دیربـاز درِ فرهنگ‌هـای قدیـم و در سراسـر جهـان وجـود داشـته و در ادیـان مختلـف، بسـیاری از گروه‌های مذهبی مدیتیشـن را به شـکل های مختلفـی بـه اجـرا در می‌آورنـد و ارزش آن در کاهـش درد اسـت. امـروزه از اضطـراب بعنـوان شـایع‌ترین اختـلال روان‌پزشـکی نـام بـرده می‌شـود و بـرای برطـرف کـردن آن و اسـترس‌هایش، از تکنیـک‌هـا و روش‌هـای مختلـف دارویی و غیردارویی اسـتفاده می‌نمایند. مدیتیشـن درمانی مفید و رایـج برای مشـکل اضطراب اسـت. به طـور کلی مراقبه‌ی منظـم و مداوم حتـی اگـر تنهـا چند دقیقـه در روز انجام شـود، نتیجه اساسـی و حیاتی در پی دارد.

مدیتیشن:

- فرایند دقت کردن را بهبودی مي‌بخشد.
- مهار انسان را در پردازش افکار خود افزايش مي‌دهد.
- توانايي كنترل هيجانات را افزايش مي‌دهد.
- به تنش‌زدايي بدن کمک می‌کند.

مدیتیشـن تنهـا آنچـه کـه یوگاکارهـا بـا «نشسـتن در دامنـه کوه‌هـای هیمالیـا» انجـام می‌دهنـد، نیسـت. بلکه یـک روش انعطاف‌پذیـر مقابله با

---

۳۸. Meditation

استرس، اضطراب و بسیاري از وضعیت‌هاي خاص پزشکي است که هر روزه بطور روزافزون «صلح و آرامش درونی» ما را به هم می‌زنند.

شرکت هواپیمایی بین‌المللی پیتزبورگ[۳۹] یک اتاق بزرگ مدیتیشن با محیطی کاملاً آرام، مبلمان راحت و تزیین شده با نقاشی‌هایی از ابر دارد تا اشخاص و مسافران به نحو احسن از این فرودگاه شلوغ به جایی کاملاً امن و بدور از ازدحام و شلوغی و هیاهو پناه ببرند.

«تسو چوآنگ»[۴۰] مبدع روشی از مدیتیشن است که در آن چینی‌ها کاملاً آرام می‌نشینند و هیچ حرکتی نمی‌کنند و در واقع از افکار ناراحت کننده و آزاردهنده، برای خود یک «ناآشنایی فکری» ایجاد می‌کنند. این «ناآشنایی فکری» که در مدیتیشن رخ می‌دهد مغز و روح را آرامش می‌بخشد. ناآشنایی بدنی و ناآشنایی فکری هر دو کاملاً طبیعی بوده و در واقع یک روش جوان‌سازی است که به وسیله خالی کردن بدن و روح از تمام سیگنال‌های ورودی عذاب‌آور برای مدت چند دقیقه یا چند روز اتفاق می‌افتد. عقیده دارند که به وسیله‌ی همین ناآشنایی فکری و بدنی می‌توانیم به آرامش کامل برسیم. آیینی که به این روش‌ها تأکید دارد «بودیسم» است که در مناطق وسیعی از آسیای مرکزی و شرق پیروان بسیاری دارد.

مدیتیشن اساسا امری واجب در به وجود آوردن تعقل، مهربانی و شفقت در شخص بوده و برای فهمیدن و درک حقیقت ضروری است. درسی سال گذشته مطالعات علمی بیشتری در زمینه‌ی اثرات کلینیکی مدیتیشن انجام شده است. بعد از آن گزارش های زیادی می‌رسید که حاکی از اثرات یوگا و مدیتیشن در هندی‌هایی بود که می‌توانستند به طور خارق‌العاده‌ای سطوح قسمت‌های غیرارادی بدن خود را تحت کنترل در آورند. دانشمندان علوم بهداشتی که در آن زمان از عوارض دارویی بسیار از داروها ناامید شده بودند، بیان کردند که مدیتیشن راه

---

۳۹. Pittsburg

۴۰. Tzu-Chuang

حـل بـا ارزش و ایمنـی برای کاهش اسـترس بوده و اسـتفاده از آن بسـیار لذت بخش اسـت.

دکتر پاتریشـیا نوریس از کلینیک منینگر[۴۱] در آمریکا در گزارشـي عنوان کـرد که افـراد تحت مطالعه‌ی وي که مدیتیشـن را اجـرا مي‌کردند، ایمني بدنشـان در مقابل ایدز و سـرطان افزایش پیدا کرده اسـت.

همچنیـن وي ایـن روشـها را بـراي افـراد معتاد بـه مواد مخـدر و الکل آزمود و دریافت که مدیتیشـن یکی از بهترین روش‌هایي اسـت که اعتماد بـه نفـس ایـن افـراد را در ترک مواد مخـدر و الکل یاري می‌کند. در سـال ۱۹۹۰ پزشـکان و فیزیولوژیسـت‌های دانشـگاه اسـتانفورد ایـن روش‌ها را روی شـش هـزار داوطلب اجـرا کردند و تقریباً نزدیک بـه همه آنان اذعان داشـتند که مدیتیشـن بسیار سـودمند می‌باشند.

تکنیک‌های مدیتیشن مهمترین دروازه ورود به جهش کوانتومی است

مدیتیشـن پدیده‌ای اسـت که نمی‌توان آن را توصیف کرد. درسـت مانند ایـن کـه بخواهیم بـرای شـخص نابینایی رنگهـا را توضیح دهیـم. تمامی پدیده‌هـای معمولـی محـدود به زمـان و لحظه می‌باشـند (اشـاره به مادی بـودن). آگاهـی و درک عـادی مـا بالاتـر از ایـن نیسـت، به عبـارت دیگر آگاهـی و درک عـادی ما محدود بـه زمان و مکان می‌باشـد. عوامل مادی با معیار گذشـته، حال و آینده بررسـی می‌شـوند. این معیار در مورد عوامل فـوق طبیعـی صـدق نمی‌کند. در حقیقـت مقوله‌ی زمان بـرای مواردی که همیشـگی و پایدار نیسـت، غیرواقعی می‌باشـد. نگاهی اجمالـی به زمان‌ها می کنیم:

حـال: واحـدی کوچـک و غیرقابـل اندازه‌گیـری و زودگـذر کـه قـادر به فهم آن نیسـتیم.

---

۴۱. Menninger

گذشته و آینده: هیچ کدام در زمان حال وجود ندارند. ما در خیال و وهم به سر می‌بریم. حالت مدیتیشن فراتر از تمامی این محدویت‌ها است و در آن، گذشته و آینده وجود ندارد. تنها «من هستم» در حالت ابدی وجود دارد. این حالت فقط زمانی میسر می‌شود که تمامی تعدیلات روانی متوقف و ساکن می‌شوند. اولین مشخصه و خصیصه‌ای را که می‌توانیم برای این وضعیت شرح دهیم عبارت است از: خواب عمیق که در آن زمان و لحظه وجود ندارد. هر چند که مدیتیشن با خواب عمیق تفاوت دارد ولی باعث تغییرات در روان آدمی می‌شود. با کنترل و متوقف کردن نوسانات فکری، مدیتیشن آرامش روانی را در پی دارد. از دیدگاه فیزیکی مدیتیشن به طولانی شدن مرحله آنابولیک (سازندگی بدن از لحاظ رشد و ترمیم) کمک می‌کند و هم‌چنین باعث کاهش کاتابولیک (سوخت) و مرحله‌ی زوال می‌گردد. به طور معمول، مرحله‌ی آنابولیک تا سن ۱۸ سالگی با ما هست. از ۱۸ سالگی تا ۲۵ سالگی به مرحله‌ی تعادل آن می‌رسیم و از ۳۵ سالگی به بعد مرحله کاتابولیک آغاز می‌شود. مدیتیشن کاهش چشم‌گیری در تنزل آنابولیک دارد. هر یک از سلول‌ها دارای آگاهی گروهی و انفرادی می‌باشند. هنگامی که اندیشه‌ها و امیال در بدن نفوذ می‌کنند، سلول‌ها فعال می‌شوند و چشم، اغلب از درخواست گروه اطاعت می‌کند. از نظر علمی ثابت شده که اندیشه‌های مثبت، نتایج مثبتی را برای سلول‌ها به همراه خواهد داشت. همان طور که مدیتیشن باعث تفکر مثبت ذهن می‌شود. هم چنین در بازسازی سلول‌ها و به تأخیر انداختن زوال آن‌ها تأثیر چشم‌گیری دارد. چیز زیادی در مورد آموزش مدیتیشن نمی‌توان گفت. همان طور که نمی‌توان برای آموزش خواب چیزی عنوان کرد. هر دو از شرایط مشابهی برخوردارند. اصول و نکاتی برای تکنیک‌های مدیتیشن وجود دارد که همواره باید آن‌ها را به یاد داشت.

چند نکته در مورد مدیتیشن

۱. نظـم در محـل و زمـان تمریـن اهمیت بـه سـزایی دارد. وقتی که شـرایط (زمـان و مکان) منظم باشـد ذهن به آرامی و بـا حداقل تأخیر فعـال می‌شـود. بـه عبارت دیگر همیشـه سـعی کنید مدیتیشـن را در یـک سـاعت به خصـوص از روز در یک نقطه‌ی مشـخص انجـام دهید.

۲. بهتریـن زمـان از نظـر مؤثـر بـودن صبـح زود و غروب می‌باشـد. یعنـی زمانـی کـه اتمسـفر آکنـده از نیـروی روحـی ویـژه‌ای اسـت. چنانچـه زمان‌هایـی کـه ذکر شـد برای شـما مقـدور نبود، سـاعتی را انتخـاب نماییـد کـه مصـادف بـا فعالیت‌هـای روزانـه نباشـد و زمانی باشـد که ذهـن آمـاده‌ی آرامش باشـد.

۳. حتی‌المقدور اتاقی جداگانه برای مدیتیشـن داشـته باشـید. با تکرار مدیتیشـن امـواج نیرومنـدی در آن محل به وجود می‌آینـد. هم چنین فضای آرامش و خلوص می‌بایسـت احسـاس شود.

۴. در هنگام نشسـتن سـعی کنید رو به جهت شـمال و یا شـرق قرار بگیریـد تـا از فوایـد نیروهـای مغناطیسـی بهره‌منـد گردید. بـه حالت آزاد و ثابت بنشـینید حالت نشسـتن می‌بایسـت حالت لوتوس (نیلوفر) باشـد. سـتون فقـرات و گردن کاملاً عمـود بوده و هیچ گونه فشـاری بر آن‌ها وارد نشـود.

۵. قبـل از شـروع بـه مغزتـان دسـتور بدهید که بـه مـدت معینی (از نظـر زمانـی) آرام باشـد. گذشـته، حال و آینـده را فرامـوش کنید.

۶. آگاهانـه تنفـس را منظـم کنید. به مـدت پنج ثانیه تنفس شـکمی انجـام دهید تا اکسـیژن به مغز شـما برسـد. سـپس به طـور تدریجی مغز را آسـوده کنید.

گروهـی مدیتیشـن را عبارت از تکرار یک تعداد الفـاظ یا تمرینات عملی بـه اصطـلاح مانتـرای می‌داننـد. ولـی مدیتیشـن بـه معنـای واقعـی یعنی عینیـت هـر نوع اندیشـه از ذهن و تنها سـکوت کامل آن. در این سـکوت، ذهن از روشـنایی و نیروی و فوق‌العاده برخوردار اسـت. این نیروها هرگونه یـأس و ناتوانـی را از وجود انسـان می‌زداید. در این سـکوت، هسـتی آدمی

یـک پارچـه انرژی، شـور و شـوق زیسـتن می‌گردد. تنهـا در ایـن واقعیت اسـت که شـادمانی به معنای واقعـی وجود دارد.

احساسـات زیان‌آور امروز: امروز بیشـترین نوع فشـاری که بر انسان وارد می‌شـود، فشـار روانی اسـت. این احساسات آن طور نیسـتند که دقیقا فرود آینـد و بگذرنـد، بلکـه بتدریـج تمامی بـدن و فکـر را از آن خـود می‌کنند، و آثارشـان نیـز مدت‌هـای مدیـدی باقـی می‌ماند. ذهـن ما قادر اسـت در کشـاکش هیجانـات و احساسـات زندگی‌مـان را تبدیل به بهشـت یا جهنم کنـد. ذهن همچنیـن می‌تواند در بـدن تغییرات فیزیولوژیکـی ایجاد کند و بدین وسـیله باعث توسـعه بیماری شـود. (شـفای کوانتومی کـه در آن که ذهـن و بـدن باهـم کار می‌کنند امروزه کاملا ثابت شـده اسـت.)

در زمان‌های گذشـته انسـان‌های اولیه می‌دانسـتند چـرا زنگ‌های خطر بـه وجـود می‌آیند، چرا او بایسـتی حملـه کند یا بگریزد؟ در زمان احسـاس خطـر، مـواد شـیمیایی در خونـش تولیـد و جـاری می‌شـد. فقـط لازم بود کمـی در آن‌جـا بمانـد. در صورتـی کـه انسـان امـروزی مجبـور اسـت به نحـوی بـا حالات برانگیختگی مکـرر و درازمدت کنار بیایـد. اندام‌هایی که بـرای مـدت طولانی در معرض فشـار قـرار می‌گیرند غالبا تسـلیم بیماری می شو ند.

چگونه می‌توانیم از این فشارها بکاهیم؟

با ایجاد آرامش عضلانی، انجام مدیتیشن و تفکر ماورایی.

اولـی بدن را آرام می‌سـازد و دومـی ذهن را. در این راسـتا خواب‌درمانی یا موسـیقی‌درمانی مفیدند. کسـانی که زیر فشـار هسـتند این مسئله را باید بپذیرنـد کـه برای مدتـی ناچارند بـا احساسـات ناراحت زندگی کننـد. باید بداننـد کـه ایـن کار را می‌تواننـد بـا ایـن علـم انجـام دهند کـه ناراحتی‌ها نهایتـا از بیـن خواهنـد رفت، مشـروط بـر آن که نسـبت به آن‌هـا توجهی برخاسـته از ترس و وحشـت که باعث قویتر شـدن آن‌ها می‌شـود، نشـان ندهنـد. مشـکل را بایـد پذیرفـت و بـا آن شـنا کـرد، شـناوری بـه معنـی

رهایش است. شناوری یعنی این که انسان ریلکس دراز کشیده باشد و زیر سرش هم ناز بالش باشد.

شناوری یعنی بدون مقاومت، همراه امواج و احساس‌ها بشویم، صرف‌نظر از این که چه نوع احساسی هستند. شما می‌توانید خود را رها کنید و اجازه بدهید احساس‌های تنش‌زا هم همراه شما شناور باشند. این واکنش‌ها، تسلیمی عاری از عاطفه نیست، بلکه پذیرش است که قدرت تغییر عکس‌العمل‌ها را دارد و به وسیله‌ی سیستم عصبی و غیرارادی کنترل می‌شود. برخورد با مسائل با حسی از پذیرش درونی، با حالتی شناور و با روحیه‌ای صبور موجب تغییر احساسات خواهد شد. اگر مجسم کنید که در دریا یا استخر در حال شنا کردن هستید و همه‌ی این احساس‌های بد و یا حتی مشکلات در کنار شما شنا می‌کنند؛ در نهایت احساس رهیدگی به شما دست خواهد داد. دکتر ویکز می‌گوید ما باید در انتظار فرا رسیدن آرامش باشیم نه این که برای دست‌یابی به آن تلاش کنیم. تنش‌ها و ترس‌هایی که ما از کنارشان عبور کرده‌ایم یا آن‌ها از کنار ما به همین روش گذاشته‌اند، در آرزوی جلب توجه ما به جهان حسی بازنده و محو می‌شوند. بی‌تفاوت بودن آسانتر است به شرط این که خود را با هدف‌ها و کارهای عینی سرگرم کنیم.

اضطراب و مدیتیشن

برای اینکه تفکرات مدل کوانتومی داشته باشید باید ذهن آرام و ساکتی داشته باشید.

اغلب ما متوجه نمی‌شویم که اضطراب تمام وجود ما را در بر گرفته و ممکن است بدون این که بدانیم اخمی روی پیشانی‌مان نقش بسته باشد یا درحالی که به آرواره‌هایمان فشار می‌آوریم وارد محل کار می‌شویم. باید لحظه‌ای بایستیم نگاهی به سراپای خود بیاندازیم، قدری فکر کنیم و اضطراب را از بدن خود بیرون کنیم. بهتر است در طول روز چند بار این کار را انجام دهیم.

مدیتیشـن روشـی اسـت کـه بـه ذهـن آمـوزش می‌دهـد تـا بتوانـد روی یـک شـیء سـاده تمرکـز کند. بـا این کار بـرای مدتی بـه ذهن خـود اسـتراحت داده می‌شـود تا بدیـن وسیله از فکر کردن در مورد مشـکلات و نگرانی‌هـا رهـا شـود. در این رابطه می‌توانید به روی یـک شـیء یا یک رنگ سـاده‌ی گل یـا نحـوه‌ی تنفس خـود تمرکز کنید. هنگامی کـه در یک فروشـگاه یـا در صف بانـک، در ترافیک پشـت چـراغ قرمز و یـا در انتظار آسانسـور هسـتید، بـه جای شـکایت کـردن از سـنگینی ترافیـک و افزایـش اضطراب خـود، بـا تمرکـز بـر روی تنفـس و دم و بـازدم خود بـه ذهنتان اسـتراحت دهیـد و نگرانی‌هـا را از خـود دور کنید. تصور یـک صحنـه دلنشـین کـه می‌توانـد موضوع مدیتیشـنی خوبی باشـد هماننـد نیلوفر آبـی، رنگین‌کمان و یـا آبشار برای تمرکـز و رسـیدن به آرامش مفید اسـت. در وقت اسـتراحت ناهـار، در کنـار خوانـدن روزنامـه، یا بـه هنگام بیکار نشسـتن پانـزده دقیقه مدیتیشـن کنید.

اجـازه ندهیـد استرس‌هـا هـر روز بیشـتر انباشـته شـوند و از روزی بـه روز بعـد انتقـال یابنـد. در پایـان هـر روز و یـا آغـاز روز بعد زمانـی را برای مدیتیشـن اختصاص دهیـد تـا اضطرابـی کـه در طـول روز بـا آن مواجه بوده‌ایـد از میـان بـرود. بهتر اسـت به صـورت گروهی مدیتیشـن کنید زیرا مدیتیشـن گروهـی سـاده‌تر اسـت و در ایـن حالت کمتـر عوامـل خارجی مزاحـم شـما می‌شـود (مانند زنگ تلفن خانه). یکـی از مزایای مدیتیشـن افزایـش آگاهـی از آن چیزی اسـت کـه در درون شـما می‌گـذرد. می‌توانید افکار منفـی‌ای را کـه در سـر دارید و یـا نگرانی‌ها، شـک و تردیدی را کـه سـاخته ذهن خودتـان اسـت بشناسـید و به وسـیله‌ی مدیتیشـن آن‌ها را از خـود دور کنید.

امـروزه بسـیاری از مردم جهان در جسـت‌وجویند ولی نمی‌یابند. بعضی از آن‌هـا نمی‌داننـد که در جسـت‌وجوی چه چیزی هسـتند. بعضی‌ها می‌دانند در جسـت‌وجوی آرامش درونی و هماهنگی‌انـد اما بـه جایش نگرانی و آشـفتگی را بازیافته‌انـد. آن‌هـا در واقـع نارضایتـی بیشـتری را یافته‌انـد و آرامـش و هماهنگـی را در درون پیـدا نکرده‌انـد. اغلـب مـردم روش‌هـای

غلطی را برای آسایش پیدا کرده‌اند. آن‌ها این آرامش و آسایش را در دنیای بیرون که تمام ناراحتی‌ها، نگرانی‌ها و مشکلات آن‌هاست، یافته‌اند. آن‌ها در خانواده، محل کار، شراکت و جمع دوستان به دنبال حل مشکل می‌گردند. معتقدند اگر شرایط بیرونی را تغییر دهند آرامش و خوشحالی را به دست می‌آورند. شرایط بیرونی تغییر می‌کند. اما هنوز شاد و خوشحال نیستند، و سرگردان در کوره راهی به نام زندگی ادامه می‌دهند. هم اکنون بسیاری از مردم توجه‌شان را به منبع واقعی خوشی و سعادت یعنی مغز معطوف کرده‌اند. آن‌ها دریافته‌اند که مغز کلید ناخوشی‌ها و به طور کلی مشکلاتشان است. امروز مدیتیشن جذبه‌ای برای بسیاری از مردم و کلید گام‌های زندگی در میان نژادهای مختلف و مذاهب است. وظیفه‌ی مدیتیشن این است که خصلت طبیعی مغز را بفهماند و آن را در زندگی روزمره به کار گمارد. مغز کلید خوشبختی است. مغز ابزاری برای همه‌ی رنج‌ها و خوشحالی‌هاست.

فواید مدیتیشن و نقش آن در جهش کوانتومی

در اینجا پاره‌ای فواید مدیتیشن را برایتان بازگو می‌کنیم:

۱. اگر شما فرد پرکاری هستید مدیتیشن به شما کمک می‌کند که از فشارها فارغ شده و آرامش یابید.

۲. اگر شخصی هستید با مشکلات بی‌پایان، مدیتیشن به شما کمک می‌کند که در خود قدرت و شجاعت را تقویت کنید و بر مشکلات غلبه نمایید.

۳. اگر شخصی مضطرب و نگران هستید مدیتیشن به شما کمک می‌کند به اعتماد نفس برسید و نگرانی‌ها را کاهش داده و به آرامش برسید.

۴. اگر فاقد اعتماد به نفس هستید مدیتیشن به شما کمک می‌کند که به اعتماد به نفس مورد احتیاج دست یابید و این شروع موفقیت‌های شماست.

۵. اگر در قلب خود ترسی انباشته‌اید مدیتیشن به شما کمک می‌کند که ماهیت اصلی ترس و چیزهایی که باعث ترس شما شده را بشناسید و بر ترس‌های موجود در مغز غلبه کنید.

۶. اگر شما از همه چیز ناراضی هستید، مدیتیشن به شما فرصتی خواهد داد تا بعضی رضایت‌های روزانه خود را کسب کنید و زندگی را در زمان حال گسترانده و ادامه دهید.

۷. اگر آدم شکاک و بدبینی هستید و علاقه‌ای به مذهب ندارید مدیتیشن به شما کمک می‌کند که در خود فرورفته و ارزش عملی و راهنمایی‌های مذهبی را دریابید.

۸. اگر به واسطه‌ی عدم درک صحیح ماهیت زندگی و دنیا شخصی ناامید و دل‌شکسته شده‌اید، مدیتیشن شما را چنان راهنمایی خواهد کرد که درک کنید ناراحتی‌ها چیزهای بیهوده‌ای هستند.

۹. اگر دانش‌آموز هستید این نوع تفکر به شما کمک خواهد کرد که حافظه‌ی خود را تقویت کرده و علاقه‌مندانه به مطالعات خود ادامه دهید.

۱۰. اگر شخصی ثروتمند هستید مدیتیشن به شما کمک خواهد کرد که ارزش ثروت خود را درک کرده و بدانید که چگونه ثروت خود را صرف خوشی و سعادت خود و خانواده و جامعه کنید.

۱۱. اگر شخصی فقیر هستید، مدیتیشن به شما کمک می‌کند که به خشنودی رسیده و با خوشحالی زندگی کنید.

۱۲. اگر شخصی هستید که در زندگی به بن‌بست رسیده‌اید و همسر خود را گم کرده‌اید، مدیتیشن به شما کمک خواهد کرد که راه خود را پیدا کرده و به هدفتان برسید.

۱۳. اگر آدمی هستید که از زندگی رنج‌بار خسته شده‌اید، مدیتیشن درک عمیقی از زندگی را به شما نشان خواهد داد. این درک به نوبه‌ی خود شما را از دردهای زندگی می‌رهاند و شادی را در زندگی شما افزایش می‌دهد.

۱۴. اگر از نوع مردمی ضعیف هستید، با مدیتیشن می‌توانید قدرتی کسب کنید که به ضعف، نگرانی و نفرت فائق آیید.

۱۵. اگر شخص حسودی هستید با مدیتیشن می‌توانید خطر این حسادت را درک کنید و از این صفت بد دوری کنید.

۱۶. اگر برده‌ی پنج عضو حسی هستید می‌توانید یاد بگیرید که چطور فرمانروای احساسات خود شوید.

۱۷. اگر معتاد به مشروبات الکلی و یا مواد مخدر هستید درک خواهید کرد که چه طور به این عادت خطرناک چیره شوید.

۱۸. اگر شخص کم‌دانشی هستید مدیتیشن به شما فرصت خواهد داد تا از آن راه دانشی کسب کنید تا هم به خود و هم به دیگران سود برسانید.

۱۹. اگر شخص تحصیل کرده‌ای هستید، مدیتیشن شما را به چنان سطحی از روشن‌فکری عالی خواهد رساند که ذات و واقعیت اشیاء و پدیده‌ها را به همان صورت که هستند، ببینید.

۲۰. اگر مدیر هستید، مدیتیشن به شما زندگی درزمان حال را خواهد آموخت و شما در مسئولیت خود می‌توانید گذشته و آینده را به هم پیوند زده و موفق عمل کنید.

از راهِ مدیتیشن مرتب، نیروهای چپ و راست کامل و با هم هم‌آهنگ می‌شوند. چاکرای ما بهتر می‌شود.

مدیتیشن:

۱. انواع و اقسام نفس کشیدن و تنفس عمیق
۲. تکرار یک واژه (مانترا)
۳. سفر خیالی
۴. انواع صوت‌ها، موسیقی
۵. انواع رقص‌ها

این‌ها همه برای تسلط بر ذهن اند.

مراقبه

مکان مناسب، آسایش فکری و بدنی، زمان مناسب، مدت نشستن، طرز نشستن، طرز تنفس.

موضوع مدیتیشن: توجه و آگاهی، عدم توجه به پریشانی‌های ذهن و مسائلی که ذهن را آشفته می‌کنند. ما دارای یک ضمیر آگاه و یک ضمیر ناخودآگاه هستیم. در مدیتیشن سخن از توانمندی‌ها و آگاهی‌های فراتر از معمول یا ابرآگاهی در میان است. کوشش می‌شود تا کارآموز هر دو کلید گنجینه‌ی درونی خود را به دست آورد و خود آن را بگشاید. بادبادک بالا می‌رود ، باید بتوانیم نخ بادبادک را کنترل کنیم. ما باید بین نفس کشیدن و ذهن بتوانیم کنترل را به دست آوریم. مدیتیشن می‌کنیم تا بیابیم. می‌رسیم و بازمی‌گردیم به چیزی از خودمان که به طور ناخودآگاه و ناروشن از آن آگاهی داریم ولی آن را گم کرده‌ایم و از آن دور افتاده‌ایم. با مدیتیشن به خود می‌رسیم. مراقبه از سرعت به سوی سکون از سطح به عمق و از سطح به سوی سطح خلاق مدیتیشن، یعنی حال بسط (وانهادی) و به چیزی فکر نکردن یا آگاهی ناب بدون تفکر و وانهادگی پنج حس خود. یکی از رایج‌ترین روش‌ها «مدیتیشن متعالی»[۴۲] است.

مدیتیشن متعالی که در آمریکا بیش از یک میلیون هوادار دارد به وسیله‌ی ماهاریشی یوگی ترویج شده. مدیتیشن در کسانی که به این تمرین‌ها می‌پردازند تغییرات روانی و فیزیولوژیکی سودمندی ایجاد می‌کند. مدیتیشن از تنش و اضطراب می‌کاهد و به انسان آرامش، ثبات و قدرت تمرکز خاص می‌بخشد. هر روز بیست دقیقه مدیتیشن آرامش اعصاب ایجاد می‌کند. برای کسب آرامش درون نیازی به دوری از دنیا و گوشه‌نشینی نیست، بلکه برقرار کردن رابطه‌ی صحیح با حقیقت زندگی کافی است. برای رسیدن به آرامش درون لازم نیست شما کار و کسب خود را رها کنید، خانواده را ترک کنید و به درون کوه‌ها بروید. به درون خود نزدیک شوید و از آرامش درونی خود بهره ببرید.

---

۴۲. T. M - Transcendental meditation

فواید مراقبه

سیسـتم عصبـی از اسـترس آزاد می‌شـود و از ثبـات بیشـتری برخـوردار می‌گردد.

ظرفیت تحمل شرایط پر اضطراب زندگی افزایش می‌یابد.

تـن و روان از نیـروی بیشـتری برخـوردار می‌شـوند و ذهـن روشـنی افزون‌تـری کسـب می‌کنـد.

نیـاز بـه خـواب کـم می‌شـود و بـدون احتیـاج بـه قرص‌های خـواب‌آور خوابـی آرام و عمیـق و برخاسـتنی همـراه با شـادی میسـر می‌شـود.

عضـلات تنـش کمتـری خواهنـد داشـت و آرامـش بیشـتری بـه ویژه پس از تمریـن احسـاس می‌شـود.

زندگـی راحـت تـر و شـیرین‌تر می‌شـود، تعالی روانـی و روحانـی ایجاد می‌شـود، احسـاس راحتـی با خویشـتن و جهـان ایجـاد می‌گـردد.

قلب آرام می‌شود و ضربان آن کاهش می‌یابد.

تنفـس آرام می‌شـود و نیـاز بـه اکسـیژن کـم می‌شـود و لاکتـات خون کاهـش می‌یابد.

مغز امواج «الفا» تولید می‌کند.

و چـه تجربـه‌ی زیبایـی اسـت هنگامـی کـه ذهـن فضـای تهـی خـود را مشـاهده می‌کنـد.

مـا همیشـه ذهـن را مملـو از اضطراب‌هـا و آزردگی‌هـا، آرزوهـا، حسـادت‌ها دیده‌ایـم.

مراقبه

محیط را پر از عشـق کنید. دراز بکشـید و ریلکس به دم و بازدم بپردازید. نفـس بکشـید و مجسـم کنیـد نفسـی کـه بـه درون می‌دهیـد، صورتـی رنگ اسـت و هنـگام بازدم هـم صورتـی پر رنـگ، وقتی کـه دیده‌ایـد دم صورتی

رنگ اسـت و در بـازدم هم صورتی کم‌رنگ (یعنی درون شـما پاک شـده)
حـالا سـعی کنیـد این رنـگ را هنگام بازدم به سـمت چپ، راسـت، پایین،
بـالا، بـه تمام اطراف بدهید. اکنون شـما در مرکز دایره‌ی صورتی عشق
هسـتید. حالا از بـالا به خانه‌تـان نـگاه کنید، از آن بـالا ببینید کـه تمام
اطراف آن را دایره صورتی عشق شـما فـرا گرفته اسـت. آن را با دایره‌ی
روحـی از صلـح و آرامـش در شـکل نـور آبـی آسـمانی محصـور کنیـد و
سـرانجام ببینید که خانه شـما با دایره به رنگ طلایی احاطه شـده اسـت.
ایـن دایـره قـدرت و حکایـت اسـت. بعد می‌توانید ایـن رنگ را بـه زمین
بفرسـتید. ایـن مدیتیشـن را می‌توانید برای محل کارتان هـم به کار ببرید.

شمع

هسـتی از چهـار عنصـر تشـکیل شـده : بـاد، خـاک، آب و آتـش. (در
فنگ‌شـویی از پنـج عنصر صحبت می‌شـود. فلز هـم اضافه می‌شـود).

وقتـی چیـزی را از هسـتی درخواسـت می‌کنیـم بایـد بـه شـکلی ایـن
خواسـته را بـه گوش شـعور نهفته در آن برسـانیم. راز قـدرت شـمع در این
اسـت کـه چهـار عنصـر اصلـی هسـتی را یـک جـا در خـود دارد. در مـوم
شـمع عنصـر خـاک و زمین نهفته اسـت، در شـعله‌ی شـمع آتـش و شـمع
عنصـر هـوا اسـت و مـوم ذوب شـده عنصـر آب اسـت، بنابر این شـمع با
ظاهـری سـاده و انـدازه‌ی کوچـک، قدرتـی غیرقابل تصور بـرای ارتباط
بـا شـعور باطنـی هسـتی دارد. هـر وقت شـمعی را روشـن می‌کنید بهتر
اسـت بـا کبریت باشـد، با این آرزو باشـد که انـرژی بگیریـد و اگر خودتان
نمی‌خواهیـد بـرای دوسـتانتان یـا بـرای کمک به هسـتی و صلـح جهانی
شـمع را روشـن کنید، چرا که جای تأسـف اسـت انرژی آن هدر برود. بهتر
اسـت به آن جهـت بدهید.

مراقبه

کاری انجـام داده‌ایـد کـه از انجام آن ناراحت هسـتید (کی اتفـاق افتاده
مهـم نیسـت)، آن را بـه یـاد آوریـد و ببینیـد کجا بودید، در مورد چه کسـی

بـود، چـه کرده‌ایـد. کامـلاً ریلکـس توجـه خـود را به بـدن خـود بدهید و ببینیـد در کجـا احسـاس ناراحتـی می‌کنید. از انجـام این عمـل و خودتان عکـس بگیریـد و بگذارید جلوی چشـم سـوم پیشـانی و حـالا ببینید وقتی آن تصمیـم را گرفتیـد می‌دانسـتید کـه یـک تصمیم یا کار اشـتباه اسـت، می‌دانسـتید کـه با این عمل به کسـی دیگر لطمه خواهیـد زد؟ دوباره نگاه کنیـد و ببینیـد شـاید در آن زمان با آگاهی‌هـای شـما آن کار بهترین بوده اسـت. بـه خود دقیق شـوید و ببینید در کجـای بدنتان احساسـی دارید: در قلبتان گرفتگی، در گلو احسـاس فریاد، در چشـم اشـک، شـاید در چاکرای دوم احسـاس شـرم، از هر کدام از این احسـاس‌ها شـکایت نکنید، بلکه با خبـر باشـید و درحالـی که با هر نفسـی که می‌کشـید آرام‌تر می‌شـوید، آن تصویـر، تصویـر آن کار را بگذارید روی قفسـه سـینه و در این حالت توجه کنیـد بـه قفسـه سـینه و ببینید آن جـا انرژی را حـس می‌کنیـد. دوباره به عکـس نـگاه کنیـد و ببینید کـه چقدر معصومانـه در آن زمـان بهترین کار را انجـام داده‌ایـد، حـالا سـعی کنیـد همان‌گونه کـه عکس روی سـینه‌ی شماسـت بـا هـر نفـس کوچـک و کوچک‌تـر بشـود و در آن منطقـه محو شـود و شـما مرتب احسـاس راحتی بیشـتری دارید، انرژی در آن قسمت با سـرعت می‌چرخد. اسـم خود را ببرید و بگویید «عزیزم! تو را بخشـیدم» و بعد بگویید «عاشـقتم، جهان هسـتی ترا بخشـیده و دوسـتت دارد!» کاملاً ریلکـس -گویـی در تولـدی دوبـاره- به دنیـا برگردید، یک بـار خودتان را در آینـه ببینیـد و لبخند بزنید، بگویید دوسـتت دارم، عاشـقتم و اجازه دهید انـرژی در تمـام بـدن شـما جـاری شـود، دسـت‌ها را بـه پاها بکشـید و به دنیای پر از عشـق لبخنـد بزنید.

مراقبـه می‌توانـد بـا یـک اسـتراحت عمیـق هم‌تـراز شـود، ولـی وقتـی عصبـی و ناراحـت هسـتیم نمی‌توانـد تـوأم بـا موفقیت شـود. بـا تمرکز و مراقبـه نبایـد فقـط اختیاری بـه یک حالت کامل اسـتراحت عمیـق درآییم بلکـه بایـد کامـلاً آگاهانه، احسـاس ایـن اسـتراحت عمیـق را درک کنیم. احسـاس آگاهانـه یـک تجربه بسـیار مهم اسـت کـه تنها تعـداد معدودی از انسـان‌ها بـه آن دسـت می‌یابنـد. اهمیت این احسـاس بـرای رهرو یوگا و مدیتیشـن در ایـن واقعیـت نهفتـه اسـت کـه آگاهـی و تمرکـز می‌تواند

بـا تکـرار رو بـه افزایـش بگـذارد. بالاخـره حالـت اسـتراحت عمیـق بـرای رهـرو تبدیـل بـه یـک حالـت طبیعـی می‌شـود. مسـئله‌ای کـه بـرای مبتدیان شـایان توجـه نمی‌باشـد ایـن اسـت کـه کمیـت قابـل ملاحظـه‌ای از پرانا، نیـروی حیاتـی و سـرزندگی -کـه معمـولاً پراکنده اسـت و در الگوی رفتاری عـادت شـده و در حالـات هیجانـی تلـف می‌شـود- می‌توانـد بـا این روش جمع‌آوری شـود، و ما یـک حالـت «رهیدگی» حـس کنیم.

برای مدیتیشن

مکان مناسـب، نـور، صـدا، رفت‌وآمـد کـم و در حد تحمل باید باشـد، البته بعضی‌هـا کـه مهـارت دارنـد و تحمـل بیشـتری یافته‌انـد در خیابان‌های پر رفت‌وآمـد و پارک‌هـا بـه مدیتیشـن می‌پردازنـد.

قبـل از مدیتیشـن خالـی کـردن مثانـه، روده‌هـا، و پوشـیدن لبـاس راحت و نسـبتا گشـاد لازم اسـت و کفـش بایـد بیـرون آورده شـود ولی پوشـیدن جـوراب و بالاپـوش کافـی کـه مانـع سـرماخوردگی باشـد، بلامانع اسـت. حتی‌المقـدور باید از بینی تنفـس شـود. در بعضی روش‌هـای سـنتی دسـتور داده می‌شـود زبـان را بـه طـرف حلق لوله کننـد، یا نـوک زبان را به پشـت دندان‌هـای بـالا یـا پاییـن بچسـبانند. ولـی بهتریـن روش آن اسـت که زبان بـه طـور طبیعـی در دهـان قـرار گیـرد.

قسـمت اعظـم خسـتگی مـا، خسـتگی‌های هیجانـی و عاطفـی اسـت. خسـتگی یـا گرفتگـی عضلانـی با خـواب از بین نمی‌رود. خیلی‌هـا عقیده دارنـد کـه آرامـش بهتـر از خـواب اسـت (مدیتیشـن). فرق میـان خواب و آرامـش در مصـرف اکسـیژن اسـت. در طـول خـواب هشـت درصـد کمتر اکسـیژن مصـرف می‌شـود و پـس از ۳ دقیقـه تمریـن بـرای مدیتیشـن ده تا بیسـت درصـد کاهـش در مصـرف اکسـیژن مشـاهده شـده، در خواب ضربان قلـب در حـدود سـه ضربـه در دقیقـه کاهـش می‌یابـد. در طـول مراقبه حدود یـک یـا دو ضربـه در دقیقـه کاهـش می‌یابـد. اگـر دو نوبـت در روز و هربار پانـزده دقیقـه مراقبـه کنیـم برابـر بـا دو سـاعت خواب اسـت.

ذِن تراپی

کنار گذر آب، (در طبیعت یا خانه) بنشینید و صدای زدن یک طبل را با نوار پخش کنید (اگر امکان شنیدن طبل نواختن به صورت زنده را ندارید). دراز بکشید و دم و بازدم را انجام دهید و ریلکس کنید و سپس صدای آب، صدای خون در رگ‌ها را تصور کنید و صدای طبل را صدای قلبتان بدانید.

کالبدتان را از درون حس کنید، نفس‌های منظم بکشید و اجازه بدهید تمام فشارهای بدن با این دم و بازدم بیرون بیاید. بعد جریان خون رگ‌ها را در آرامش و صلح ببینید و اعصابتان را رها و احساس رخوت کنید. اجازه بدهید صدای آب و رنگ را در جریان خون‌تان حس کنید و ضربان قلب را با طبلی که به آرامی نواخته می‌شود. در همین آرامش، توازن و رخوتی که حس می‌کنید اجازه بدهید تمام افکاری که در تمام روز با شما بود، خارج بشود. با صدای «اوم» درونتان را تجربه کنید و با صدای خون در رگ‌ها و آب اجازه بدهید این آب شما را از همه‌ی نگرانی‌ها بشوید، بگذارید خون شما پاک شود، جان‌تان، روح‌تان، قلب‌تان، خون‌تان، پاک پاک شود. هر چه که بوده، نبوده. یک نفس عمیق فرو ببرید و حالا تپش قلب. با این مدیتیشن درون‌تان وسعت پیدا می‌کند وسعت را حس کنید. بگذارید درونتان و پیکرتان از سر تا به پا در این آب جاری و در آرامش باشد. در همین حال که هستید هر رازونیازی دارید بکنید و به صدای درونتان گوش بدهید. هرچه را که از این رازونیازها به دردتان نمی‌خورد بدهید این آب ببرد. انتخاب با شماست. صداها را در خودتان راه بدهید (صدای آب) تا تاروپود شما را بشوید و بنوازد و گسترش آرامش و صلح را در خودتان حس کنید. بگذارید تا پاک، پاک، پاک بشوید. تمامی آن چه که با خودتان دارید ولی لازم ندارید همه را به این آرامش ببخشید، هرچه شما را نگران کرده به هستی بسپارید. یک دم عمیق بکشید، در سینه احساس گستردگی فرح‌بخش و قدرت می‌کنید، ریه‌هایتان باز شده و پشتتان صاف، از یک تا سه بشمارید و بیدار شوید. اکنون آرامش با شماست. صدای خون

و تپش قلبتان را به خاطر بسپارید. با عشق این‌ها را با خود ببرید و احساس را با خودتان نگه دارید.

مراقبه

نفس بکشید و مجسم کنید رنگ آن سبز است و در بازدم فکر کنید که صورتی پررنگ است، این برای بیرون دادن غم‌های شماست.

مراقبه برای پاک کردن روح

ریلکس کنید. دم و بازدم. تصور کنید در کنار دریا هستید. ساحلی با ماسه‌های نرم، آب دریا آبی، خورشید می‌درخشد و شما وارد آب می‌شوید. آب دوروبر شما سیاه می‌شود، و در آب غوطه می‌خورید. آن‌قدر غوطه می‌خورید تا زیر آب می‌روید و بیرون می‌آیید و می‌بینید آب دوروبرتان زلال زلال است.

مراقبه

نفس عمیق بکشید، ریلکس کنید، توجه‌تان را بدهید به بدنتان. همراه هر دم اجازه دهید که اکسیژن وارد بدن و سلول‌ها بشود، چشم‌هایتان بسته و در حالت ریلکس باشید. حتا صداهای دوروبر، شما را ریلکس‌تر می‌کند. اولین هدفی که در زندگی داشتید را به یاد بیاورید (در دوره بچگی و جوانی). آیا به آن هدف رسیدید؟ اگر آری، چه مدت بعد؟ و اگر به دست نیاورید چرا؟ حالا به دومین آروزی‌تان فکر کنید که داشته‌اید. اگر به دست آورده‌اید خوشبخت‌ترین فرد هستید. حال ببینید چه قدم‌هایی برای تحقق آن آرزو برداشتید. اگر به آن آرزو رسیده‌اید احساس‌تان چه بوده و اگر نه، چه دلیل مهمی در عدم تحقق آن وجود داشته؟

آیا اگر الان می‌خواستید چیزی را آرزو کنید، همان را می‌خواستید و همان مسیر را می‌رفتید؟ این آرزو برای خودتان بود یا برای دیگران.

بکوشید یک آرزو از بین آرزوهای گذشته پیدا کنید که فقط برای خودتان بوده باشد. قضاوت نکنید و کاملاً ریلکس بمانید.

حالا روی قلب خودتان تمرکز کنید و ببینید زندگی شما برای شما یک هدف است یا تکه‌تکه پیش می‌روید. آیا برای رسیدن به هدف از روی خودتان و دیگران رد می‌شوید یا در مسیر، لذت می‌برید و پیش می‌روید؟

مدیتیشن

بعد از آماده کردن شرایط اولیه مراقبه -دم و بازدم و ریلکس کردن- به آرامی چشم‌ها را بسته و توجه را روی ذهن متمرکز کنید. ذهن خود را مانند استخری پر از آب زلال و شفاف تصور کنید. توجه کنید چه فکر و احساسی در ذهنتان وجود دارد و سپس این فکر یا احساس را داخل حبابی در کف استخر قرار دهید و کم‌کم فکر و حباب را به سطح آب هدایت کنید و از از بین رفتن حباب و فکر، قبل از رسیدن به سطح آب، مراقبت کنید. به محض رسیدن حباب به سطح آب، آن را بترکانید. چندین بار این کار را تکرار کنید تا ذهن پاک شود از کینه‌ها و بیماری‌های کهنه و در شما آرامش و سکون ایجاد شود.

در روش تفکر کوانتومی اساسی‌ترین بخش رد استرس از زندگی است. با مراقبه به این مهم دست می‌یابیم.

مراقبه

برای خالی کردن استرس، واژه‌ای برگزینید که حروف بی‌صدا و صدادار متناوبی (یک درمیان) داشته باشد مثل Serenity و آن را تکرار کنید. واژه را چندان تکرار کنید تا صدای آن در بدنتان به چرخش درآید. در واقع انقباض و تنش و گرفتگی موجود در عضلات و ماهیچه‌ها را تخلیه کنید.

مراقبه

وقتی ناراحت هستید انرژی منفی دارید. در اطاقی نیمه‌تاریک بنشینید. چیزهای ناراحت کننده خود را به یاد بیاورید همه را بزرگ کنید، گریه کنید، جیغ بکشید، با بالش دعوا کنید. جالب است که باید آگاهانه غمگین باشید. نیم‌ساعت این وضع را ادامه بدهید، خواهید دید که چقدر سخت است که به درستی بتوانید انجام دهید. خواهید دید که از آن حال، فاصله می‌گیرید. در عین انجام کار، مانند شاهدی بر احساس منفی خود نظارت کنید. آنگاه بلند شوید، نور اطاق را زیاد کنید، با یک موسیقی شروع به رقصیدن کنید. شادم، شادم، شادم! بعد بروید زیر دوشٍ، چشم‌ها را ببندید و مجسم کنید که آبی که به سر شما می‌ریزد کاملاً زلال است و از پاهایتان آب تیره خارج می‌شود. این کار تمامی آرزوها و انرژی‌های منفی شما را می‌برد. تا بدان‌جا که مجسم کنید آب زلال از سر شما سرازیر است و از پاهای شما هم آب زلال خارج می‌شود. حالا می‌توانید گرمای انرژی مثبت را حس کنید و نیروی خلاقه را در خود ببینید.

دست‌ها را روی شبکه خورشیدی بگذارید و پرانا را به صورت نوری سفید و شفاف مجسم کنید، نفس عمیق بکشید، پرانا از راهِ سوراخ‌های بینی جریان یافته و به طرف پایین به سمت ناحیه شبکه خورشیدی حرکت می‌کند. از نوک انگشتان بیرون می‌آید و همان‌جا می‌ماند. یک تصور دایمی در هنگام مراقبه به صورت کاملاً آهسته است. در مرحله دوم نفس را حبس کرده و انگشتان را از روی شبکه خورشیدی برداشته و روی چشم سوم بگذارید. باید مجسم کنید پرانا، نور سفید، از نوک انگشتان به درون سر جریان می‌یابد و سر را با نیروی زندگی پر می‌کند. هنگامی که جریان نور سفید به درون سر پیوسته و قوی باشد مورمور شدن مطبوعی احساس می‌کنید. در مرحله سوم دوباره انگشتان را به شبکه خورشیدی برگردانید. می‌توانید در ده دقیقه بیست بار این عمل را تکرار کنید. آرامش خلاق این است که در ذهن مراقبه کنید، مثل پر کردن لیوان خالی با دم و بازدم.

مراقبه نخستین

دراز بکشید، از کف پا تا زیر باسن، دست‌ها، قفسه سینه، گردن، صورت و دهان باید با تنفس آرام و دم و بازدم ریلکس شوند.

مسئله شمع: نور به عنوان دانه و جوانه‌ی مدیتیشن مطرح می‌شود و استفاده از شمع این تمرین‌های اولیه را امکان پذیر می‌سازد. اولا شعله‌ی شمع بر روی چشم‌ها تأثری آرام‌بخش داشته و چشم‌ها می‌توانند به آسانی به آن خیره شوند، ثانیا به دلیل تأثری که شعله روی شبکیه‌ی چشم می‌گذارد، تصویرش را نسبتا آسان می‌تواند حفظ کند. نه تنها یک راهنما جهت تجسم فکری است، نه تنها به عنوان تجسم فکری بلکه به عنوان نیروی مؤثری که به وسیله آن روح پر از نور می‌شود به کار می‌آید. شمع را روشن کنید، به شعله‌ی شمع خیره شوید، سعی کنید شعله را در ذهنتان بازسازی کنید. اگر خسته شدید پاها را دراز و باز دراز کنید و دوباره به شعله‌ی شمع خیره شوید.

در حالت راحت و ریلکس قرار بگیرید و توجه کنید به تنفس، و همزمان عضلات صورت را ریلکس کنید. نفس آرام و عمیق بکشید و اجازه بدهید چشمان شما بسته شود. در بازدم همه‌ی ناراحتی‌ها و غم‌وغصه‌ها را بیرون دهید. کاملاً راحت و آرام، برای لحظه‌ای به آرزویی که در دل دارید فکر کنید. زبان را در دهان رها کنید. به گردن، شانه‌ها و بالای بدن توجه کنید. عضلات این قسمت را رها و آزاد کنید. نفس آرام‌تری بکشید و انرژی جهان هستی را با نور و عشق وارد سلول‌های بدنِ کنید. اجازه دهید تمام ذرات وجود شما از این نور بهره‌ور گردد. کاملا ریلکس، فوق‌العاده آرام و در نهایت آرامش، توجه خود را به پاهای خود بدهید و عضلات آن را رها و ریلکس کنید. نفس آرام دیگری بکشید و اجازه بدهید با این نفس تمام بدن شما آزاد و ریلکس گردد. رفته رفته احساس می‌کنید که سبک و سبک‌ترِ می‌شوید و هرچه می‌گذرد بر عمق آرامش شما افزوده می‌شود و کاملا راحت، رها و بی‌وزن می‌شوید. زبان را در دهان رها و آزاد کنید. لب‌ها کمی باز، نفس آرام و همراه آن نور سفید و شفافی را وارد بدن کنید،

این نور لذت مطبوعی به تمام بدن می‌دهد و شما در یک دریای لذت و آرامش غوطه می‌خورید. احساس بی‌وزنی زیبایی را در وجود خود حس می‌کنید. سبک، سبک، سبک. گویی با بال‌های نامریی به پرواز درآمده‌اید. آرام و سبک بدون هیچ رفتنی، به بالا و بالاتر می‌روید. در آسمان صاف آبی، رها و بی‌وزن، و با هر نفسی که می‌کشید رهاتر می‌شوید. کم‌کم احساس می‌کنید بین شما و هوا هیچ نیرویی نیست و شما با هر آن چه هست یکی شده‌اید. چه احساس لذت‌بخشی! فوق‌العاده آرام، ریلکس، ستارگان را حس می‌کنید. گویی شما به نور آن‌ها در آمده‌اید و تبدیل به نور شده‌اید. کم‌کم با کهکشان و هر آن چه هست یکی می‌شوید و احساس زیبایی و سبک‌بالی به شما دست می‌دهد. این احساس را با روح خود حس نمایید. شما و جهان هستی هر دو یکی شده‌اید. جریان خون در بدن شما همان کهکشان نور است و هر نفس شما تولد ستاره‌ای در جهان هستی است. این نور در جان شما همان دانه‌ی زوال‌ناپذیر روح شماست. کاملاً آرام، فوق‌العاده ریلکس باشید. شما کهکشانی از نور، اراده و قدرت هستید و هم‌چون جهان هستی قادر به خلق هر آن‌چه که آرزو دارید می‌شوید. این قدرت و عظمت را با هر ضربه‌ی قلب خود حس نمایید. کاملاً آرام. فوق‌العاده رها و ریلکس باشید. در دوردست‌ها ستاره‌ای شما را به طرف خود جذب می‌کند و شما راحت به سوی او می‌روید. گویی که به خانه‌ی همیشگی خود برگشته‌اید. این ستاره همان شهر رویا و آرزوهای شماست. در این ستاره جواب تمام سوالات خود را می‌یابید و راه رسیدن به همه‌ی آرزوها را می‌بینید. کاملاً سبک و رها. در این ستاره‌ی آمال و آرزوها، توجه شما به هفت ستاره‌ی خوش رنگ جلب می‌شود:

اولین ستاره، رنگ زیبای سبز را دارد. در این ستاره هر آن‌چه را که از امکانات مادی برای خود و دیگران می‌خواهید وجود دارد.

دومین ستاره به رنگ شفاف و زیبای نارنجی است. این ستاره برآورنده‌ی همه‌ی امیال و آرزوهای شما در ارتباط با دیگران و با هنر و قدرت خلاقیت است.

سومین ستاره رنگ پر قدرت زرد دارد. هر آن‌چه را آرزو دارید، هرآنچه را در راستای قدرت و امکان کاری برای خود و عزیزان می‌خواهید در این ستاره است.

ستاره‌ی چهارم، رنگ زیبا و زندگی بخش سبز را دارد. رنگ به دست آوردن و حس کردن عشق به خود و دیگران در جهان هستی در این ستاره است.

ستاره‌ی پنجم رنگ فوق‌العاده آرام بخش آبی و زندگی‌دهنده را دارد. شما در این ستاره؛ دنیای زیبای رابطه با دیگران و بیان حقیقت را می‌توانید تجربه کنید.

ستاره‌ی ششم رنگ خیره کننده آبی فیروزه‌ای دارد و نشانه‌ی دنیای شما برای آینده است. آن چه را که آرزو دارید، چه برای خود و چه برای دیگران، در این ستاره باقی می‌ماند.

ستاره‌ی هفتم نور، عشق و دانش است. وجود خداوند است. در حالی که با هر نفسی که می‌کشید رهاتر و آرام‌تر می‌شوید، با توجه به آرزویی که دارید به آن ستاره پرواز کنید و در آن قاره ای ببینید که آرزوی شما در آن اتفاق افتاده است. رنگ‌ها را ببینید و جزییات صحنه را که آرزو دارید کاملاً مجسم کنید و صداها را بشنوید. و ببینید عزیزان خود را که چقدر از برآمدن آرزوی شما خوشحال هستند و چهره‌ی تک‌تک آن‌ها را ببینید و تبسم را بر چهره‌ی آن‌ها نظاره کنید. آن‌ها به شما افتخار می‌کنند، صدایشان را بشنوید که به شما تبریک می‌گویند. موزیک مورد علاقه خود را بیاد بیاورید و به آن گوش دهید. در جزءجزء خود حس کنید که چطور فامیل و دوستان به شما تبریک می‌گویند و موفقیت شما را جشن می‌گیرند. کاملاً راحت، فوق‌العاده سبک و رها باشید. حالا این رویای جامه‌ی عمل پوشیده را به یک فیلم سینمایی تبدیل کنید و تصور کنید که شما در نقش کارگردان، بازیگر و تماشاچی هستید. خود را حس کنید و از این همه خلاقیت که در وجود خود یافته‌اید لذت ببرید. از جهان هستی تشکر کنید. از تهیه‌ی این فیلم که فیلم زندگی شماست شادمان باشید، در آن غوطه‌ور شوید. و از بی‌وزنی

خـود لـذت بـبریـد. تمام جزییـات ایـن فیلـم را ببینیـد و از خلق کـردن آن غـرق شـادی گردیـد و ببینیـد کـه چطـور زنـدگی خـود را خلـق کردهایـد. همان طـور کـه آرزو داشتهایـد. اگر میخواهیـد عزیزانی را در این شـادی شـریک کنیـد آنهـا را مجسـم کنید و مطمئن باشید که با شـما هسـتند. عشـق و محبـت آنهـا را در قلب خود حس نماییـد. کامـلاً راحت، ریلکس، رهـا باشـید. اکنـون احسـاس زیبایـی داریـد. گویـی در دریایـی از مهر و عشـق غوطـه میخوریـد و وجـود شـما در نهایـت سـلامتی و تولـد دوبـاره اسـت. درحالـی کـه تجربـه میکنیـد آن چـه را کـه آرزو داریـد بـا تمـام وجـود از خدا و جهان هسـتی تشـکر کنیـد و مطمئن باشـید کـه جهان هسـتی میتوانـد درهایـی را در جهان هسـتی بـه روی شـما بـاز کنـد تا بـا نـور عشـق بـه هر آن چـه نیـاز داریـد دسـت یابیـد. ایـن دنیای زیبـا و پـر از نـور را تجربـه و لمـس کنیـد. زیبایـی و قـدرت آن را کـه همان قـدرت بیـدار شـدن در قلب اسـت حس کنید.

مدیتیشن چشم سوم

بگوییـد آ... و بعـد او... م اوم... هام و پـس از هر تکرار مجسـم کنید از چاکرای پیشـانی خارج میشـود و جذب این چاکرا میشـود.

بـا شـمع، بدن و تنفستـان را متعادل سـازید، اکنـون با دقت به شـعلهی شـمع بنگریـد. هالـهی نور شـمع را مـورد توجه قـرار بدهید. چشـمانتان را ببندیـد. شـعله را در درون چاکـرای پیشـانی خود ببینیـد. ببینید کـه آن را روشـن میسـازد و آن را بـه آرامـی میگشـاید. بگذاریـد کـه آن شـعله به آهسـتگی بـه پاییـن بـه درون چاکـرای قلب حرکت کند. چاکـرای قلب را بـا نـور خـود شـفا میدهـد و آن را به سـلامت بـاز میگردانـد. تمام تاریکیهـا قلـب را تـرک میکنـد. اکنـون ایـن نـور گسـترده و گسـترده تر میشـود تـا سرتاسـر سـینه را احاطـه سـازد و درهمان زمان بـه شـانهها و از آن جا بـه دستهای شـما سـرایت کنـد. نـور موجـود در قلب با شـدت بیشـتری گسـترده میشـود و از بـدن شـما و سـر و پـای روشـن شـما بـه بیـرون میدرخشـد و پراکنـده میشـود. بگذاریـد این نور کـه در آن نشسـتهاید شـما

را انباشته کند. بگذارید بازهم گسترش یابد. سیاره‌ی زمین را دربرگیرد. در این نور منتظر باشید. در این نور باشید تشکر کنید.

برای کار کردن با چاکراها نباید عجله داشت و از آن‌ها سریع گذشت، چرا که بعضی از چاکراها بسته می‌مانند و در واقع ما در آن‌جا می‌مانیم.

چاکرای چهارم دنبال عشق می‌گردد و در عشق زمینی خودش را پیدا می‌کند.

چاکرای پنجم به بیان عقیده اعتبار می‌دهد. اگر این چاکرا درست کار نکند جسما مریض می‌شویم و روحانی کارهای عجیب و غریب می‌کنیم. غیظی دائمی داریم. چاکراها، بخصوص چاکرای ششم، با موسیقی باز می‌شود در روز پانزده دقیقه موزیک شاد بشنوید، موزیک خوب هارمونی‌هایی در بدن ایجاد می‌کند که باعث می‌شود شخص همیشه جوان بماند.

کسی که مدیتیشن می‌کند دیر یا زود عاشق می‌شود. کیفیتی که شاید تاکنون تجربه نکرده‌اید. عشقی که حاصل مدیتیشن است در واقع یک رابطه نیست بلکه کیفیتی است که گرداگرد شما را فرامی‌گیرد و هیچ کاری با شخص خاصی ندارد. شما عشق می‌ورزید چون خود عشق شده‌اید. عشقی جاودان و همیشگی که با عشقی که میلیون‌ها زن و مرد در زندگی وانمود می‌کنند به آن دچار شده‌اید زمین تا آسمان متفاوت است. چرا که عشق آن‌ها محصول ذهن آن‌هاست و ذهن نمی‌تواند محصولی جاودان داشته باشد. به همین خاطر دیری نمی‌گذرد که این عشق مصنوعی باعث خستگی، یکنواختی و غرغر کردن و بهانه و دعوا بین عشاق می‌شود.

عشق حقیقی مثل هاله‌ای گرداگرد شما را فرا می‌گیرد و نیازی به جبران و تلافی ندارد. شما آماده‌اید تا فقط ببخشید. عشق حقیقی باعث می‌شود که شما آرزوی داشتن دیگری را نداشته باشید و فقط بخواهید مهر بورزید بی آن‌که مالک او باشید.

در یک مکان ساکت رو به مشرق می‌نشینیم. چشم‌ها را می‌بندیم. یک نقطه نورانی در مقابل‌مان مجسم می‌کنیم. بعد تصور می‌کنیم که نقطه‌ی نورانی در جهت باد در اطراف ما شروع به حرکت می‌کند و در حین حرکت ردی نورانی از خود به جا می‌گذارد و به جای اول خود برمی‌گردد. یک تا دو دقیقه خود را محصور در این دایره تجسم کنید. اگر این تمرین را هر روز تکرار کنید بعد از گذشت چهار الی بیست و دو روز چهره‌ی خود را نورانی‌تر از قبل می‌بینید و گرمایی بر روی پوست خود حس خواهید کرد.

مراقبه یا مدیتیشن روشی است که طی آن می‌توان با اجرای برخی تمرین‌ها به حالت مطلوب و دلخواه روحی رسید. مراقبه، محافظت از قلب در مقابل کارهای پست است. در مراقبه باید معتقد باشی که خدا بر همه چیز قادر است. دو مورد از بهترین تکنیک‌های مراقبه عبارتند از مراقبه‌ی گشوده که فرد طی آن ذهن خود را برای دریافت هر تجربه جدیدی پاک و تخلیه می‌کند و روش دیگر مراقبه متمرکز که مزایای آن از راه توجه شدید به یک شیء، کلام یا فکر به دست می‌آید. می‌توانیم در روش مراقبه متمرکز با تمرکز بر راه رفتن و تنفس همزمان با آن به آرامش ذهنی و روحی برسیم. راه رفتن با مراقبه عبارتست از انجام مراقبه ضمن راه رفتن. شما آهسته و بدون انقباض عضلات راه می‌روید و لبخند می‌زنید. هنگامی که این‌گونه راه بروید در اعماق وجود خود احساس آرامش می‌کنید. رنج و اضطراب از شما دور می‌شود. هر کسی می‌تواند این کار را انجام دهد. تنها به اندکی زمان و کمی درک نیاز است و قلب شما از آرامش و شادی لبریز می‌شود. از بودا پرسیدند: تو و شاگردانت چه می‌کنید؟ او گفت: می‌نشینیم، راه می‌رویم و غذا می‌خوریم. سؤال کننده دوباره گفت: اما همه می‌نشینند، غذا می‌خورند و راه می‌روند. بودا در پاسخ به او گفت: وقتی ما می‌نشینیم می‌دانیم که نشسته‌ایم. وقتی راه می‌رویم می‌دانیم که راه می‌رویم و هنگامی که غذا می‌خوریم می‌دانیم که غذا می‌خوریم. همه‌ی ما در بسیاری از اوقات درگذشته‌ها گم می‌شویم یا آینده‌ها را با خود می‌بریم. وقتی که ذهن ما هشیار می‌شود و قوه‌ی درک ما از آن چه در حال

اتفـاق افتـادن اسـت آگاه می‌شـود، ظرفیت پذیـرش آرامش و شـادی خود را افزایـش داده‌ایم.

آرامش را لمس کنید

اگـر گمـان کنیـد که آرامـش و سـعادت در جایی دیگر اسـت و به دنبال آن بدویـد هرگـز بـه آن نخواهید رسـید. تنهـا آن زمان که توانسـتید لمس کنیـد کـه آرامـش و سـعادت در همین‌جـا و در لحظـه‌ی حال وجـود دارد، می‌توانیـد آرام بگیریـد. در زندگـی روزانـه با وقت بسـیار کم بایـد کارهای زیـادی انجام داد. همیشـه در حال دویدن هسـتید، بایسـتید! لحظه‌ی حال را لمـس کنیـد. چقدر آرامـش در آغوش شماسـت. اگر کمی عمیق باشـید تمـام اسـترس و اضطرابـی که مردم هنـگام راه رفتن بـر روی زمین نقش می‌کننـد را می‌بینیـد. گام‌هـای سـنگین و سرشـار از انـدوه و تـرس را بـر روی زمیـن می‌گذارنـد و غافلنـد از ایـن کـه جهـان راه‌های بسـیار زیبایی دارد. راه‌هایـی که درختان سـر به آسـمان سـاییده در دو طـرف خود دارند. جاده‌ایی که بوی گل‌های بهشـتی را در خود دارد اما اگر با دلی سـنگین و گرفتـه در ایـن راه‌ها قدم بگذاریـم، نمی‌توانیم قدر ایـن زیبایی‌ها را بدانیم. هـرگاه تـلاش کردیـد کـه از دل‌شـوره‌های فـردا و اضطراب‌هـا خـلاص شـوید، فقـط لبخنـد بزنیـد. ایـن تبسـم آرامـش و شـادی درونـی را تغذیه می‌کنـد. تبسـم در حیـن تمریـن راه رفتـن با مراقبـه، قدمهایتـان را آرام و راحـت می‌کنـد و احسـاس آرامـش عمیقی به شـما می‌بخشـد. هر تبسـم تمامـی وجود شـما را شـاداب می‌کند.

شمارش قدم‌ها

بـه هنـگام راه رفتـن با شـمارش قدم‌ها، تنفـس آگاهانه انجـام دهید. به هـر نفـس و به شـماره‌ی قدم‌هایی که ضمـن دم و بـازدم برمی‌دارید توجه کنیـد. اگـر به هنگام دم، سـه قدم برمی‌داریـد، به آرامی بگوییـد: یک، دو، سـه، و یـا دم، دم، دم. یعنـی بـا هـر قـدم یک کلمـه. ضمن بازدم اگر سـه قـدم برمی‌داریـد بـا هر قدم بگویید: بـاز، باز، باز. اگر در حین انجام دم سـه

قدم برمی‌دارید و ضمن انجام بازدم، چهار قدم راه می‌روید بگویید: دم، دم، دم، باز، باز، باز. یا یک، دو، سه، چهار.

سعی نکنید نفس خود را کنترل کنید. اجازه دهید ریه‌هایتان زمان و میزان هوایی را که لازم دارید داشته باشد. فقط دقت کنید ضمن پر شدن ریه‌ها چند قدم و به هنگام تخلیه‌ی ریه‌ها چند قدم برمی‌دارید. هنگامی که در زمین ناهموار راه می‌روید، مسلما تعداد قدم‌هایتان بر حسب هر نفس تغییر می‌کند. همیشه از نیاز ریه‌هایتان تبعیت کنید. سعی نکنید که تنفس و یا راه رفتن خود را کنترل کنید. وقتی تمرین مراقبه، ضمن راه رفتن را آغاز می‌کنید، ممکن است مانند کودک نوپایی که تازه راه افتاده احساس عدم تعادل کنید. تنفس خود را دنبال کنید و دل‌آگاهانه بر گام‌هایتان متمرکز شوید. به زودی تعادل خود را خواهید یافت. پیری را که آهسته راه می‌رود مجسم کنید. آن‌قدر آهسته راه نروید که مردم فکر کنند شما کار عجیبی می‌کنید. به گونه‌ای راه بروید که حتی دیگران هم متوجه نشوند شما مراقبه می‌کنید. هرکسی را هم روبه‌روی خود دیدید فقط لبخند بزنید. برای مدت کوتاهی این روش را تمرین کنید. سپس خواهید دید که ریه‌هایتان سالم‌تر شده‌اند و خون در رگ‌هایتان بهتر گردش خواهد کرد و شما فردی آرام و سالم و شاداب خواهید بود. امتحان کنید ضرر ندارد.

خنده و ریلکسیشن

در زندگی لحظاتی وجود دارند که بدون این که آگاه باشیم در حال وادادن و رهایی هستیم. یکی از این مواقع هنگامی است که واقعاً در حال خندیدن هستیم. خنده‌ای که حرکات آن از شکم است نه از روی فکر و ذهن. وقتی شکمی می‌خندیم واقعاً در حالتی از رهایی هستیم. به همین دلیل است که خندیدن آن‌قدر برای سلامتی مفید است. هیچ داروی دیگری هم نمی‌تواند آن قدر برای سلامتی شما مفید باشد. دفعه بعد در حال خندیدن، توجه کنید که چقدر ریلکس و آزاد هستید.

زمان مراقبه: بین ده تا چهل دقیقه، شب‌ها قبل از خواب یا اول صبح.

دستور:

۱. مرحله‌ی اول

همین طوری که در سکوت نشسته‌اید، اجازه بدهید تا خنده شروع شود. بگذارید حس خنده در دست‌ها و پاهایتان هم پخش شود. بگذارید تمام بدنتان در این خنده شرکت کند نه فقط دست‌ها و پاها، تمام بدن را در آن شرکت دهید تا وقتی که خنده به شکمتان برسد. خود را مثل یک بچه‌ی کوچک فرض کنید. اگر می‌توانید روی زمین غلت بزنید. این که چه صدایی از خود درمی‌آورید خیلی مهم نیست. مهم این است که با تمام وجود در این قسمت شرکت کنید.

۲. مرحله دوم، برگردید روی زمین

روی زمین دراز بکشید. طوری که صورت به طرف زمین باشد. اگر لخت باشید بهتر است. با زمین ارتباط برقرار کنید و آن را در زیر خود حس کنید. با خود فرض کنید که زمین مادر شما است و شما فرزند او هستید. همراه با زمین نفس بکشید و خود را با او یکی حس کنید.

۳. مرحله سوم، برقصید

برای مدتی، مثلا بیست دقیقه، برقصید. یک موسیقی، هر چه باشد برای خود بگذارید و شروع به رقصیدن کنید. وقتی با زمین ارتباط برقرار کردید، رقصیدنتان شکل دیگری پیدا می‌کند. اگر این دستور را مرتب انجام دهید طی شش ماه تغییرات عمیقی در وجودتان پدید می‌آید. اگر شب‌ها قبل از خواب این دستور را انجام دهید خواهید دید که رویاهایتان شادتر و زیباتر می‌شود. اگر دستور را صبح‌ها انجام دهید در طول روز انرژی و شادابی زیادتری خواهید داشت. در طول روزهم هر وقت فرصتی به دست آمد و امکان داشت، با خود بخندید.

پاکسازی بدن، مشاهده درست بدن

پاکسازی افکار: از راهِ مشاهده درست افکار.

پاکسازی احساسات: ۱- دوستی یا دوستانه بودن ۲- شفقت و مهربانی ۳- شاد بودن ۴- سپاس‌گزاری. (که هر کدام متضاد خود را نیز دارند).

به ارتعاشات ذهنی توجه کنیم که چگونه از ضمیر ما جریان پیدا می‌کند. درست مانند کسی که در کنار رودخانه نشسته است و به جریان آب نگاه می‌کند، همین‌گونه کنار ذهن خود بنشینید و مشاهده کنید یا همانند کسی که در جنگل نشسته و از بالای درختان به پرندگان در حال پرواز نگاه می‌کند، شما هم به افکارتان نگاه کنید یا چون کسی که به باران می‌نگرد و به ابرها توجه می‌کند، شما هم به ابرهای ذهن‌تان که در آسمان سرتان و در حال حرکتند، نگاه کنید. در سکوت بایستید و پرواز پرندگان فکر و جریان رودخانه ذهن را نگاه کنید. در این حالت هیچ کاری نکنید. دخالتی در این جریانات نکنید. اصلاً توجهی به آن‌ها نکنید. آن‌ها را سرکوب نکنید. فکری را که می‌آید متوقف نکنید و اگر فکری نیست، سعی کنید فکر جدیدی خلق کنید. تنها یک مشاهده‌گر باقی بمانید. در این مشاهده‌ی ساده خواهید دید که شما و افکارتان از هم مجزا هستید، این نکته را تجربه خواهید کرد که آن شخص که مشاهده‌گر افکار است از خود آن افکار جداست. همین که این را فهمیدید آرامش، بدن شما را فرامی‌گیرد. صدا، انرژی را فعال و گره‌ها را می‌گشاید. هندوها معتقدند که اولین صوت در خلقت اوم بوده. انسان توسط مانترا، انرژی‌های سازنده را به فضا می‌فرستد. مانند گل‌ها که بعد از شکفتن ،عطر دلپذیری به اطراف پخش می‌کنند.

مراقبه

اول محلی را که می‌خواهیم تمرین کنیم مشخص و آماده کنیم.

دوم خود را آماده کنیم:

۱. آگاهی روحی و روانی

۲. آمادگی جسمی،

یعنـی بپذیریـد که اسـتعداد و توانایی این کار را دارید. آمادگی جسـمانی (جسـم ریلکس و آرام باشد).

۱. من تمرینات مراقبه را شروع می‌کنم. ۲۰ بار

۲. من کاملاً آماده‌ام و تمرینات مراقبه را شروع می‌کنم. ۲۰ بار

۳. روحاً و جسما در بهترین وضعیت هستم. ۲۰ بار

۴. من مطمئنم که در مراقبه استعداد زیادی دارم. ۲۰ بار

۵. با مراقبه نیروی درونی‌ام فعال می‌شود.

۶. استعداد من در مراقبه بی‌نظیر است.

۷. از این که مراقبه را شروع کرده‌ام خوشحالم.

سپس لحظاتـی فکرتـان را آزاد بگذاریـد و بـه چیزی فکر نکنیـد. و بعد شـروع کنید از پا تا سـر را ریلکس کنید. سـه خواسـت خود را بخواهیم. اگر مـا انرژی‌هـای درونمـان را فعـال کنیم طعم واقعی زندگـی را حس خواهیم کـرد. آن وقـت اسـت کـه ثـروت، تفریح، خـواب و ازدواج شـادی می‌آورند. اگر مسـتمر انجام دهید انرژی‌های درونی شـما آشـکار می‌شـود و شـما را بـه سـطوح ژرف مراقبـه هدایـت می‌کند.

مدیتیشن بخشش

بالاتریـن شـفا و آرامش در این اسـت کـه هیچ‌گونه بـار عملی را بر دوش نداشته باشیم.

راه‌های افزایش و ذخیره انرژی حیاتی:

الـف- اصـول اخلاقـی، بخشـیدن خطـای دیگـران، کینه بـه دل گرفتن مثل این اسـت که شـخصی زهر را بخورد و منتظر باشـد دیگـری بمیرد.

صداقـت و راست‌گویی، تطبیـق کلمـه و کلام اسـت. صداقت به معنی روراسـت بـودن بـا ضمیر درونی خود اسـت. اگر موضوعـی را در فکر دارید و بـه همان شـکل آن را تبدیل بـه کلام می‌کنید، در حقیقت نفوذ آن دو برابر می‌شود.

(انرژی فکری + انرژی کلامی) و اگر این روش را ادامه دهید چهره نورانی می‌شود. بسیاری از ما مدت زمان زیادی را صرف فکر کردن در مورد چیزی می‌کنیم که به آن نیاز داریم و هنوز به دست‌اش نیاورده‌ایم. وقتی ما این کار را انجام می‌دهیم در واقع سیگنال‌هایی را به ضمیر ناخودآگاه خود ارسال می‌کنیم و تأکید می‌کنیم چه چیزهایی را نداریم. با این عمل بر روی کمبودها و فقدان در زندگی خود تأکید می‌کنیم. ضمیر ناخودآگاه ما گوش و اطاعت می‌کند. بنابراین کم‌کم رسیدن به آن چیزهایی که نیاز داریم مشکل‌تر می‌شود. طوری که قسمتی از انرژی ما مشتاق رسیدن به آن چیز است. درحالی که قسمتی دیگر آن چیزها را از ما دور می‌کند. اگر شکرگزار چیزهایی باشیم که داریم این به ما کمک می‌کند تا به طور عادلانه بر روی موضوع فراوانی به جای فقدان آن تمرکز کنیم.

مدیتیشن بی‌ذهنی[۴۳]

بی‌ذهنی یعنی هوش و ذکاوت: در این مدیتیشن از شما خواسته می‌شود سخنانی بی‌معنی، ناشمرده و تند بر زبان آورید تا بدین وسیله ذهن و فعالیت آن را پشت سر گذارید. دوستان عزیز مراقبه‌ای که هم اکنون به شما معرفی می‌کنم شامل سه بخش است:

بخش اول آن همان‌طور که گفتم بر زبان آوردن سخنانی بی‌معنی، نامفهوم، ناشمرده و تند است تا بدین وسیله ذهن را پشت سر گذارید و طعمی حقیقی از وجود خود را بچشید. هر آن‌چه بر زبانتان می‌رود بگویید و با آگاهی کامل برای مدتی دیوانگی و جنون را تجربه کنید. اصلاً توجهی نکنید که آن‌چه می‌گویید دارای معنی و منطقی است یا خیر. فقط تمام آشغال‌های ذهنی خود را بدین وسیله بیرون بریزید و اجازه دهید فضایی خالی و شفاف در ذهنتان پدیدار شود.

در بخش دوم این مدیتیشن طوفانی به پا شده که شما و همه چیز را همراه خود برده است. بودای حقیقی در وجود شما و در جای خود در

۴۳. No-Mind Meditation

سکون و آرامش قرار گرفته است. شما تنها در حال نظاره کردن بدن، ذهن و هر آن‌چه در حال اتفاق افتادن است، هستید.

در بخش سوم هنگامی که من می‌گویم: «رها کنید!» تمامی بدن خود را رها کرده و بدون هر گونه دخالت یا تلاشی به زمین بیفتید. اصلاً ذهن خود را کنترل نکنید. تنها همانند یک کیسه خمیر روی زمین بیفتید و کاملاً خود را رها کنید.

دستور کار:

این مدیتیشن را در ابتدا برای مدت هفت روز انجام دهید. این مدت به شما کمک خواهد کرد تا به طور کامل تأثیرات آن را تجربه کنید. می‌توانید برای هر بخش چهل یا درصورت تمایل بیست دقیقه وقت اختصاص دهید.

مرحله اول: سخنان بی‌معنی، نامفهوم و سریع یا دیوانگی آگاهانه.

نشسته یا ایستاده، چشمان خود را ببندید و شروع کنید به بر زبان آوردن سخنان نامفهوم و بی‌معنی! هر صدایی که دوست دارید در بیاورید و تکرار کنید ولی توجه کنید به هیچ زبان خاص شناخته شده‌ای صحبت نکنید! اجازه دهید هر آن‌چه از درونتان بیرون می‌ریزد ابراز شود. همه چیز را بیرون بریزید و آگاهانه کاملاً دیوانه شوید. در واقع با بر زبان آوردن کلمات بی‌معنی، الگوی ذهن شما به هم می‌ریزد و می‌توانید ذهن خود را پشت سر گذارید. اجازه دارید هر کاری انجام دهید: آواز خواندن، فریاد زدن، صحبت کردن، پریدن، خوابیدن، نشستن، لگد زدن و یا هر کار دیگری. به هر صورت اجازه ندهید فضایی خالی در سکوت یا سکون اتفاق بیفتد. اگر نمی‌توانید سخنانی بی‌معنی بر زبان آورید، (سخنانی مانند این: اولی وولیا مولی پلا ناهونی تا کولا خاساب زوطه... ! یا هر چه که خودتان مایلید!) تنها صدایی مثل لالالالا... را تکرار کنید. ولی به هیچ‌وجه ساکت باقی نمانید. نکته‌ی بسیار مهم این است که اگر این مدیتیشن را با افرادی دیگر انجام می‌دهید به هیچ

وجـه در کار آن‌هـا دخالـت نکنیـد. تنهـا بـه آن‌چه بـرای شـما رخ می‌دهد توجـه کنیـد و کاری بـه آن‌چـه دیگران انجام می‌دهند نداشـته باشـید.

مرحله دوم: نظاره کردن

پـس از مرحلـه‌ی اول کاملاً آرام و سـاکت بنشـینید و انـرژی خود را در درون جمع کنید. اجازه دهید افکارتان از شـما دور و دورتر شـوند و سـکوت و آرامـش عمیقـی را کـه در مرکـز وجودتان بـه وجود می‌آیـد تجربه کنید. تفاوتی ندارد روی زمین یا روی صندلی نشسـته باشـید ولی مهم اسـت که پشـت و گردن شـما بـه هر صورت صـاف باشـد. بدنتـان در آرامش کاملٍ قرار داشـته باشـد، چشمانتان بسـته و آهنگ تنفسـتان طبیعی باشد. کاملاً آگاه و هوشـیار باشـید و در لحظـه‌ی حال قـرار بگیرید. هماننـد نظاره‌گری باشـید کـه بـر فراز تپه‌های دوردسـت هر آن‌چـه در حال گذر کردن اسـت را نظـاره می‌کنـد. افـکار شـما دائماً بـه آینـده یـا گذشـته سـفر می‌کنند. تنهـا از فاصلـه دور آن‌هـا را نظـاره کنید. بـه هیچ وجه درگیر آن‌ها نشـوید و سـعی نکنیـد در بـاره‌ی آن‌هـا قضـاوت کنید. تنهـا در لحظـه‌ی اکنون و در حـال مشـاهده کردن باقـی بمانید. این نوع مشـاهده مدیتیشـن حقیقی اسـت. آن چـه مورد مشـاهده قـرار می‌گیرد اصـلاً اهمیتی نـدارد. به خاطر داشـته باشـید در افـکار، احساسـات و قضاوت‌هایی که ممکن اسـت پیش بیاید گم نشـوید.

مرحله سوم: رها کردن

بـا بـر زبـان آوردن سـخنان بی‌معنـی و نامفهوم از شـر ذهـن فعال خود خـلاص می‌شـوید. هـم چنین بـا قـرار گرفتـن در سـکوت می‌توانید ذهن غیرفعـال خـود را نیز پشـت سـر گذاریـد و در مرحله‌ی رهاسـازی خواهید توانسـت بـه ماوراء ایـن دو وارد شـوید. پـس از مرحله نظاره کـردن اجازه دهیـد بدنتـان بـدون هیچ‌گونـه تلاش یـا کنترلی بـر روی زمیـن بیفتد. در حالـی کـه به آرامـی دراز کشـیده‌اید عمل نظاره کـردن را ادامـه دهید. در عیـن حـال آگاه باشـید که شـما نه بدن هسـتید و نـه ذهن، بلکـه حقیقت وجودتـان چیـزی اسـت جـدا از ایـن دو. همین‌طور کـه عمیـق و عمیق‌تر

بـه درون خویـش سـفر می‌کنید در نهایت خواهید توانسـت بـه مرکز وجود خود برسـید.

دوباره به دنیا بیایید!

هرکسی دوست دارد دوباره به دوران کودکی خود باز گردد ولی هیچ‌کس واقعاً تلاش نمی‌کند تا این امر تحقق یابد. از افراد بسیاری شنیده‌ام که می‌گویند دوران کودکی واقعاً دوران شیرین و خوبی بوده است. شاعران زیادی اشعار زیبایی در باره‌ی دوران کودکی سروده‌اند. ولی هیچ‌کس واقعاً کاری انجام نمی‌دهد تا دوباره این دوران پاکی و معصومیت را تجربه کند. من این فرصت را برای شما فراهم می‌کنم که دوباره به کودکی خود باز گردید.

روحیه شادی و بازی را در خود حفظ کنید! البته این کار مشکل است زیرا هر یک از شما به شکل خاصی درآمده و در قالب خاصی فرورفته‌اید. هریک از شما به دور خود سپر و حفاظی دارید که شل کردن یا انداختن آن بسیار مشکل است. شما نمی‌توانید آزادانه بالا و پایین بپرید یا با صدای بلند آواز بخوانید. حتی نمی‌توانید به راحتی بخندید و برای خندیدن نیاز به محرکی ابتدایی دارید.

تمامی سعی خود را کنار بگذارید. تمامی دانش و اطلاعات اکتسابی را به دور بریزید. لااقل برای این چند روز روحیه شادی و بازی را در خود حفظ و تقویت کنید. مطمئن باشید هیچ چیز را از دست نخواهید داد! حتی اگر چیزی به دست نیاورید، چیزی هم از دست نخواهید داد. علت توصیه‌ی من برای این که روحیه شادی و بازی را در خود حفظ کنید این است که می‌خواهم شما را درست به جایی بازگردانم که رشد شما از آن جا متوقف شده است. نقطه مشخصی در دوران کودکی هر یک از شما وجود دارد که از آن به بعد رشد حقیقی شما متوقف شده است و شروع به رفتاری مصنوعی کرده‌اید. برای مثال در زمان کودکی ممکن است واقعاً عصبانی بوده‌اید ولی پدر یا مادرتان به شما گفته است: عصبانی نباش! چون اصلاً کار خوبی نیست که آدم عصبانی بشود!

کامـلاً طبیعـی بـوده اسـت کـه شـما عصبانی باشـید ولی بـا توصیه‌ی
پـدر یـا مادر شـکافی در شـما بـه وجود آمده اسـت، زیـرا اگر می‌خواسـتید
طبیعـی عمـل کنیـد و عصبانی باشـید دیگـر از محبـت و توجـه والدیـن
بهره‌ای نمی‌بردید. در این دوره مدیتیشن من شـما را تا زمانی در کودکی
بـه عقـب بازمی‌گردانـم کـه شـروع شـده بـه جـای «طبیعـی» بـه صورت
«مجـازی» خـوب باشـید. دوبـاره تکـرار می‌کنـم: روحیه‌ی شـادی و بازی
را در خـود حفـظ کنیـد و آن را پـرورش دهید تـا دوبـاره کودکی خود را به
دسـت آورید. البته این کار مشـکل اسـت زیـرا باید تمامـی نقاب‌های خود
را بـه دور افکنیـد. ولی اصـلاً نگـران نباشـید زیـرا حقیقت وجودتـان تنها
هنگامـی رخ می‌نمایـد و جلـوه می‌کند که دیگر نقابی وجود نداشـته باشـد.
کنار گذاشـتن این نقاب‌ها ممکن اسـت حتی دردنـاک باشـد ولی ارزشـش
را دارد زیـرا بـا ایـن کار دوبـاره متولـد خواهیـد شـد و هیـچ تولـدی بدون
تحمـل درد امکان‌پذیـر نیست. اگر واقعـا تصمیـم داریـد دوباره متولد شـوید
پس خطر کنید!

دستور عمل:

مرحله اول:

در یـک سـاعت اول درسـت ماننـد یک کودک عمـل کنید و بـه دوران
کودکی خویش بازگردید. هرچه را در دوران کودکی دوسـت داشـتید انجام
دهیـد، اکنـون انجـام دهیـد. آواز خوانـدن، بـالا و پاییـن پریـدن، فریاد زدن
یـا گریـه کـردن. در این مرحله اجـازه دارید هـر کاری انجام دهید به جز
ایجـاد مزاحمت بـرای دیگران!

مرحله دوم:

در یـک سـاعت دوم فقـط در آرامـش و سـکوت بنشـینید. در این زمان
احسـاس تازگـی و معصومیـت بیشـتری داریـد و انجـام مدیتیشـن برایتان
سـاده‌تر اسـت. ایـن مراقبـه را به مدت هفـت روز ادامه دهیـد. در روزهایی
کـه ایـن مدیتیشـن را انجام می‌دهیـد بـه دوران کودکی خود بـاز گردید و
هماننـد کودکـی باشـید که چیـزی نمی‌دانـد. چیـزی نمی‌پرسـد و در بـاره‌ی

چیزی بحث نمی‌کند. در صورتی که بتوانید به کودکی خود بازگردید تمامی این موارد به سادگی امکان‌پذیر است.

صدایتان را پیدا کنید

همه ما در ابتدا صدای خود را داشتیم. منظورم از صدا این است که در زمان بچگی بر اساس نگرش درونی و میل باطنی‌مان حرف می‌زدیم. وقتی بزرگتر شدیم و به مدرسه رفتیم به جای صدای خودمان یاد گرفتیم که با صدای معلم‌هایمان، پدر و مادر یا کسانی که نقش والد ما را داشتند حرف بزنیم. اگر می‌خواهید تا صدای واقعی خود را پیدا کنید از این تمرین استفاده کنید.

به درون خود نگاه کنید، ببینید وقتی حرف می‌زنید صدای چه کسی را می‌شنوید؟ صدای پدرتان؟ صدای مادر؟ گاهی صدای پدربزرگ، گاهی مادربزرگ و گاهی معلم‌هایی که سال‌ها قبل داشتید. گاهی صدای همسایه. تنها چیزی که به سختی می‌توان آن را پیدا کرد صدای خودتان است. همیشه در زندگی به شما گفته شده است که به حرف بزرگتر به حرف پدرومادر گوش کنید. ولی کسی تا به حال به شما نگفته که به قلب و دل خودتان گوش کنید. در واقع آن چه از صدای واقعی‌تان به گوش می‌رسد فقط ناله‌ی ضعیفی است که لابه‌لای صداهای اطرافتان گم شده است. برای شنیدن صدای خودتان باید اول از شر این صداهای مزاحم خلاص شوید. در این هنگام است که می‌توانید در درونتان سکوت و آرامش را تجربه کنید و بعد از شنیدن صدای خودتان تعجب کنید و لذت ببرید. در این دنیا مردمی که در رحمت و سعادت زندگی کردند کسانی بودند که با صدای واقعی و درونی‌شان حرف زدند.

مرحله‌ی اول: لطفاً بفرمایید این که در حال حرف زدن است، کیست؟

در هر کاری که مشغول انجامش هستید، فکر می‌کنید، تصمیم می‌گیرید یا امثال آن، از خود بپرسید این حرف یا عمل از من می‌آید یا

از کس دیگری؟ واقعاً در درون من چه کسی در حال حرف زدن است؟ وقتی گوینده صدا را شناختید تعجب می‌کنید. می‌بینید این صدا درست همان صدای مادر یا پدرتان است. یافتن صاحب صدا اصلاً سخت نیست. صداها درست عین یک نوار ضبط صوت در ذهن شما وجود دارند. همان حرف‌ها، همان توصیه‌ها و دستورات، همان نصیحت‌ها. نیازی به جنگیدن با این صداها ندارید. آن‌چه مهم است همین است که شما بفهمید که این صدای شما نیست. موضوع حرف و صدا هرچه باشد. خوب یا بد. می‌دانید که این صدای شما نیست. این اولین قدم برای یافتن معصومیت بچگی است. شما به اندازه کافی به این صداها گوش کرده‌اید و حاصلی برایتان نداشته‌اند.

مرحله دوم: خیلی ممنون... خداحافظ

وقتی صدا را شناختید از شخص صاحب صدا تشکر کنید و بخواهید که برود و بگذارد تا شما تنها بمانید. به یاد داشته باشید کسی که آن صدا را به شما داده، دشمنتان نبوده و قصد بدی نداشته اما در حال حاضر قصد و نیت او اصلاً مهم نیست. وقتی از آن صدا می‌خواهید که برود و شما را راحت بگذارد، بند بین شما و صاحب آن صدا گسسته می‌شود. آن صدا شما را در کنترل خود داشت چون شما هم فکر می‌کردید که آن صدا، صدای خودتان است. وقتی این تمرین را مرتب انجام دهید به سرعت از دست صداهای مزاحم درونتان خلاص می‌شوید و سکوت را در دلتان تجربه می‌کنید.

یگانگی با نیروی عالم

این یکی از فنون بسیار ساده تجسم است که اگر در آغاز هر نوع مراقبه انجام شود، سودمند است. منظور از این تمرین این است که اگر در جریان انرژی شما انسداد یا گره‌گاهی هست گشوده شود. با پشت صاف روی صندلی یا چهارزانو روی زمین راحت بنشینید، چشمانتان را ببندید و آهسته و عمیق نفس بکشید و چندین بار از ده تا یک (در دل خود) بشمارید تا در آسایش ژرف فرو بروید.

تصـور کنیـد کـه به انتهای سـتون فقرات شـما ریسـمانی متصل اسـت کـه از دل خـاک می‌رویـد و شـما را بـه کانـون زمیـن وصل می‌کنـد. اگر می‌خواهیـد آن را بـه صـورت ریشـه‌ی درختی مجسـم کنید کـه عمیقا در خـاک ریشـه دوانده اسـت. ایـن را «ریسـمان زمیـن» می‌خوانیم.

بایـد بتوانید مجسـم کنیـد که انرژی زمین از ریسـمان بـالا می‌آید و در همـه‌ی اندام‌هـای شـما جریـان می‌یابد و بایـد بتوانید مجسـم کنید انرژی کیهانـی از فـرق سـر شـما وارد بدنتـان می‌شـود و بـه انتهـای «ریسـمان زمین» و پاهای شـما می‌رسـد و به کانون زمین فرومی‌رود. احسـاس کنید کـه هـر دو ایـن جریان‌ها در مسـیرهای متفاوت، اما در نهایـت هماهنگی، در تـن شـما به هـم می‌آمیزند.

ایـن مراقبـه شـما را میـان انرژی کیهانـی و انرژی زمین (رویـا و مادی) به تـوازن وامی‌دارد.

مراقبه‌های شفابخش

شفای خویشتن

نشسـته یـا خوابیـده نفـس عمیـق بکشـید و در آرامش و آسـایش ژرف فرورويد. از انگشـت‌های پا شـروع کنید و به کف پا، سـاق‌ها، ران‌ها، لگن خاصره و شـکم برسید.

بـه یک‌یـک اندام‌هـا فرمـان بدهید که اسـتراحت کنند و هر گونه فشـار را رهـا کنند. احسـاس کنیـد که عضله‌هـا از حالت انقباض بیـرون می‌آیند و منبسـط می‌شـود. اگر بخواهید می‌توانید مراقبه‌ی گشـودن مرزی انرژی را انجـام دهیـد تـا انـرژی به طـور یکنواخت در بدنتـان جریان یابـد و این انـرژی را حـس کنیـد و لـذت ببریـد. اگـر یکی از اعضـای بدنتـان بیمار و دردنـاک اسـت از آن عضـو بپرسـید کـه آیـا پیامـی بـرای شـما دارد. اگـر جـواب نـداد بازهم ادامه بدهید. بـه آن عضو و آن بخـش از بدنتان، انرژی مهرآمیز و شـفابخش بفرسـتید. آن گاه ببینید و احسـاس کنید که آن عضو شـما شـفا یافته. اکنون مجسـم کنید که از سـلامتی کامـل برخوردارید.

خود را مجسم کنید که در موقعیت‌های مختلف احساس شادی و سلامت می‌کنید.

عبارت‌های تأکیدی:

- اکنون از انرژی و سلامت برخوردارم!
- من تنم را به تمامی دوست دارم و می‌پذیرم!
- من با تنم سازگار و تنم با من سازگار است!
- من نیرومند و زنده‌ام!
- بدنم متوازن و با جزءجزء کائنات در هماهنگی کامل است!

گشودن مراکز نیرو

این مراقبه پالایش بدن و جریان یافتن انرژی است. به پشت دراز بکشید، دست‌هایتان کنار بدنتان روی زمین یا روی شکم. چشمانتان بسته باشد و نفس عمیق بکشید. هاله نورانی و تابناک و طلایی را در فرق سر و دور سر خود مجسم کنید. پنج بار با تمرکز با دم و بازدم خود نفس بکشید و توجه خود را به هاله‌ی نور درخشان طلایی که از فرق سر شما ساطع می‌شود معطوف کنید.

آنگاه به گلوگاهتان، سینه‌تان، شبکه خورشیدی (ناحیه شکم)، ناحیه لگن خاصره و پاهایتان متمرکز شوید. اکنون مجسم کنید که این شش ناحیه نورانی همه با هم چنان می‌درخشند که تن شما مانند رشته‌ای جواهر، انرژی و نیرو از خود ساطع می‌کند.

نفس عمیق بکشید و به هنگام بازدم مجسم کنید که انرژی:

۱. از سمت چپ بدنتان از فرق سر به سوی پاها جریان می‌یابد

۲. به هنگام دم مجسم کنید که از سمت راست بدنتان از ناحیه پا به فرق سرتان حرکت می‌کند. بگذارید این جریان سه مرتبه دور بدنتان بچرخد و گردش کند. آنگاه مجسم کنید که جریان انرژی از روی سطح بدنتان، از فرق سر تا پاهایتان، پایین می‌آید (هنگام بازدم). آن‌گاه به هنگام دم، احساس کنید که این جریان در

سـمت پشـت بدنتان، از پاها به سـوی فرق سـر می‌آید (پشـت و رو) سـه بـار بگذارید بچرخـد. اکنون مجسـم کنید که انـرژی در پاهایتان جمع شـده اسـت. بگذارید این انرژی از مرکز بدنتان بگذرد و آهسـته از ناحیـه پاهـا بـه سـوی فـرق سـر عبـور کنـد و در ناحیـه سـر مانند چشـمه‌ای از نـور بجوشـد و آن‌گاه در دو سـوی بدنتان فـرو ریزد.

چندین بار تکرار کنید.

مراقبه شفا

برای سردرد یا دردهای دیگر

از آن شـخص رنجـور بخواهیـد دراز بکشـد و چشـمانش را ببنـدد و در اسـتراحت عمیـق و آرامـش ژرف فـرورود. از او بخواهیـد بـه طـور طبیعی عمیـق نفـس بکشـد و مدتی بـر دم و بازدم خود تمرکز کنـد. از او بخواهید بی‌صـدا و آهسـته از ۱ تا ۱۰ بشـمارد و با هر شـماره‌ای خـود را در آرامش ژرف‌تـری فـرو ببرد. وقتی در آرامش فرورفت به او بگویید رنگ درخشـانی را کـه دوسـت دارد تصور کنـد. (اولین رنگـی که بنظرش می‌آیـد) و اولین رنگ را در حیطه‌ای به قطر ۱۸ سـانتیمتر مجسـم کند. اکنون به او بگویید کـه بقیـه‌ی ایـن رنـگ بزرگتـر و بزرگتر می‌شود و تمام ضمیر ذهـن او را می‌پوشـاند. پـس از ایـن تجربـه از او بخواهید که ببیند ایـن رنگ کوچکتر و کوچکتـر می‌شـود و بـه همان حیطه ۱۸ سـانتیمتری بازمی‌گـردد. اکنون از او بخواهیـد کـه ببینـد این رنگ دیگربـار کوچکتر و کوچکتر می‌شود و بـه حیطـه‌ی یک سـانتیمتر و باز کوچکتر می‌رسـد و سـرانجام کاملاً محو می‌گـردد. اکنـون ایـن تمریـن را بارهـا و بارها تکـرار کنید و این بـار به او بگوییـد تصـور کند که رنگ درد اوسـت.

ماسـاژ نقطـه‌ی هیکو بـرای درمان تمـام دردها اسـت.)نقطـه‌ی هیکو: دسـتتان را از بالای انگشـت سـبابه به طرف پایین پایین بکشـید و بعد، از انگشـت شسـت به طرف پایین بکشـید نقطه‌ی تلاقی این دو خط نقطه‌ی هیکواسـت). با ماسـاژ این نقطه خیلی زود دردتان سـاکت میشـود.

آفرینش خلوتگاه خود

سرآغاز استفاده از تجسم خلاق

یکـی از نخسـتین کارهایی کـه باید بکنید آفرینش خلوتـگاه درونی خود یعنـی آفریدن جایی اسـت کـه هرگاه که بخواهیـد بتوانید بـه آن‌جا بروید. بایـد به دلخواه خـود بیافرینید.

۱. چشـمان خـود را ببندیـد و در حالتی راحت اسـتراحت کنیـد. خود را در یـک محیـط زیبای طبیعی مجسـم کنید. می‌تواند هر جایی که دوسـت دارید باشـد. علفزار، کوهسـتان، جنگل، سـاحل، دریا، حتی سـیاره‌ای دیگر. هرجـا که هسـت باید به شـما احسـاس آسـایش و آرامشـی دلپذیـر بدهد، محیـط خود را کشـف کنیـد و در جزییاتش غرق شـوید. در منظره، صداها، بوهـا و هر احسـاس ویژه‌ای که در بـاره‌اش دارید.

۲. اکنون به هر کاری که آن محیط را برای شـما آشـناتر و صمیمانه‌تر و راحت‌تـر می‌کنـد دسـت بزنیـد. شـاید بخواهید سـایبان بسـازید یا طبق آییـن و آدابـی ویـژه، آن را به جایـگاه خاص خود بدل کنیـد. از این به بعد، ایـن جایـگاه، خلوتـگاه درونـی و شـخصی و اختصاصی خود شماسـت که هـرگاه بخواهیـد فقط با بسـتن چشـمانتان بـه آن می‌روید. بـودن در آن‌جا بـه شـما همواره احسـاس شـفا و آرامش و آسـایش می‌دهـد. در این مکان بـرای شـما اقتـدار ویژه هسـت. پـس هـر گاه بخواهیـد به تجسـم خلاق بپردازیـد بهتـر اسـت به آن جا برویـد. گاهی بایـد تغییراتی دلپسـند در آن بوجـود آوریـد و چیزهایی بـه آن بیفزایید.

شیوه‌ی حباب صورتی

راحـت بنشـینید یـا دراز بکشـید. چشـمانتان را ببندید و آهسـته و عمیق بـه طور طبیعی نفس بکشـید. خواسـته‌ای را که آرزومند تجلی آن هسـتید مجسـم کنیـد. تصـور کنیـد که پیشـاپیش رخ داده اسـت تا حـد امکان هر

چه روشن‌تر آن را در ذهن خود مجسم کنید. اکنون در چشم ذهن خود رؤیا و خیالتان را در حبابی صورتی قرار دهید.

هدف یا خواسته خود را در این حباب بگذارید. صورتی، رنگ دل است و اگر این رنگ آن چه را که مجسم می‌کنید فرا گیرد تنها آن چه را که با هستی شما یگانگی و هماهنگی کامل دارد برایتان ارمغان می‌آورد. گام سوم رها کردن حباب است. مجسم کنید که حباب همچنان که خواسته شما را در دل دارد در کائنات شناور است. این نماد آن است که به آن وابستگی هیجانی و عاطفی ندارید و می‌خواهید رهایش کنید. پس اکنون آزاد است که دور عالم بچرخد و برای تجلی خود نیرو بگیرد و انرژی جمع کند. لازم نیست شما کار دیگری بکنید.

یک عمل بازدم انجام دهید

۱. به محض اتمام عمل بازدم با فشار شست، سوراخ بینی را ببندید. آهسته و آرام از سوراخ بینی نفس عمیق بکشید و همزمان و به طور یکنواخت تا ۸ بشمارید
۲. درحالی که سوراخ راست بینی بسته می‌ماند سوراخ چپ بینی را نیز ببندید. طوری که اکنون هر دو سوراخ بینی بسته است. نفس را حبس کرده و تا ۴ بشمارید.
۳. پره راست بینی را رها سازید. آهسته و عمیق نفس بکشید و تا ۸ بشمارید
۴. بدون استراحت بلافاصله از راهِ سوراخ راست بینی دوباره همان عمل را انجام دهید و تا ۸ بشمارید.
۵. سوراخ چپ را هم ببندید تا ۴ بشمارید
۶. سوراخ چپ را رها سازید تا ۸ بشمارید

مراقبه

خاموش و بی‌صدا به هنگام مراقبه یا استراحت عمیق مخصوصا درست پیش از خوابیدن یا به محض بیدار شدن از خواب عبارات تأکیدی را در درون خود تکرار کنید.

۱. آهسته یا با صدای بلند، سراسر روز یا هرگاه که به آن می‌اندیشید، به هنگام رانندگی یا انجام امور منزل یا هر کار روزمره دیگر، تکرارش کنید.
۲. هرگاه در آینه می‌نگرید با صدای بلند تکرار کنید. مستقیم به چشم خود بنگرید.

عبارت تأکیدیِ خود را روی نوار ضبط کنید و مرتب گوش کنید: «من روزانه همواره کاملاً آرام و بر خود مسلط هستم.»

سفر در درون بدن

بهترین راه برای تمرین دست‌یابی به قدرت رؤیت بدن تمرینات آرام‌بخش عمیقی است که سفر در درون بدن را نیز شامل می‌گردد. دراز بکشید و تمام قسمت‌های تنگ لباس خود را شل کنید و برای آرام شدن نفسی عمیق بکشید. دوباره این عمل را تکرار کنید. حالا نفس عمیق بکشید و تمام بدن خود را حتی‌الامکان منقبض کنید و نفس خود را حبس کنید. سپس در حال بازدم اجازه دهید تمام عضلاتتان از انقباض رها شود. مجددا این عمل را تکرار کنید. حالا تمرین انقباض-تنفس را تکرار کنید. اما این بار فقط نصف مقدار قبلی بدن خود را منقبض کنید. این انقباض را به طور مساوی در سراسر بدن خود پخش کنید. اکنون هوا را در بازدم به بیرون بفرستید و خود را رها کنید. در این جا نفس عمیقی بکشید و هنگام بازدم عضلات خود را شل کنید. این عمل را سه بار بدون انقباض تکرار کنید. ضربان قلب خود را کند کنید. اکنون خود را هم‌چون نقطه نورانی بسیار کوچکی تصور کنید و از هر جا که مایلید به جسم خود وارد شوید. این نقطه که آن را «خویش کوچک» می‌نامیم از شانه‌ی چپ‌تان عبور کرده در مسیر حرکت خود تمام انقباض‌ها را می‌زداید. سپس از راهِ بازوی چپ به کف دستتان می‌رسد و همراه با احساس خارش، گرما و انرژی مختصری تمام انقباضات آن ناحیه را نیز از بین می‌برد. در این لحظه دست چپ‌تان سنگین و گرم است. حالا «خویش کوچک» از دست چپ بالا می‌رود و درحالی که به سوی پای چپ حرکت می‌کند بازهم همه‌ی انقباضات را

محو می‌کند. سپس به سوی بالا، درون پای راست و از آن جا به دست راست می‌رود. اکنون تمام بدنتان سنگین و گرم است. حالا به وسیله‌ی خویش کوچک سفر درونی را آغاز کنید. به قلب وارد شوید، و همراه با جریان خون به سوی سایر اندام‌ها حرکت کنید. آیا دستگاه گردش خون سالم است؟ آیا احساس سلامتی در آن جریان دارد؟ حالا در درون ریه‌ها حرکت کنید و به بافت‌های ریه نگاه کنید. به دستگاه گوارش بروید و مسیر غذا را از هنگام ورود به بدن دنبال کنید، از دهان و از راهِ مری به معده وارد شوید. چطور به نظر می‌آید؟ آیا به قدر کافی انرژی دریافت می‌کند؟ آیا آنزیم‌های گوارشی مورد نیاز آن در تعادل است؟ حالا به همراه غذا از معده خارج شوید و به روده کوچک و سپس روده‌ی بزرگ بروید. آیا همه‌چیز مرتب است؟ اکنون به سوی بالای کبد، لوزالمعده و طحال سفر کنید. آیا تمام اعضاء به خوبی کار می‌کنند؟ به دستگاه تناسلی وارد شوید. از مراقبت و محبت لازم برخوردار است؟ «خویش کوچک» را به هر بخش از بدن که نگران سلامتی آن هستید بفرستید و عشق و انرژی را بدرقه راهش کنید. منطقه مورد نظر را خوب وارسی کنید. هرجا که احساس فقدان وجود دارد اجازه دهید خویش کوچک‌تان دست به کار شود. اگر منطقه موردنظر محتاج پاک سازی است همین کار را انجام دهید اگر محتاج انرژی است بگذارید «خویش کوچک» بدان انرژی دهد.

هنگامی که از این سفر اکتشافی و سرکشی به بدنتان راضی شدید بگذارید «خویش کوچک» به ابعاد طبیعی خود بازگردد و با خویش حقیقی‌تان یکی شود. در هر زمان که مایل باشید می‌توانید در درون خود سفر کنید. خود را به وضعیت آگاهی معمول باز گردانید اما عمیقا آرام و دارای اعتمادبه‌نفس و هشیار باشید. شما به کاوش بدن خود پرداختید.

کاوش در بدن یکی از دوستان

در برابر یکی از دوستانتان روی صندلی بنشینید یکی مشاهده‌گر و دیگری سوژه است. برای ساکت کردن ذهن تمرکز کنید و به آرامی بر

دست خود متمرکز شوید. چشمانتان باید بسته باشد. احساسی را که در مغز به بدن خود داشتید به یاد آورید. ابتدا کل بدن را در نگاهی عمومی بررسی کنید تا ناحیه‌ی آسیب دیده را بیابید. در ابتدای کار می‌توانید از دستانتان استفاده کنید. ولی بدن دوستتان را لمس نکنید. با پرورش بیشتر این قابلیت، دیگر استفاده از دست‌ها ضرورتی نخواهد داشت. هنگامی که با استفاده از قدرت الهام به ناحیه‌ای جلب شدید بر احضار همان قسمت تمرکز کنید. آن چه را که می‌بینید باور کنید. شاید این تصویر رنگ باخته، حس یا صرفا احساس مبهمی از چیزی ناشناخته باشد. بگذارید تصویر به درون سرتان وارد شود. همان‌طور ادامه دهید و با دوست خود در میان بگذارید.

تمرین مدیتیشن برای به کار انداختن چشم سوم

تمرین پیشنهادی:

به پشت دراز بکشید یا بنشینید و پشت خود را صاف نگاه دارید. سعی کنید کاملاً راحت باشید. از بینی نفس عمیق بکشید. برای تنفس، ابتدا شکم، سپس میان سینه و در انتها بالای سینه را از هوا پر کنید. اکنون تا جایی که می‌توانید دهان خود را باز کنید. قسمت عقب زبان خود را به دیواره‌ی پشت گلوگاه نزدیک کنید و سعی کنید خروج هوا فقط هنگامی میسر باشد که با شدت به دیواره‌ی پشتی گلو که در نزدیکی نرمکام قرار دارد ساییده شود. سعی کنید این قسمت گلو را حتی‌الامکان در برابر سایش هوا قرار دهید. سر خود را به عقب نیاندازید و آن را مستقیماً در بالای ستون فقرات نگاه دارید. اجازه دهید جریان هوا به آرامی خارج شود. اول هوای شکم، سپس میان سینه و بعد بالای سینه را تخلیه کنید. تمام مولکول‌های هوا را از ریه‌های خود خارج کنید. اکنون نفسی بکشید و استراحت کنید. تنفس سایشی را بار دیگر تکرار کنید. هنگامی که در این کار به خوبی مهارت یافتید عمل تصویرسازی را نیز به آن بیفزایید. در حال بازدم نهری از نور طلایی را تجسم کنید که از ناحیه‌ی پسین لگن سرچشمه گرفته از نخاع بالا می‌آید و به درون قسمت مرکزی مغز می‌ریزد، این عمل را سه بار همراه با سه تنفس

سایشـی تکـرار کنیـد. اکنـون توجه خود را به بخش پیشـین بـدن معطوف نماییـد. نهـر نور در قسـمت پیشـین بـدن به رنگ صورتی اسـت. سـه بار همیـن عمـل را در ایـن بخـش همراه با سـه تنفس سایشـی دیگـر تکرار کنیـد. دقـت کنیـد کـه دو نهر طلایی و صورتـی با قوسـی یکدیگر را قطع کنند و سـپس بـه جانب مرکز مغـز روند.

هنگامـی کـه ایـن تمریـن را آموختیـد بـرای هر قسـمت از بـدن یعنی بینـی ایـن عمـل را بیـش از سـه یـا چهـار بـار تکـرار کنیـد در غیـر ایـن صـورت ممکـن اسـت دچار سـرگیجه شـوید. (بـه همیـن دلیل بـا احتیاط اقـدام نماییـد. عجلـه بـه خـرج ندهید.)

برای علت برخی مشـکلات جسـمی معینی راهی یافته‌ام. این راه تلقین اسـت و بـا دو روش مختلف صورت می‌گیرد:

اولیـن روش، برانگیختـن حافظـه اسـت. بـرای ایـن کار صرفا گذشـته، یعنـی هنگامـی کـه جوان‌تر بودید را به خاطـر آورید. حالا مـکانِ معینی را انتخـاب کنیـد کـه در آن زندگی کردیـد. آن را به یاد بیاوریـد. از این مقطع زمانـی به عقـب بازگردید. روند درونی بیداری حافظه در ذهن شـما چگونه اسـت؟ چـه حسـی داریـد؟ روش مـن این اسـت کـه خاطراتـم را در قالب عواطـف، تصاویـر یـا اصـوات به یاد می‌سپارم. بازگشـت به زمان گذشـته کار سـاده‌ای اسـت ولـی بیشـتر می‌پنداریـم کـه کار را در مـورد خویـش انجـام دهیـم، نه دیگران. این مسـلما درسـی محدود اسـت. خیلـی نتیجه گرفته‌ام که روند درونی بازگشـت درمان همان شـیوه‌ای اسـت که شناخت تاریخچـه‌ی بیماری بـه کار می‌رود.

روش دوم بـه کار بـردن ترکیبـی از حـس لامسـه و بـا چهـره‌ی درونی اسـت. بـرای ایـن کار ابتـدا بـا اسـتفاده از حـس لامسـه بـا قسـمت مورد بررسـی در بدن بیمار تماس حاصل می‌کنیم. سـپس برای تشـریح موجود، تصویـری از محل آسـیب دیده به دسـت می‌آوریـم. فقط با ایـن ارتباط به گذشـته بازمی‌گردیـم، آن را قرائت کرده تاریخچـه‌ی آن عضو از بدن بیمار را مشـاهده می‌نماییـم و در ایـن حالت نهایتاً به علت بیماری می‌رسـیم. به عنوان مثال شـوکی در گذشـته به قسـمتی از بدن وارد شـده اسـت.

راه‌های افزایش و ذخیره انرژی حیاتی

الف- اصول اخلاقی

ما در طول زندگی با رفتار و کلاممان بر حوزه‌ی انرژی تأثیر می‌گذاریم و رنگ و فرم آن را تعیین می‌کنیم. به دلیل این که این حوزه سوار بر چشم ماست هر وضعیتی که در آن ایجاد شود، واکنش آن را روی جسم و دنیای فیزیکی احساس خواهیم کرد و این تعریف «کارما» از نظر انرژیکی است.

ب. قانون عمل و عکس‌العمل (قانون «کارما»)

این جهان کوه است و فعل ما ندا
سوی ما آید نداها را صدا

مولوی

قانون «کارما» یکی از قوانین بنیادین طبیعت است که از مهم‌ترین قوانین حاکم بر زندگی ما به شمار می‌رود. «کارما» واژه‌ای سانسکریت به معنی عمل است و قانون «کارما» به قانون عمل و عکس‌العمل اشاره دارد. هرچه را بکاری همان را درو خواهی کرد. اگر انگیزه ما در انجام امور طمع، نفرت و منیّت باشد، حاصل عمل رنج و ناراحتی خواهد بود. و وقتی انگیزه‌ی ما سخاوت، عشق و خدمتگزاری باشد، شرایط برای شادی و وفور نعمت فراهم خواهد شد. با یک تشبیه می‌توان این مطلب را روشن کرد. اگر یک بذر سیب بکارید میوه درختی که سبز می‌شود سیب خواهد بود. وقتی سیب بکاریم هیچ چیز نمی‌تواند درخت را وادار کند میوه‌ای غیر از سیب به شما بدهد. قانون «کارما» وقتی به صورت مثبت به کار می‌رود به عنوان قانون طلایی آشکار می‌شود. اگر نمی‌خواهید مغبون شده و یا گول بخورید پس با دیگران صادقانه و منصفانه رفتار کنید. در این صورت چیزی برای ترسیدن ندارید. هیچ چیز نمی‌تواند به شما آسیب برساند. قانون «کارما» شکست‌ناپذیر است. درستکاری و پرهیزکاری حامی و سپر شماست. هیچ چیز نمی‌تواند

به چنین فردی آسیب برساند. هزاران نفر ممکن است کنار او سقوط کنند اما یک تار موی او آسیب نمی‌بینید. قانون «کارما» همچون اصلی توصیه شده از حضرت مسیح است که می‌فرماید: «دشمنت را دوست بدار» به عنوان مقابله دشمنی را با دشمنی، خشم را با خشم، کینه را با کینه، صدمه و بداندیشی را با صدمه و بداندیشی جواب دادن تنها کارها را بدتر می‌کند. اما جواب دادن دشمنی با مهربانی و عشق مسلما سبب تعادل، هماهنگی و صلح خواهد شد. در مکاتب، مذاهب و سیستم‌های مختلف انرژیکی نیز در باره‌ی قانون عمل و عکس‌العمل صحبت شده است. در قرآن مجید آمده است: «هر کس ذره‌ای عمل خیر انجام داده باشد پاداش آن را می‌گیرد و هر کس هم ذره‌ای عمل ناشایست انجام داده باشد کیفر آن را می‌بینید». در آیات متعددی از قرآنِ مجید و دیگر کتب آسمانی و هم‌چنین در سیستم یوگا به صورت کاملاً گسترده به این مسئله اشاره شده است. بنا به نظریات و گفته‌ی بزرگان و اندیشمندان تمام مسائلی که ما در زندگی با آن‌ها مواجه هستیم بازتابی از اعمال ماست. این بازتاب می‌تواند به نوعی از تمام اعمال کل ابنای بشر ناشی شده باشد. مثلا کارهایی که ما در مواجهه با طبیعت و استفاده نابجا از آن مرتکب شده‌ایم، رفتاری که انسان‌ها در زندگی اجتماعی از خود نشان می‌دهند، اعمال فشار و زورگویی‌هایی که حاکمان هر عصری بر مردم تحمیل کرده‌اند، قوانین نابخردانه‌ای که در بعضی موارد در کشورها، شهرها و خانواده‌ها وضع شده است و...

هر سیستمی تعریف خاص خود را از «کارما» دارد. در مکاتب و ادیان مختلف راه‌های متعددی را برای پاک کردن گیاهان و «کارما»ها پیش پای افراد گذاشته‌اند. مثلا در مسیحیت اعتراف و تطهیر، در یهودیت قربانی کردن و مراسمی خاص و در یوگا روش‌های به‌خصوصی با یک سری تمرین‌ها و ریاضت کشیدن‌ها پیشنهاد شده است. در اسلام خداوند توبه را پیش پای انسان‌ها گذاشته و در مکتب‌های مختلف روش‌های متفاوت دیگری عنوان شده اند.

صدمه نزدن به دیگران: از آسیب رساندن، تهدید کردن و ظلم به دیگران و به طور کلی به موجودات زنده اجتناب کنیم. رحمت نمی‌تواند

به کسانی که به دیگران با رحم نگاه نمی‌کنند رو کند. احساس هم‌دردی و دلسوزی یک خصوصیت است.

بخشیدن خطای دیگران: یکی از مهم‌ترین نگرش‌ها در درمان‌گری، گذشت و بخشش است. کینه به دل گرفتن مانند آن است که فرد زهری را بنوشد و انتظار داشته باشد با این کار طرف مقابلش از بین برود.

صداقت و راست‌گویی: روراستی و صداقت در این جا به معنی همیشه حقیقت را گفتن نیست. صداقت به معنی روراست بودن با ضمیر درونی خود است که موجب می‌شود ما قابل اعتماد شویم و این به زندگی ما کیفیت و ماهیت خاصی می‌بخشد. این اصل در قوانین یوگا «ساتیا» نام دارد. ساتیا یعنی حقیقت‌گویی و راست‌گویی. گفتن حقیقت یعنی تطبیق فکر و کلام. وقتی فردی موضوعی را در فکر دارد و با همان شکل آن را تبدیل به کلام می‌کند، در حقیقت نفوذ آن دو برابر می‌شود. (انرژی فکری + انرژی کلامی) از آن‌جایی که خداوند منشاء حقیقت مطلق است، چنانچه فردی حقیقت و صداقت را خط مشی زندگی خود قراردهد، توجه وی به او معطوف می‌شود. بنابر این چهره‌ای لطیف و نورانی پیدا می‌کند و نگاهی نافذ و گیرا می‌یابد.

قدرشناسی: بسیاری از ما مدت زمانی را صرف فکر کردن در مورد چیزهایی می‌کنیم که به آن‌ها نیاز داریم اما هنوز به دست نیاورده‌ایم. وقتی ما این کار را انجام می‌دهیم در واقع سیگنال‌هایی را به ضمیر ناخودآگاه خود ارسال می‌کنیم و تأکید می‌کنیم که این چیزها را نداریم. با این عمل بر روی کمبود و فقدان در زندگی خود تأکید می‌کنیم. ضمیر ناخودآگاه ما گوش می‌دهد و اطاعت می‌کند. بنابراین کم‌کم رسیدن به آن چیزهایی که نیاز داریم برای ما مشکل‌تر می‌شود. طوری که قسمتی از انرژی ما مشتاقانه آرزومند آن چیزهاست، در حالی که قسمت دیگر، آن چیزها را از ما دور می‌کند. اگر ما به جای فکر کردن در مورد چیزهایی که نداریم برای آن چیزهایی که داریم شکرگزار باشیم و مطمئن باشیم که در آینده چیزهایی که نیاز داریم به دست

خواهیـم آورد، ایـن طـرز فکـر بـه مـا کمـک می‌کنـد تـا بـه طـور عادلانـه بـر روی موضـوع فراوانـی بـه جـای موضـوع فقـدان تمرکـز کنیـم.

شـکیبایی و پذیـرش در مقابـل افـراد: بایـد قبـول کنیـم انسـان‌ها متفاوتنـد و اعتقـادات و رفتارهـای مختلفـی دارنـد پـس بهتـر اسـت کـه پذیـرای آن‌هـا بـوده و در موردشـان قضـاوت غلـط نکنیـم. ایـن البتـه بـه معنـی اغمـاض از اعمالـی کـه باعـث صدمـه و آسـیب می‌شـوند نیسـت. قبـول تفاوت‌هـای دیگـران از بـروز افـکار و اعمـال منفـی جلوگیـری می‌کنـد.

عشـق ورزیـدن بـدون چشم‌داشـت: «بزرگتریـن عامـل شـفا عشـق اسـت و هیـچ عشـق و علاقـه‌ای منجـر بـه آرامـش و شـفا نخواهـد شـد، مگـر عشـق بـه خـدا و مهـر بـه او». بسـیاری از مـا انسـان‌ها برداشـت بسـیار محـدودی از ماهیـت عشـق داریـم. مهم‌تریـن چیـزی کـه بـه افزایـش انـرژی کمـک می‌کنـد «عشـق» اسـت. عشـق واقعـی و بـدون چشم‌داشـت بـا هیجـان و احسـاس شـروع نمی‌شـود، بلکـه بـا آگاهـی و روشـنی درون بـه وجـود می‌آیـد و وقتـی از چنیـن عشـقی شـعله‌ی آبـی سـاطع شـود ثمـری نیکـو و حاصلـی زیبـا خواهـد داشـت. چنیـن عشـقی می‌توانـد بـه افزایـش انـرژی درونـی کمـک فراوانـی کنـد.

عشـق بـه خویشـتن: یـک بخـش مهـم در زندگـی ایـن اسـت کـه عشـق ورزیـدن بـه خـود را بیاموزیـم. اگـر خـود را از عشـق سرشـار نکنیـم چگونـه می‌توانیـم آن را بـه دیگـران ارزانـی داریـم؟ ایـن کیفیـت بـا خیانـت نکـردن بـه خویـش و روح خـود کسـب می‌گـردد و بـا زیسـتن بـر اسـاس حقیقـت بـه ظهـور می‌رسـد.

خواهش‌هـا و تعلقـات: آن چیـزی کـه متعلـق بـه ماسـت بـه مـا خواهـد رسـید بـه شـرطی کـه آرام و مطمئـن باشـیم. وقتـی مضطـرب هسـتیم و می‌ترسـیم کـه مبـادا مطلـوب خـود را بـه دسـت نیاوریـم آن چیـزی کـه متعلـق بـه ماسـت بـه مـا نخواهـد رسـید. مـا نسـبت بـه هـر چیـزی کـه حـق مـا نیسـت هیچ‌گونـه مالکیتـی نداریـم. مـا اجـازه نداریـم چیـزی کـه حـق دیگـری اسـت را حتـی لحظـه‌ای متعلـق بـه خودمـان بدانیـم. ایـن چیـز می‌توانـد هـم مـادی و هـم غیرمـادی باشـد. قبـل از ایـن کـه بـه چیـزی یـا موقعیتـی متمایـل شـویم

لازم اسـت واقعـاً در بـاره‌ی آن چیزهایـی که به ما تعلق دارند آگاه شـویم. خواسـتن همـه چیز یـا هر چیزی فقـط ائتلاف وقت و انرژی اسـت.

تـرس و نگرانـی: نگرانـی معمـولاً بـه آینـده بـدون امنیـت مربـوط می‌شـود. وقتـی مـا در مـورد اتفاقاتی کـه می‌توانـد در آینـده رخ دهد فکر می‌کنیـم هم‌چنیـن تصـور ایـن کـه ایـن اتفاقـات ممکـن اسـت مانعی در مسـیر رشـد و ترقی ما شـود باعـث ایجاد نگرانـی و ترس در مـا می‌گردد. نگرانـی هم‌چنیـن می‌توانـد در مـورد سـلامتی افرادی باشـد که بـه آن‌ها وابسـتگی داریـم. تشـویش و نگرانـی در شـرایطی ایجـاد می‌شـود کـه ما تصـور کنیـم حـوادث در زندگـی ما بـدون هیـچ دلیلـی اتفـاق می‌افتد. ما هنـوز قبـول نکرده‌ایـم که هر چیـزی در زندگی رخ می‌دهد علـت و دلیلی دارد. بـا پذیـرش ایـن مسـئله که طـرح و نقشـه ماهرانه‌تری در کار اسـت و تمـام وقایعـی کـه در ایـن طـرح و نقشـه رخ می‌دهند و مـا آن را تجربه می‌کنیـم برایمـان لازم و ضـروری اسـت، نگرانـی مـا برطـرف می‌شـود. نگرانـی و تـرس در شـرایطی ایجـاد می‌شـود کـه مـا خـود را جـدا از کل هسـتی ببینیـم و مجبور باشـیم از خودمـان مراقبت کنیـم. در واقع نگرانی هـای مـا از ضمیـر ناخودآگاه به ما میرسـد. بر مبنای شـفای کوانتومی باید بـه این مسـئله توجه داشـت اگر زود بـه دادِ کدهای جـای گرفته در ضمیر ناخـودآگاه مـا —در مواقع بخصوصی همین ترس‌ها- نرسـیم آن‌ها به چاله هـای سـیاه یـا حفرها تبدیـل میشـوند و ماندگار خواهند شـد.

ناامیـدی: میگویند ناامیدی گناه بزرگی اسـت، زیرا ناامید کسـی اسـت کـه بـه خداونـد می‌گویـد «نمی‌توانی!» و مـن می‌گویم حـال می‌دانیم که ناامیـدی توهیـن بـه خـود و همه دانسـته‌هایی اسـت که در طـول زندگی آموخته‌ایم.

خشـم: وقتـی هر یـک از انتظـارات مـا تحقق نپذیـرد انرژیی کـه باید خـود را در ایـن تحقق‌پذیـری نشـان دهـد بـه عصبانیـت تبدیل می‌شـود. وقتـی کـه خشـمگین هسـتیم مشـکل اسـت که نسـبت به مسـیر خشـم و عوامـل تعییـن کننـده‌ی آن و حالاتـی کـه در زندگـی و کالبد انسـان به وجـود مـی‌آورد توجه کنیـم. عصبانیـت ویرانگر و مخرب اسـت. این حالت

چه برای کسی که احساس خشم دارد و چه برای طرف مقابل ویرانگر است، زیرا ارتعاشات خشم بسیار با قدرت‌اند. خشم احساسی شدید است و همچون استرس بر جسم تأثیر مخرب دارد. هنگام خشم غدد فوق‌کلیوی مقداری آدرنالین ترشح می‌کنند که بلافاصله توسط ضربان قلب احساس می‌شود، زیرا این ماده توسط خون به قلب برده شده و فعالیت قلب را افزایش می‌دهد و به این ترتیب قلب سریع‌تر می‌زند. انقباض رگ‌های خونی موجب افزایش فشار خون کبد می‌شود و کبد بر میزان تولید گلوکز می‌افزاید. لوزالمعده نیز به نوبه‌ی خود تحریک می‌شود تا انسولین ترشح کند و به این ترتیب نسبت به سوخت و ساز ضروری قند پاسخ می‌گوید و معده‌ها و روده‌ها نیز کار خود را متوقف می‌کنند تا انرژی لازم برای گوارش در جای دیگری صرف شود.

و حال به شناخت «فنگ‌شویی»، انرژی آن و تاثیر رعایت آن در زندگیمان و در نهایت نقش آرامشی که در زندگیمان دارد بپردازیم.

فنگ‌شویی[۴۴] چیست؟

شـایـد در زندگـی خـود با مـواردی برخـورد کرده‌اید که خرید یـا اجاره‌ی محـل جدیـدی بـرای کار یا زندگی باعث شـده تـا تغییرات خـوب یا بدی در زندگـی شـما بوجود آیند. بسـیاری از مـا در محاوره‌ی روزمـره خود این کیفیـت را چنیـن بیان می‌کنیم کـه مثلا این خانه برای همه درآمد داشـته یا این مغازه یا این ماشـین خوش‌قدم اسـت و هر کسـی که آن را می‌خرد یـا اجـاره می‌کنـد از آن خیـر و خوبی به نصیـب می‌برد. گاهی این مسـئله بـه صـورت دیگری بـروز می‌کنـد: وقتی محل زندگـی قبلـی و فعلی خود را بـا هـم مقایسـه می‌کنید می‌بینید کـه در خانه‌ی قبلی وضـع کار و حرفه خوبـی نداشـتید ولـی از وقتـی بـه ایـن خانـه آمده‌اید وضـع کارتـان بهتر شـده ولـی مثـلا از نظـر روابط عاطفی با همسـر خود در مشـکل هسـتید. بسـیاری از این دسـت مشـکلات یا تغییـرات در زندگی به محل سـکونت مـا برمی‌گـردد و فنگ‌شـویی بـه ما کمـک می‌کند تـا آن‌ها را بشناسـیم و بـرای تقویـت جنبه‌هـای مثبـت و برطرف کـردن نقاط ضعـف خود تلاش کنیم. فنگ‌شـویی دانشـی کهن اسـت و ریشـه در نگرش چینی به جهان هسـتی دارد. معنای عبارت فنگ‌شـویی، باد و آب اسـت. شـاید این ترجمه چیـز زیـادی را بـه دسـت ندهد ولـی در دیـد چینی، بـاد و آب پایـه اصلی سـاخت محیط اطراف ما هسـتند.

در فنگ‌شـویی ایـن اعتقـاد وجـود دارد کـه کیفیـت انرژی‌هـای محـل کار بـا زندگـی افـراد در سرنوشـت و سـلامت آن‌هـا تأثیـر دارد. در واقـع فنگ‌شـویی دانـش انتخـاب محیطـی زنـده اسـت کـه در آن عناصـر و انرژی‌هـای سـازنده فضـا با هـم در تعادل باشـند. نتیجه‌ی ایـن هماهنگی و تعـادل در اجـزاء سـازنده محیـط بهره‌منـدی سـاکنین از زندگـی خوب و موفـق اسـت. در بـاره‌ی تاریـخ فنگ‌شـویی نظـرات مختلفـی وجـود دارد. یکـی از ایـن نظریه‌ها به دورانـی برمی‌گردد که زندگـی در اطراف رودخانه

---

۴۴. Feng Shui

لـو در چین باسـتان رشـد زیـادی پیدا کرده بـود. در آن زمـان طغیان مکرر رودخانـه باعـث بروز خسـارت‌های زیاد به محصولات کشـاورزی می‌شـد. در همیـن دوره مـردی بـه نام «فو هسـی» بـا اجرای اصلاحاتی در مسـیر رودخانـه بـرای همیشـه بـه ایـن طغیان‌هـای مخـرب پایـان داد. او بعد از مدتـی امپراطور منطقه شـد و به امور سـازنده‌ی خود ادامه داد. بسـیاری او را پایه‌گـذار فنگ‌شـویی می‌داننـد. سـال‌ها بعـد از فوهسـی امپراطوری به نام «ون»[۴۵] اهتمام خاصی نسـبت به این دانش مبذول کرد و فنگ‌شـویی تبدیل به اصول سـاخت بناهای حکومتی شـد. در واقع تا سـال‌های سـال فنگ‌شـویی و فرمول‌هـای آن فقـط در دسـترس سـلاطین و درباریان بود. وقتـی «مانوتـزه» در چیـن بـه حکومـت رسـید فنگ‌شـویی را بـه صورت عمومـی رواج داد و از زمـان او بـود کـه فنگ‌شـویی در تمـام چین منتشـر شـد. چینی‌هایـی کـه در خـارج از سـرزمین اجـدادی خود سـکونت کردند، این دانش را با خود به خارج از چین بردند و آن را در سـایر کشـورها رواج دادنـد. در دنیـای امـروز هنگ‌کنـگ نمونه خوبی برای فنگ‌شـویی اسـت. در ابتـدای قـرن گذشـته هنگ‌کنگ سـرزمینی صخـره‌ای و بی‌فایـده بود. کسـانی که در آن‌جا شـروع به کار و سـکونت کردند، این ناحیه را براساس اصـول و مبانی فنگ‌شـویی بنا کردند. نتیجه‌ی این سـبک کار، سـازندگی بی‌نظیـر در ایـن منطقه اسـت و سـاکنین هنگ‌کنگ از رونـق فوق‌العاده‌ی آن بهره‌مند هسـتند.

امـروزه فنگ‌شـویی در دسـترس همـه قـرار دارد و هـر کسـی می‌تواند بـه فراخـور آن‌چـه در اختیـار دارد از ایـن دانـش بهـره ببرد. عـلاوه بر این زندگی جدید شـهری و شـکل گسـترش سـاختمان‌ها در آن، نـوع جدیدی از فنگ‌شـویی را بـرای جامعـه بـه ارمغان آورده اسـت. فنگ‌شـویی مدرن امروزی دارای شـاخه‌های مختلفی اسـت. بخشـی از فنگ‌شـویی به محل زندگـی و خانه‌هـا مربـوط می‌شـود و بخـش مهـم دیگـر آن فنگ‌شـویی تجـاری اسـت. ایـن قسـمت فنگ‌شـویی اصلاحـات مربـوط بـه بناهـای تجاری و فروشـگاه‌ها را شـامل می‌شود. فنگ‌شـویی دارای دستوراتی برای لبـاس پوشـیدن و آرایـش کردن (بـا الهـام از عناصر طبیعـت)، جهت‌های

۴۵. King Wen

مناسب بـرای خوابیـدن و زیرمجموعه‌هـای فراوانـی ماننـد این‌هاسـت. فنگ‌شـویی بـر اسـاس کیفیـت انرژی‌هایـی کار می‌کنـد کـه محیـط کار و زندگـی را در بـر گرفته‌انـد. کار فنگ‌شـویی ایجـاد انرژی‌هـای خـوب و سـالم در محـل کار و زندگـی و جلوگیـری از هدررفتـن منابـع ارزشـمندی اسـت کـه در دسـترس داریـم. فنگ‌شـویی را می‌تـوان بـرای تمـام جنبه‌هـای زندگـی و کار مـورد اسـتفاده قـرار داد. اگـر کارخانه‌دار، صاحب شـرکت یا مغـازه هسـتید می‌توانیـد فنگ‌شـویی را در کل محـل کار بـه اجـرا در آوریـد. فنگ‌شـویی از بسـیاری از جهات ماننـد طب شـرقی اسـت بـا این تفاوت که توصیه‌هـای انجـام شـده در فنگ‌شـویی بـه جای ایـن کـه در بـاره‌ی افراد باشـد، در مـورد فضاهـا صـدق می‌کنـد و هدف فراهـم کـردن بهتریـن جریان انـرژی در محیـط کار و زندگی سـاکنین اسـت. از این لحـاظ ارتباطی بین فنگ‌شـویی و «شـیاتزو» وجود دارد. در شـیاتزو با فشـاردادن نقاط مختلف بـدن جریان‌هـای انرژی در اندام‌هـا و اعضاء بهتر می‌شـود. در فنگ‌شـویی بـا برقـرار کـردن جریان‌هـای بهتر انـرژی در محیـط زندگی، انـرژی بهتر و سـالم‌تری در بـدن افـراد ایجـاد می‌شـود. دسـتورات فنگ‌شـویی بسـیار گسـترده هسـتند و جنبه‌هـای مختلف کار و زندگی را شـامل می‌شـوند. بعد از انجـام ایـن دسـتورات متوجه می‌شـوید که محـل کار و زندگـی ما دچار تغییـرات زیـادی شـده اسـت. یکـی از مهم‌تریـن توصیه‌هـای فنگ‌شـویی بیـرون کـردن انباشـتگی‌ها از محـل کار و زندگی‌مـان اسـت. بـه اطـراف خـود دقـت کنیـد و ببینیـد چقـدر چیزهـای غیرضروری داریـد. ممکن اسـت در ظاهر چیزی نشـان داده نشـود و محـل کار و زندگی شـما مرتب به نظر برسـد ولـی مـن چنـد جـا را بـه شـما می‌گویـم تـا دوری در آن‌هـا بزنیـد و قـدری بیشـتر دقـت کنید:

۱. بـه داخـل کشـوها و کمدهـای لبـاس خود نظـری بیندازیـد. ببینید چقدر آشـفتگی مشـاهده می‌شـود. اگر قرار بوده که فلان کشـو برای یـک نـوع لبـاس باشـد چقـدر آن را رعایـت کردیـد؟ چقـدر لباس‌هـای خـود را قاطـی و درهـم و بی‌نظـم قـرار دادیـد؟

۲. داشبورد ماشین خود را باز کنید. چقدر کاست‌های غیرضروری دارید که مدت‌ها است آن‌ها را گوش نکرده‌اید؟ چقدر قاب و قوطی اضافه، رسید برگ‌های جریمه و اشیاء بدرد نخور در آن دارید.

۳. به درون انباری منزل نگاهی بیندازید. آن جا چه خبر است؟ این یکی احتمالا تعریف کردن ندارد!

۴. اگر در خانه میز تلویزیون دارید به آن دقت کنید. ممکن است روی آن دستگاه پخش ویدئو، دی‌وی‌دی، یا امثال آن باشد، چقدر در اطراف آن چیزهای بدرد نخور و گردوخاک مشاهده می‌کنید؟ چند وقت است که پشت و زیر آن را پاک نکردید؟

۵. زیر تختخوابتان چه خبر است؟ شما شب‌ها روی چقدر آشغال و خرت و پرت می‌خوابید؟

۶. اگر خانم هستید، کیف دستی خود را پشت‌ورو کنید و تمام محتویات آن را بیرون بریزید. اینجا چه خبر است؟

۷. کشوی میز کارتان را باز کنید. مخصوصا کشوهای پایینی. به درون آن‌ها نگاهی بیندازید.

۸. اگر کامپیوتر دارید به درون دایرکتوری‌های مختلف سری بزنید. بهتر است این کار را از روی قسمت درایوها انجام دهید. چقدر فایل‌های بدردنخور،عکس‌های بی‌مصرف، اسناد غیرضروری دارید که می‌شود آن‌ها را پاک کرد یا درون یک سی‌دی یا فلاپی جا داد و گذاشت که دستگاه بیچاره نفس بکشد؟

۹. در یخچال خانه چقدر چیزهای بدردنخور دارید؟ مواد غذایی یا داروهایی که فکر کردید اگر در یخچال بمانند روزی بدرد می‌خورند ولی شاید در حال حاضر مصرف آن‌ها باعث شود به دکتر و بیمارستان نیاز پیدا کنید!

۱۰. اگر در دستشویی منزل آینه‌هایی دارید که در درون کشوها و پشت آن‌ها جایی برای قراردادن وسایل اصلاح، شانه و امثال آن‌ها وجود دارد، بد نیست آن را هم بررسی کنید. اشیاء غیرضروری می‌توانند همه جا باشد.

فنگ‌شویی به ما یاد می‌دهد تا ارزش هر چیزی را که داریم درک کنیم. جمع کردن چیزهای بدرد نخور در اطراف ما باعث می‌شود تا

عـادت کنیم کم‌کم افراد بدرد نخـور، روابط آزار دهنده، دوسـتان مزاحم و شـرکای ناسـازگار را در زندگی بدور خودمان جمع کنیم. سنت پسندیده‌ی خانه‌تکانی بـرای مـا ایرانی‌ها یـادآور همین اسـت کـه یـاد بگیریم اشغال جمـع نکنیم. یادتـان باشد هـر سـال بـرای همیـن خانه تکانی چقـدر به دردسـر و کمـردرد و خسـتگی مبتلا می‌شوید و شـاید همان موقـع با خود عهـد می‌کنیـد تا دیگر آنقـدر زباله دورتـان جمع نکنید ولی بـاز هم شـدنی نیسـت و سـال بعد همیـن سـناریو دوبـاره تکـرار می‌شـود. اما بدتـر از آن جمـع شـدن افکار، احساسـات و روابط مزاحـم اسـت کـه بـا همین عادت در مورد خانه و محل کار به ما سـرایت می‌کند و روح و جسـم ما را می‌آزارد. بنابرایـن همیـن امروز شـروع کنید و قدری اطراف خود را سـبک کنید. بعد خواهیـد دیـد که کم‌کم زندگـی در اطرافتان عـوض می‌شـود. می‌توانید از کیف دسـتی خود شـروع کنید. بعد از بیـرون کردن اشـیاء غیرضروری در فضـای اتـاق مقـداری عـود یا اسـپند دود کنیـد و روی وسـایل را با مقـداری آب نمـک رقیق پـاک کنید.

شـوکا: چینی‌های باسـتان بـرای جـذب انرژی‌های مثبـت فضای منـزل خود به نوع خاصـی از چیدمان لوازم و اثاثیه منزل تمسـک جسـته و معتقد بودنـد ایـن شـیوه می‌توانـد کمـک مؤثری بـرای ایجـاد فضایـی آکنـده از صلح، دوسـتی و سـلامت باشـد، روشـی کـه از سـالیان بسـیار گذشته در چین رواج داشـته و بـا گذشـت زمـان تغییـرات فرهنـگ و تمدن بشـری همسو شـده و هنـوز نیـز مـورد توجـه بسـیاری از مردم چین و سـایر کشـورهای جهان قـرار دارد.

فنگ‌شـویی یک شـیوه چیدمان لوازم و اثاثیه منزل اسـت که قدمت آن بـه هزاران سـال پیش برمی‌گردد. این روش هنـری اسـت بـرای قرار دادن لـوازم منـزل به سـبکی درسـت، به طوری کـه در محیط به یک هارمونی و یک‌پارچگی خاصـی جهت جذب انرژی مثبت محیط دسـت یابیم. این هارمونی می‌توانـد خانـه، روابط اجتماعـی، ثروت، سـلامت و سـایر ابعاد زندگی مـا را تحـت تأثیـر قـرار دهد. فنگ‌شـویی بـرای افرادی کـه از آن هیچ اطلاعی ندارند شـیوه‌ای بسـیار پیچیـده و دشـوار به نظر می‌رسـد زیرا

در ایـن سـبک قوانیـن زیـادی وجـود دارد که مطلع بودن و پیـروی از آنها باعـث بهره‌منـدی از انـرژی مثبتـی کـه در فضـا وجـود دارد شـده و صلح، دوسـتی، سـلامتی و خوشـبختی را بـرای مـا هدیه می‌آورد.

بهتریـن شـکل سـاختمان در این سـبک می‌توانـد شـکل مربع یا مستطیل باشـد. خانه‌هـای باریـک و دراز نمی‌تواننـد محـل مناسـبی بـرای زندگـی افـراد مسـتقر در آن باشـند. چرا کـه بر اسـاس قوانین فنگ‌شـویی از فضای مناسـب بـرای دریافـت انرژی‌هـای مثبت برخـوردار نیسـتند. در طـی سـالیان طولانـی ایـن شـیوه چیدمـان لـوازم منـزل و یـا محـل کار پیشـرفت‌های چشـم‌گیری کـرده اسـت. در اینجـا به چنـد مـورد قوانین فنگ‌شـویی برای داشـتن فضایی سرشـار از صلح و دوسـتی، سـلامتی، خوشـبختی و سـعادت در منـزل اشـاره می‌کنیم:

اول: اجـازه ندهیـد کفش‌هـا و دمپایی‌هـای افـراد در خانواده در خارج از در ورودی منـزل پخش باشـند. تـا جایی که امـکان دارد آن‌هـا را جمع کرده و در مکانـی مثل جاکفشـی قـرار دهید، زیرا انـرژی مثبت همـراه باد به داخل منـزل مـی‌وزد و در صورت وجود کفش و دمپایی بـوی نامطبوع آن‌ها را با خـود بـه داخل منـزل وارد می‌کند که نتیجـه‌ای جز بیماری بـرای اعضای خانـواده به همـراه نخواهد داشـت. انرژی مثبت در منـزل به گردش درآمده و بـه دنبـال منبع آبـی برای اسـتقرار و سـاکن شـدن در آن می‌گـردد و اگر بـا آب و چیـزی مثـل تنگ ماهی پر از آب برخـورد نکنـد همراه باد از منـزل خـارج شـده و بـه جای دیگری نقل مـکان می‌کند. پس سـعی کنید با قرار دادن ظـرف آبی انرژی وارد شـده به منزل خـود را حفظ کنید.

دوم: اجازه ندهید تلویزیون در اتاق خواب شـما قرار داده شـود. اگر شـما نمی‌توانیـد عادت تماشـای تلویزیون در اتاق خواب خـود را ترک کنید پس لازم اسـت بعد از تماشـا آن را با پوششـی پلاسـتیکی بپوشـانید. فراموش نکنیـد بـر پلاسـتیکی بودن پوشـش آن تأکید شـده اسـت چـرا که جنس دیگـر بـا بقـای انرژی در فضـای اتاق خـواب مغایرت دارد.

سـوم: نبایـد هیچ آینـه‌ای در مقابـل و یا مجـاورت تختخواب شـما قرار گیـرد. آینـه را در مکان‌هـای مورد علاقه خـود مخصوصا اتـاق خواب قرار ندهید.

چهـارم: یـک منبـع آب داخـل منـزل و در مـکان مورد علاقه خـود قرار دهیـد تـا هـر آن چه را که آرزو دارید و خواسـته دل شماسـت به سـمت و سـوی شـما کشـانده و به زندگی شـما وارد کند.

پنجـم: اگـر شـما در منـزل تنـگ ماهـی داریـد مراقب باشـید. چـرا که قـراردادن آن در مکان درسـت و صحیح می‌تواند سـعادت و خوشـبختی را بـرای شـما به همراه داشـته باشـد. امـا اگر شـما آن را در مکانی نادرسـت قراردهیـد ممکـن اسـت باعـث دعوا و مشـاجره، ورشکسـتگی، فشـارهای کاری و مشـکلات و سـختی‌های دیگر شـود. اگر شـما بعد از استقرار تنگ ماهـی در مکانـی شـاهد نشـانه‌ها و علایمـی از ایـن قبیـل بودیـد سـریعا نسـبت به تغییر مـکان اقـدام کنید.

ششـم: در آشـپزخانه خـود هرگـز وسـایلی ماننـد یخچـال، ماشـین لباس‌شـویی، ماشـین ظرف‌شـویی و مـواردی از ایـن دسـت را مقابل اجاق گاز خـود قـرار ندهیـد زیـرا تقابـل آب و آتـش باعـث ایجاد عـدم تفاهم و مشـاجره در منـزل می‌شـود.

هفتـم: اجـازه ندهید کودکانتان روی تشـک روی زمین بخوابند. درسـت اسـت کـه این مسـاله باعث می‌شـود بچه‌هـا از روی تختخـواب نیفتند. اما از لحـاظ فنگ‌شـویی ایـن شـیوه موجـب روی آوردن امـراض و بیماری‌ها به سـمت کودک شـما می‌شـود، چرا که انرژی مثبت نمی‌تواند به سـطوح زیریـن و کـف وزیده شـود و جایی که انرژی مثبت مسـتقر نباشـد امراض بـه راحتـی رسـوخ می‌کننـد. بنابرایـن تشـک کودک خـود را روی سـطح زمیـن قـرار ندهیـد تـا انـرژی مثبت منتشـر شـده در آن محل سـلامت و شـادابی را برای کودک شـما هدیـه بیاورد.

هشـتم: برای بچه‌ها بهتر اسـت وقتی که در حال نوشـتن هسـتند پشت بـه دیـوار باشـند. این مسـاله خیلـی مهم است که میـز تحریـر فرزندتان

طـوری قرار گیرد که هنگام نشسـتن پشـت فرزندتان به سـمت دیواری از جنـس خـاک و گل باشـد. وجود دیوار ایـن حس را در فـرد تقویت می‌کند کـه دارای نیـروی حمایتـی بسـیار قـوی بـوده و این حس کمـک می‌کند بـرای مـدت طولانی بتواند به درس خواندن یا نوشـتن خـود ادامه دهد و از جابه‌جا شـدن مداوم که حاصلی جـز عدم تمرکز ندارد جلوگیری می‌شـود.

نهـم: اجـازه ندهید کودکانـتان روی تخت دوطبقه بخوابنـد زیرا کودکی کـه در طبقـه‌ی زیرین قرار می‌گیـرد از انرژی فضای اتـاق محروم مانده و سـلامتی وی بـه خطـر می‌افتـد. اگر بنا بـه ملاحظـاتی مکانـی مثل کمبود جـا مجبوریـد از چنیـن تخت‌هایـی اسـتفاده کنید، بـرای حل این مشـکل می‌توانیـد از پنکـه‌ی سـقفی بـرای به جریان انداختن هوا و انرژی موجود در آن بـرای بهره‌منـدی هـر دو کودک به نحوی یکسان اسـتفاده کنید.

دهـم: اگر می‌خواهید خوابی راحـت داشـته باشـد سـعی کنیـد تخت‌خواب شـما بـه دیـواری از جنس خـاک و گل تکیـه داشـته باشـد. وجـود چنین دیـواری بـه شـما کمـک می‌کنـد تـا از خوابـی عمیق و راحت برخـوردار شـده و هنگامـی کـه از خـواب برمی‌خیزیـد بـه خاطر اسـتراحتی کامـل و عمیق سرشـار از انـرژی و طـراوت باشـید. هـم چنین هنگام کارهـای روزانه حس آرامش‌بخش‌تـری خواهید داشـت.

یازدهـم: اجـازه ندهید بـالای تخت‌خـواب شـما منبع نوری مثل چراغ باشـد. وجـود نـور در بـالای تخت‌خواب انـرژی حاکم در اتاق شـما را تحت فشـار قـرارداده و موجـب می‌شـود شـما نیـز در کارهای روزمـره خود تحت فشـار قـرار بگیریـد. سـعی کنید هیـچ یـک از لوازم منزل را زیـر نور چراغ و یـا سـطوح متفاوتی نسـبت به آن قـرار ندهید. اگر هم مجبور شـدید چیزی را در زیـر ایـن منبـع نور قراردهید سـعی کنیـد در مکانـی مرتفـع قرار گیرد تـا در معـرض وزش انرژی باشـد.

دوازدهم: اگر شـما دچار مشـکلاتی مثل فشـار بیـش از حد کاری شـدید شـاید بتـوان علت آن را بـه وجـود میز مرمری ناهارخـوری شـما که در اتاق ناهارخـوری خـود داریـد ربـط داد. پس هر چه سـریع‌تر میز مذکـور را به

نوع چوبی آن تغییر دهید تا از شدت فشارهای حاکم بر شما کاسته شود.

سیزدهم: اگر کودک شما زیاد بیمار می‌شود شاید علت آن را در محل استقرار اتاق خواب وی بتوان جستجو کرد. سعی کنید اتاق خواب او را تغییر دهید. شاید فضا در جلوگیری از ابتلای او به بیماری‌های مختلف مؤثر واقع شود. در غیر این صورت قرار دادن پنکه سقفی برای جریان انداختن هوا و انرژی موجود در آن برای حل این مشکل تاثیرگذار بوده و می‌تواند کودک شما را از این مشکل برهاند.

چهاردهم: از کاناپه قرمزرنگ استفاده نکنید. رنگ قرمز رنگ آتش است و علایم و آثار رنگ آتش در آن موجود است. در مبحث فنگ‌شویی بعضی از مکان‌ها مثل کاناپه یا مبل‌های راحتی نباید قرمز باشند. زیرا این رنگ فشارهای زندگی را تشدید کرده و مشکلات و معضلات زیادی بر سر راه زندگی ما ایجاد می‌کند، چرا که آتش سوزان، پرحرارت و پرفشار است.

پانزدهم: همیشه پنجره‌ی اتاق خواب خود را حداقل بیست دقیقه باز بگذارید تا انرژی مثبت به داخل اتاق وارد شده و در آن جریان یابد. این کار باعث می‌شود که مجبور نباشیم هر شب در اتاقی که انرژی در آن ساکن و محبوس مانده بخوابیم، زیرا این کار نتیجه‌ای جز بروز بیماری برای ما ندارد. باز گذاشتن پنجره به جریان هوای ساکن کمک کرده و هوا، انرژی تازه و شاداب را وارد محل زندگی ما می‌کند. هم چنین زدودن گردوخاک از وسایل و لوازم منزل نقش مهمی در جریان داشتن انرژی در محل زندگی ما دارد. در این حالت انرژی مثبت و موثر به راحتی در تمام نقاط خانه به جریان افتاده و در هر نقطه اثربخشی خاص خود را به همراه خواهد داشت.

فنگ‌شویی به معنای لغوی (باد-آب)، بخشی از فلسفه‌ی طبیعت در چین باستان است. در بسیاری از موارد فنگ‌شویی به عنوان نوعی غیب‌گویی از روی مشاهده نشانه‌های طبیعی و زمینی و هم‌چنین ویژگی‌های جغرافیایی معنا شده است. اما در واقع فنگ‌شویی به

معنـای درک ارتبـاط میـان طبیعـت و وجـود انسـان اسـت بـه طـوری که بـه مـا کمـک می‌کنـد با محیط اطـراف خود یکی شـده و بـا آن هماهنگ باشـیم. در دوران باسـتان و هم‌چنین در حال حاضر، فنگ‌شـویی به عنوان «کان- یـو»[۴۶] بـه معنـای (قانـون آسـمان و زمین) شـناخته شـده اسـت. در کلاس‌هـای فنگ‌شـویی جدیـد برای دسـتیابی به هماهنگـی با محیط زندگـی، روش‌هـای قدیمی سـاخت، قراردادن و چیدمان فضـا آموزش داده می‌شود.

فنگ‌شـویی نوعی نظم اسـت که با بسـیاری از روش‌ها و فنون طراحی و معمـاری امـروز سـازگار اسـت. فضـا، آب‌وهـوا، ستاره‌شناسـی و نیـروی جاذبه‌ی زمین از جمله اجزاء اولیه سـازنده‌ی فنگ‌شـویی هسـتند. بسـیاری از افـراد اعتقـاد دارنـد کـه عوامـل علمـی غیرقابـل توضیح در ایـن مکتب نقـش دارنـد و فنگ‌شـویی را نوعـی هنـر متافیزیکی می‌دانند. کسـانی که قوانیـن فنگ‌شـویی را در زندگـی خـود رعایـت کرده‌اند نیز بـر تأثیر آن بر سـلامتی، ثـروت و روابط شـخصی خود تأکیـد کرده‌اند.

فنگ‌شـویی بـه طـور محسوسـی وابسـته بـه ایـن طـرز تفکر اسـت که زندگی همراه با طبیعت و نه در مقابل آن نوع زندگی مناسـب برای انسـان و محیط اطراف اوسـت. یکی دیگر از نکات مهم در فلسـفه‌ی فنگ‌شـویی ایـن اسـت که زندگی ما به شـدت تحـت تأثیر محیط فیزیکی و احساسـی اطرافمـان قـرار دارد. واضـح اسـت کـه اگر مـا خـود را درمیان نشـانه‌ها و سـمبل‌های مرگ، تحقیر و بی‌تفاوتی نسـبت به زندگـی و طبیعت، اصوات ناهنجـار و شـکل‌های دیگـر محصـور کنیـم، در این روند بیـش از هر چیز زندگـی خـود را مختل خواهیـم کرد. در مقابل اگر محیـط زندگی خود را با زیبایـی، ملایمـت، مهربانـی، همدلی، موسـیقی و دیگر جلوه‌های شـیرینی زندگـی پـر کنیـم، از زندگی و محیط زیسـت خـود تجلیـل کرده‌ایم. چنین به نظر می‌رسـد که اسـتادان فنگ‌شـویی می‌توانند انرژی‌هـای متافیزیکی را ردیابـی کـرده و بـه جریـان یافتـن آن به نحـو مطلوب کمـک کنند. به عبارتـی فنگ‌شـویی نوعی طب سـوزنی وابسـته به معماری اسـت. امروزه

---

۴۶. Kann yu

استادان چیدمـان و معماری بـا اصول فنگ‌شـویی بـه مشـورت خوانده می‌شـوند تا هنگام سـاخت یا تزیین یـک بنا، محل قرار گیری اتاق‌ها، جهـت درب‌هـا، محل نصب آینه، جهـت قرارگرفتن تخت‌خـواب و این‌ که کـدام اتـاق نیازمنـد حضور یک گیاه سـبز و کدام فضا بـه گل سـرخ احتیاج دارد را تعیین کننـد. از آنجایـی کـه نمونه‌هایـی بی‌شـمار از تأثیـر مثبت چیدمـان و اسـتفاده از روش‌هـای فنگ‌شـویی وجـود دارد و از طرفی این دسـتورات بسـیار سـاده و منطقی به نظر می‌رسـند. در این مطلب به شـرح چنـد نکتـه مهم در بـاره فنگ‌شـویی در محیـط کار می‌پردازیم.

کاربرد فنگ‌شویی در محل کار

میز و فضای کار خود را مرتب کنید.

بنـا بر قوانیـن فنگ‌شـویی، میزان کارآیی، افزایـش درآمد و رونق تجاری می‌توانـد بـا پـاک کـردن فضـا و میـز کار از لـوازم اضافه و مرتـب کردن آن افزایـش یابـد. انـرژی مثبت و پرحاصـل «چـی» نمی‌توانـد بـا وجود خرده‌ریزهـای اضافـه بـر روی میـز و درون ذهـن شـما در اطـراف جـاری شـود. همـه‌ی وسـایل روی میـز را بردارید و تمامی نقاط شـلوغ اطراف آن را هـم از خرده‌ریـز پـاک کنیـد. سـپس تنهـا وسـایلی را روی میـز بگذارید کـه مورد اسـتفاده روزانـه‌ی شـما هسـتند. کاغذهای روی میـز باید به اسـناد و مطالـب مربـوط بـه یـک پـروژه محـدود و باقی کاغذهـا و وسـایل باید بـه جـای دیگـری ماننـد یـک فایل، کشـوی میـز یا قفسه‌های مخصوص منتقـل شـوند. آنچـه کـه واقعـاً اضافه اسـت را یا دور بریزیـد یا به کسـی که نیـاز دارد بدهیـد. حالا کـه میز کارتـان خلوت و مرتـب شـده اسـت، اشـیایی زیبـا و مثبـت را بـه آن اضافـه کنیـد. بـرای مثـال بـرای افزایـش درآمد یک شـیء قرمز یا ارغوانـی را در گوشـه جنوب شـرقی میزتـان قراردهید. سـمت شـرقی میـز شـما مربـوط به سـلامت، خانواده و ترقی اسـت. در این بخش، از شـیء چوبـی یا سـبز اسـتفاده کنید. یک گیاه یا یک عکـس خانوادگی در قابی چوبی بسـیار مناسـب اسـت.

محـل قرارگیـری میز در اتـاق: در شیوه فنگ‌شویی، خوشبختی، موفقیت و رونـق در زندگی حرفه‌ای به شـدت با محل قرارگیری میز کار در ارتبـاط اسـت. بهتریـن حالـت قرارگیـری میز کار این اسـت کـه میز در جایی قرار بگیرد کـه شـما پشـت به دیوار نشسـته و فضای بیشـتری از اتاق در محـدوده دیدتـان قرار داشـته باشـد. اگر بتوانیـد در و پنجـره را هم ببندید بسـیار بهتـر اسـت امـا هرگـز نبایـد در خط مسـتقیمی بـا در قـرار بگیریـد. اگـر میـز و در نسـبت بـه یکدیگر به طـور مورب قرار گرفته باشـند بسـیار عالیسـت. در ورودی و پنجره نباید درسـت در پشـت سـر شـما قرار بگیرند.

گل و گیـاه: گل و گیـاه طبیعـی عناصـر مثبت بسـیاری را وارد فضای کار می‌کنـد. گیاهـان عـلاوه بر زیبایی، کیفیت هوا را نیز بهبود بخشـیده، مـا را بـا طبیعـت خارج پیونـد داده و رنگ سبزشـان رشـد و ترقی شـخصی و حرفـه‌ای را تقویـت می‌کنـد. از گیاهانی ماننـد کاکتوس و هر گیاهی که برگ‌هـا و شـاخه‌هایی نـوک تیـز دارد، احتـراز کنیـد، زیـرا انـرژی منفی را گسـترش می‌دهنـد. گیاهـان برای موثر بودن باید سـالم و شـکوفا باشـند. اگـر گیاهـی پژمـرده یا خشـک شـده اسـت آن را بردارید و گیاهـی تازه به جایـش بگذاریـد. فرامـوش نکنیـد کـه حتی داشـتن گل‌هـای مصنوعی غیر پلاسـتیکی بهتر از هیچ اسـت. فقط کافی اسـت آن‌هـا را تمیـز نگه داریـد.

آب: آب قدرتمندتریـن نشـانه‌ی پول در فنگ‌شـویی اسـت. انـرژی مثبت «چـی» در آن می‌درخشـد و تأثیـر فراوانـی بر سـلامتی و رونـق کار دارد. امـا ایـن آب بایـد تمیـز و تازه باشـد. چشـمه‌های مصنوعی بـرای فضاهای داخلـی بسـیار مناسـبند. امـا بایـد مراقب باشـید کـه جریـان آب در آن‌ها مسـدود نشـود. خیلـی سـریع نباشـد و آب آن راکـد نماند. مدتی اسـت کـه چشـمه‌های بسـیار کوچک تزیینـی بـرای روی میـز طراحـی و سـاخته می‌شـوند کـه اسـتفاده از آن‌ها بسـیار سـاده اسـت. یک انتخاب خوب دیگر تنگ‌هـای ماهـی یا آکواریوم اسـت. ماهـی قرمز در فرهنگ چین نشـانه‌ی ثـروت اسـت. امـا ممکن اسـت کـه این دو روش به هیچ‌وجـه در محل کار شـما قابـل اجـرا نباشـد. در ایـن صـورت می‌توانیـد از هـر گونه شـیء که

تداعی کننده‌ی آب باشد استفاده کنید. از مجسمه‌های کوچک گرفته تا گوی‌های بلورین پر از آب و مانند اینها.

فراموش نکنید که نظم، خلوتی، روشنایی کافی و عدم وجود اشیاء بدنما و غم‌انگیز انرژی مثبت را در هر فضایی به جریان انداخته و به طرز اعجاب‌آوری زندگی شما را دگرگون خواهد کرد.

مقدمه‌ای بر فنگ‌شویی

فنگ‌شویی هنر و علم بررسی محیط از لحاظ زیبایی و کیفیت و ارتباط آن با زندگی می‌باشد.

«فنگ» به معنی باد و «شویی» به معنی آب می‌باشد. باد و آب دو عنصر پویا در جهان هستند که با حرکت خود باعث جابه‌جایی انرژیی می‌شوند که دیده نمی‌شود ولی احساس می‌شود. آب، انرژی‌ای است که هم دیده و هم احساس می‌شود. این دو چرخه‌ی حیات را پوشش می‌دهند. شاید یکی از خواسته‌های مهم انسان امروزی زندگی طبیعی باشد. فنگ‌شویی به ما کمک می‌کند تا هارمونی طبیعی ایجاد کنیم. فنگ‌شویی هم علم است و هم هنر. فنگ‌شویی امروزی همچون سایر علوم از راهِ تجربه و آزمون و با بهره‌گیری از دائویسم، اندیشه‌های کنفوسیوس، بودیسم و علوم مختلف همچون روانشناسی، مردم‌شناسی، جغرافیا، شرایط زندگی مناسبی را برای ما به وجود می‌آورد. چینی‌ها معتقدند چند عامل اساسی روی زندگی انسان‌ها تأثیر دارند: «کارما»، بخت کیهانی، محیط زندگی و روش زندگی. در بین این عوامل فنگ‌شویی روی محیط زندگی متمرکز شده است. همانطور که گفته شد یکی از ریشه‌های فنگ‌شویی دائو می‌باشد. «دائو د چینگ» یا «تائو ته چینگ» یکی از قدیمی‌ترین کتب معنوی چین می‌باشد که نگارش آن به لائوتسه نسبت داده شده. او در ابتدای کتاب «دائو د چینگ» می‌نویسد: دائویی که به زبان بیاید دیگر دائو نیست. یکی از مفاهیم بسیار زیبای دائو همبستگی تضادهاست.

آسـمان و زمین، روز و شـب، مرد و زن، خوبی و بدی و... سـمبل «یین یانـگ» کـه بارها آن را دیده‌اید بیانگر همین مفهوم می‌باشـد.

نیمـه‌ی سـفید یانگ و نیمه‌ی سـیاه یین نام دارد. همانطـور که می‌بینید هـدف دائـو ایجاد تعادل بین یین و یانگ اسـت.

از ییـن و یانگ در جاهای بسـیاری اسـتفاده شـده اسـت. درک طبیعت، فال«ئـی چینـگ»[۴۷]، ورزش‌هایی مثل کونگ‌فو، تای چی. در دل سـیاهی، روشـنایی نیز هسـت. اگر سـیاه، بدی باشـد در دل آن خوبی نیز هسـت.

انرژی «چی»

همانطور که فیزیک کلاسـیک همه‌ی مسـائل را از دیدگاه ماده بررسـی می‌کنـد، فنگ‌شـویی همـه چیـز را از دیـدگاه انـرژی مـورد بررسـی قـرار می‌دهـد. البتـه مفهـوم این انـرژی بـا انرژی‌هـای فیزیکی کمـی متفاوت اسـت. ایـن انـرژی در مکاتـب مختلـف «چـی»، «کـی»، «پرانـا»، «تای چـی»[۴۸]، «انـرژی کیهانـی» و... نامیـده می‌شـود. ایـن انـرژی با چشـم عـادی دیـده نمی‌شـود. امـا تأثیـرات آن در محیط احسـاس می‌شـود. این انـرژی بـا کیفیـت متفاوتـی از آن چـه در جهـان نیز هسـت. طـب هندی (آیـورودا)، طـب چینـی و طـب سـوزنی، طـب اسـلامی و... هر کـدام به نوعـی بـا کیفیت‌هـای گوناگـون کار دارنـد و بـه نوعـی نیز با هـم منطبق هسـتند. انرژی‌هـا می‌تواننـد کیفیـت محلـی که از آنجـا می‌آیند را داشـته باشـند و از دیدگاه بادهای شـمالی و بادهای جنوبی کیفیت کاملاً متفاوتی دارنـد. بنابرایـن جهـت درب ورودی خانـه خیلـی می‌توانـد مهـم باشـد. انرژی‌هـا می‌تواننـد کیفیـت ییـن و یانگ را داشـته باشـند. انرژی سـرد و گـرم، انرژی‌هـای محیـط می‌تواننـد مثبـت (شـنگ‌چی) باشـند. اما هدف فنگ‌شـویی ایجـاد تعـادل در کیفیـت انرژی‌هاسـت. کیفیت انـرژی، دائما در حـال تغییر و ترانسـفورم اسـت. در فنگ‌شـویی ما این انـرژی را متعادل می‌کنیـم. راه هـای ایجـاد ایـن تعـادل به طـور خلاصـه عبارتند از:

---

۴۷. I ching

۴۸. Tai Force

- از بین بردن انرژی‌های منفی
- جلوگیری از آثار مخرب تهاجم‌های بیرونی
- تعادل در یین و یانگ
- چیدمان زیبا و درست محیط
- تعادل عناصر محیط
- رفع گم‌شدگی‌ها
- ایجاد انرژی‌های مثبت در محیط

در این فلسـفه اعتقـاد بـر این اسـت کـه «چی» بخشـی از هـر موجود زنـده و نوعـی نیـروی حیـات یـا انـرژی معنـوی اسـت. این کلمـه گاهـی به صـورت «جریـان انـرژی» و یـا بـه طـور تحت‌اللفظـی بـه صـورت نفس یـا هـوا نیـز ترجمـه می‌شـود. ایـن انـرژی سـیال و در حرکـت اسـت و بنا بر اعتقـادات سـنتی در چیـن، می‌توانـد در فضـا جریـان داشـته باشـد یـا در اثـر موانـع مختلف سـاکن شـود. مطلوب‌تریـن حالـت در زندگـی و چیدمان فضـای کار و زندگـی حالتـی اسـت کـه در آن نیـروی «چـی» بتوانـد جریـان داشـته باشـد و تجدیـد شـود و یـا بـه عبارتـی زنـده باشـد.

فنگ‌شویی در اتاق خواب

اتـاق خـواب خلوتـگاه نهایـی و جایـی اسـت کـه شـما هنگام خـواب و تجدیـد انـرژی حیـات یـا «چـی» در آسـیب‌پذیرترین حالـت خـود قـرار داریـد. از دیـدگاه فلسـفه چینـی یـا «ییـن یانگ» اتـاق خواب محیطـی متناسـب و دارای فضایـی آرام و صلح‌آمیـز اسـت. شـما بایـد در ایـن فضا احسـاس امنیت کـرده و انـرژی حیات شـما نبایـد منحرف شـده و ناراحتتان کنـد. در عین حـال ایـن اتـاق بایـد محـل مناسـبی بـرای گـردش «چـی» و دارای هوای تـازه و فراوانـی بـرای تجدیـد نیـروی شـفا باشـد.

راه حـل سـاده: بـا بـه کار بـردن ایـن ۱۶ توصیه و یـا لااقل تعـدادی از آن‌هـا می‌توانیـد اتـاق خـواب خـود را بـه محلـی بـرای اسـتراحت عمیـق و عالـی تبدیـل کنیـد. در بهتریـن حالـت اتاق خواب بایـد تـا حد ممکن از درب

ورودی خانه دور باشد. این حالت تکرار عادت منطقی و امنیتی پیشینیان غارنشین ماست که هرگز در دهانه ورودی غار نمی‌خوابیدند.

به محل قرارگیری پنجره‌ها نسبت به ورودی اتاق دقت کنید. انرژی «چی» به گردش در میان در و پنجره تمایل دارد و شما باید از قرار دادن تخت در مسیر کوران «چی» خودداری کنید.

تخت خود را طوری قراردهید که بتوانید در حالت خوابیده درب اتاق را ببینید. این حالت حس عمیقی از امنیت درونی را در شما ایجاد می کند. در صورت امکان تخت را تا جایی که می‌توانید از در دورتر قرار دهید. از خوابیدن به شکلی که سرتان نزدیک پنجره قرار بگیرد خودداری کنید. زیرا انرژی «چی» از راهِ پنجره به خارج راه یافته و به هدر می‌رود و شما پس از بیدار شدن بیش از بیش احساس خستگی خواهید کرد. اگر حمام یا دستشویی به اتاق خواب شما راه دارد حتماً قبل از خواب درب این اتاق را ببندید. برای حمایت از «چی» در حال خواب و به منظور این که این نیرو را جزیی از درون خود ساخته و آن را تغذیه کنید بهتر است تخت شما دارای لبه محکم و عریض چوبی در قسمت بالا باشد. انرژی «چی» از راهِ پاها، دست‌ها و بالای سر از بدن خارج و به آن وارد می‌شود. وجود یک محافظ در بالای سر بسیار مفیدتر از یک دیوار سرد و خالی یا از آن بدتر لبه پر پیچ و خم فلزی است.

اگر تخت شما دو نفره است به محل قرارگیری تخت نسبت به دیوار پشت آن توجه کنید. آیا تخت درست در وسط دیوار واقع شده است؟ این نکته در یک رابطه بسیار با اهمیت است زیرا هر دو نفری که از تخت استفاده می کنند باید سهم یکسانی از آن داشته باشند. اگر تخت مشترک به گوشه اتاق رانده شده باشد شخصی که سمت باز تخت می‌خوابد فضای آزادی برای چرخش «چی» دارد. اما انرژی شخصی که سمت دیوار می‌خوابد عملاً در دام افتاده است. بهتر است میزهای کنار تخت یا پاتختی‌ها لبه‌هایی منحنی داشته و زاویه دار و تیز نباشند و هر دو میز برای افزودن به دوام هماهنگی و امنیت رابطه‌ی یکسان داشته باشند. تیرک‌های سقف در سقف‌های چوبی از نقطه نظر

فنگ‌شویی برابر با کابوس هستند. این تیرکها به راحتی انرژی «چی» را مسدود می‌کنند. وزن فراوانی که بر روی این تیرکها وارد می‌شود نیروی درونی بسیاری به آن‌ها می‌بخشد که در طول استراحت بر روی شما سنگینی خواهد کرد. روش‌های ساده برای رها شدن از این انرژی منفی، رنگ کردن تیرکها یا آویختن پارچه از آن‌ها است. این کار از بار تصویری تیرک‌ها کاسته و خاصیت منفی آن را از بین می‌برد. تخت شما نشان‌دهنده‌ی رابطه‌ی شما با همسرتان است. هرگز نباید بر روی تختی لق پر سر و صدا و ناراحت بخوابید. از آن‌جایی که اتاق خواب فضایی مطابق با «یین» دارد بهتر است برای نورپردازی آن از نورهای ملایم استفاده کنید و از آویختن چراغ در بالای تخت بپرهیزید. رنگ‌های ملایم و ترکیب شده با سفید (مانند صورتی کمرنگ، لیمویی، آبی آسمانی، سبز کمرنگ) برای اتاق خواب بسیار مناسبند. بدترین جا برای نصب آینه جایی است که هنگام خواب هم بتوانید تصویر خود را در آن ببینید. هرگز آینه را در اطراف تخت نصب نکنید. در عوض بر روی دیوار مقابل خود تصویری یا شیء زیبا قرار دهید که با دیدن آن در هر صبحگاه دلگرم شوید. زیر تخت هم توجه بسیاری لازم دارد. فضای زیر تخت را تمیز و فاقد وسایل خرده ریزه‌ها نگه دارید. این محل تنها چند سانتیمتر با بدن شما فاصله دارد و باید تمیز و بدون آشفتگی باشد.

۱. هرگز به صورتی نخوابید که پاهایتان به سوی در ورودی اطاق باشد.

۲. هرگز در جایی نخوابید که بالای سرتان تعداد زیادی کتاب باشد. کتاب‌ها بهتر است درون قفسه باشد و قفسه در داشته باشد. (اگر باید بالای سر شما باشد).

زیر تخت خود را خالی کنید. ملافه‌ها را مرتب عوض کنید. ملافه‌های آبی یا تیره باعث سرد شدن بدن و داشتن خواب عمیق می‌شود. اگر صبح‌ها برای بیدار شدن مشکل دارید از رنگ‌های روشن استفاده کنید. ملافه‌ها را حتماً اطو کنید گرمای اطو به آن‌ها انرژی می‌دهد. اگر نزدیک پنجره می‌خوابید دست‌کم نیم متر با آن فاصله

داشـته باشـید. پرده‌ها را بکشـید. پنجره انـرژی را می‌مکد و نیروی شـما را در خـواب ضعیـف می‌کنـد. اگـر احسـاس می‌کنیـد هوای خانه سـنگین اسـت تعـدادی عـود یا اسپند دود کنید. و اگر وسـایل دست دوم می‌خرید حتماً بـا مقـداری آب نمک رقیـق آن‌ها را پاک کنیـد. بعد از برخاسـتن با لبـاس خواب در اتـاق راه نروید. بعد از درآوردن لبـاس خواب آن‌ها را برای مـدت یـک ربـع روی بند لباس بیندازید تـا هوا بخـورد. گل و گیاه در اتاق خـواب نگذارید.

رختخـواب خـود را بلافاصلـه بعـد از برخاسـتن درسـت نکنیـد. (مرتـب نکنیـد) بلکـه لحـاف را کنـار بزنیـد و بگذاریـد یـک ربـع هـوا بخورد.

هـر کـس و هر چیز میـدان انرژی خاص خـود را دارد. میـدان انرژی در بدن انسـان هم‌سـو با نقاط طب سـوزنی اسـت. انرژی در گیاهان سـبز در جریان اسـت. باد و آب حامل انرژی هسـتند. اشـیاء هم انرژی دارند. تمام میدان‌هـای انـرژی با هـم در تعامل‌اند. گاهـی همدیگـر را تقویت و گاهی تضعیـف می‌کننـد. بـا فنگ‌شـویی می‌آموزیـد کـه چگونـه می‌تـوان برای بهبـود یـا نیرو بخشـیدن در جریان انـرژی مداخله کرد. با ایـن کار موانع از بیـن می‌رونـد یا حداقـل کاهش می‌یابنـد. جریان متوازن انرژی سـلامتی، ثـروت و آرامش به همـراه می‌آورد و محیطی دلنشـین می‌آفریند. انرژی از راهِ پنجره‌هـا و درهـا وارد خانـه می‌شـود و بایـد بتواند به راحتـی در فضای خانه جریان داشـته باشـد. چندین عامـل تأثیر منفی بر جریان فنگ‌شـویی دارنـد، از جملـه درهم‌ریختگـی، خطوط مسـتقیم، گوشـه‌ها و لبه‌های تیز.

درهم‌ریختگی

خانـه‌ی درهم‌وبرهـم نشـانه‌ی زندگی بی‌شـیرازه و بی‌تکلیف اسـت. اگر کوهـی از روزنامـه یـا لباس‌هـای کثیف مدت زیـادی در گوشـه‌ای از خانه بمانـد انـرژی منفـی آن بـه نقاط دیگـر سـرایت می‌کند و باعث احسـاس خسـتگی و افسـردگی می‌شود.

آشفتگی فضای زیر تختخواب، خواب شیرین شبانه را آشفته می‌کند.

وقتـی قبضـی را پرداخـت نمی‌کنیـد یـا مکالمـه‌ای ناخوشـایند بـا تلفن داریـد انرژی‌هـای منفـی حالـت بازدارندگـی خـود را اعمـال می‌کننـد.

جیب‌هایتـان را وارسـی کنیـد اگر ته بلیت یا پوسـت شـکلات و... پیدا کردید آن‌هـا را دور بریزید.

راهروهای دراز و مستقیم

فضاهـای دراز و مسـتقیم در خانـه بازتاب منفی دارنـد و حرکت انرژی را تسـریع می‌کننـد و بـه جای آن کـه انرژی در فضای خانه بماند به سـرعت از ایـن مسـیرها می‌گـذرد. مسـیرهای مسـتقیم را می‌تـوان بـا اسـتفاده از گلـدان، میـز، چـراغ یا هر چیـز دیگری بشـکنید تا انرژی گردش بیشـتری داشـته باشـد و آرامتـر حرکـت کنـد. پنجره‌های زیـاد هم باعث می‌شـوند کـه انرژی سـریع خارج شـود. مخصوصـا وقتی که در با پنجـره‌ای روبروی هـم هسـتند. در ایـن جا هـم می‌توان بـا اسـتفاده از مبلمـان، گلدان و... مسیر مسـتقیم را شکست.

لبه‌هـای تیـز، انرژی منفـی به وجـود می‌آورند که تأثیر منفـی بر زندگی آدمـی دارد. از قـرار دادن تختخـواب در مجـاورت چنیـن فضاهایـی پرهیز کنیـد. همیشـه مبلمانی بخریـد که لبه‌های گـرد دارند.

اگـر چـاره‌ای جـز اسـتفاده از اشـیاء نوک تیـز ندارید روبـروی هر کنج گیاهـی بگذارید.

بـرای خـوب خوابیـدن: مـا بـا خوابیـدن کاری بیـش از عـوض کـردن سـیاره خـود انجـام داده و در واقـع جهـان خـود را تغییـر می‌دهیـم. مـا به دنیایـی وارد می‌شـویم که قوانیـن دنیای ما خصوصا قوانیـن روانی در آنجا کاربـردی ندارنـد. جهـان خـواب به جـای چهار بُعد، دو بُعـد دارد و دو بُعد آن عمـلا ناپدیـد می‌شـوند. زمان (منظور زمان روانی اسـت) مشـخص در یـک موقعیـت «بـدون زمـان» قـرار می‌گیرد. بـه همین جهت اگـر هنگام بیداری سـاعت نداشـته باشـید شـخص نمی‌داند چقدر خوابیده سـه دقیقه، سه روز، سـه ماه؟

مدیتیشن برای قبل از خواب

در رختخواب آرام دراز بکشید و ریلکس کنید.

۱. نرم‌ترین پارچه را مجسم کنید و تصور کنید که شما درون این پارچه‌ی نرم و لطیف هستید.

۲. شیرین‌ترین شیرینی را مجسم کنید و ببینید که کام‌تان شیرین است.

۳. قشنگ‌ترین منظره‌ای را که دیده‌اید مجسم کنید.

۴. قشنگ‌ترین جمله‌ای را که شنیده‌اید باید دوباره بشنوید.

۵. قشنگ‌ترین جمله‌ای را که به کسی گفتید به خاطر بیاورید و شادی طرف مقابل را دوباره تجسم کنید و آرام بخواب بروید.

یک راه دیگر برای بهتر خوابیدن: از بینی نفس بکشید بعد از مدت کوتاهی به خواب خواهید رفت.

قبل از خواب چشمان خود را آرام بسته و بدن‌تان را شل کنید، به‌گونه‌ای که هیچ نقشی در بدن‌تان نباشد. اکنون خیال کنید که رودخانه‌ای پرشتاب و پرخروش در میان دو کوه جریان دارد. آن را نگاه کرده و به درونش شیرجه بزنید. اما شنا نکنید. اجازه دهید که بدن‌تان بدون هیچ نقشی شناور شود. اکنون تنها شناورید و دارید با آب رودخانه پیش می‌روید. جایی نیست که باید به آن رسید و مقصدی هم ندارید. بنابراین به رو به مقصدی شنا کردن نیازی نیست. خود را مانند برگ خشکی احساس کنید که بی هیچ کوششی روی آب شناور است. خواب آرام خواهد آمد. البته باید به خاطر داشت به جای شنا کردن در اقیانوس هستی، می‌باید که در آن شناور بود.

طب سوزنی ۱۳۲ نقطه را به هم مربوط می‌کند و باعث می‌شود انرژی مسدود شده دوباره حرکت کند. ۷۲۰ هزار نقطه یا «نادی» بدن را به هم وصل می‌کند و در ناحیه شکم وصل می‌شود و ما را با انرژی وصل می‌کند. ۱۱ نقطه در بدن ماست که مرکز انرژی‌های خیلی بزرگ است.

۲ تا در کف دست، ۲ تا در کف پا و ۷ تا از پایین ستون فقرات به بالا.

یوگا

چاکراها، نقطه‌های قوی بدن

یـوگا کلمه‌ایسـت سانسـکریت به معنای اتحـاد. بعدها هندیـان آن را به معنـای اتحـاد روح انسـان و حقیقت تعبیـر کرده‌اند و گفته‌اند: انسـان‌ها بر دو گروهند، خفتـگان و بیداران.

خفتـگان: کسـانی که می‌خورنـد و می‌خوابند و به مرگ رانده می‌شـوند. یـوگا راهـی اسـت برای بیدار کـردن قواهـای خفته‌ی آدمی. چـون آدمیان گونه‌گونه‌انـد، یـوگا هـم گونه‌گونـه اسـت. یـوگا بـرای آدمـی سـه کالبـد می‌شناسـد کـه بـه ترتیب از سـختی و جمـودی بیشـتری برخوردار اسـت ماننـد سـه حالـت: یـخ، آب و بخـار. جسـم جامـد (ملمـوس) را کـه همـه می‌بیننـد و احسـاس می‌کننـد را کالبـد لطیف‌تـری، بـه نـام کالبـد اختری یـا اِتـری، ماننـد غلافی دربرگرفته اسـت و نسـبت به جسـم فیزیکی حکم آب را نسـبت بـه یـخ دارد. و کالبـد سـوم کـه از ایـن دو لطیف‌تر می‌باشـد روح اسـت کـه نسـبت به آن‌هـا حکم بخـار را دارد. در کالبـد اختری هفت مرکـز انـرژی به نـام «چاکـرا» در امتداد سـتون فقـرات (مهره) قـرار دارد کـه پایین‌ترین آن‌هـا «مواردها» در امتداد سـتون مهره‌هاسـت و بالاترین چاکـرا به نام «سـاهامرارا» به معنی هزارگانـه در بالاترین نقطه‌ی جمجمه قـرار گرفتـه اسـت. یوگا در ایـن ارتباط بـه ۳۶ توانایی فوق بشـری مربوط می‌شود.

یوگا و افزایش تمرکز

یکی از تمرینات بسـیار مؤثر در پرورش قوه‌ی تمرکز، انجام یوگا اسـت. یـوگا قدمـت چنـد هزار سـاله دارد و از کشـور هند بـه ارمغان آمده اسـت. یـوگا یـک ورزش فکـری بسـیار مفید محسـوب می‌شـود کـه در آن واحد

تأثیرات جسمی و روانی فوق‌العاده عالی دارد. عموما یوگا را با «ورزش» مقایسه می‌کنند که این مقایسه ابدا صحیح نیست. یوگا نه تنها می‌تواند تأثیرات عالی ورزش را از نظر جسمی و سلامت جسمی در شما به جای بگذارد، بلکه در ذهن شما نیز تأثیرات مستقیم خارق‌العاده‌ای دارد. کسانی که یوگا را در برنامه‌ی روزانه خود قرار می‌دهند، عملاً شاهد این تأثیرات شگرف آن هستند. کسی که یوگا می‌کند از درصد بیشتری از توانایی‌های ذهنی خود استفاده می‌کند و علاوه بر این به دلیل تاثیر عالی که یوگا در آرام‌سازی دارد، فرد از آرامشی سرشار برخوردار می‌شود که هم جسمی است وهم ذهنی. کسانی که یوگا می‌کنند به خاطر برخوردار شدن از همین آرامش در رویارویی با مشکلات و بحران‌های زندگی بهتر تصمیم می‌گیرند. منطقی‌ترند، عاقلانه‌تر فکر می‌کنند و از شتاب‌زدگی و عجله به دور هستند. یوگا با آرامشی که به ارمغان می‌آورد و ارتباطی که با لایه‌های عمیق‌تر مغز برقرار می‌کند. احساس رضایت خاطر درونی و شادمانی عمیق را به همراه دارد. بیشتر بیماری‌های مفاصل مانند آرتروز، با یوگا درمان می‌شود. یوگا تمدد اعصاب را موجب می‌شود. انرژی ذهنی و مانتیسیسم شخصی را افزایش می‌دهد و شخص را از جذابیت فوق‌العاده‌ای بهره‌مند می‌سازد. یوگا تمرین مؤثری در تناسب اندام است و شما چه از چاقی فراوان و چه از لاغری مفرط رنج ببرید، یوگا به شما تناسب اندام می‌بخشد. یوگا را «راز جوان زیستن» می‌دانند. بسیاری از حرکات یوگا چین و چروک پوست را از بین می‌برد و از به وجود آمدن آن هم جلوگیری می‌کند. حتی یوگا از ریزش مو هم ممانعت می‌کند.

تعداد زیادی از حرکات یوگا برای فعال شدن غدد کم‌کار بسیار مؤثر است. می‌بینیم که یوگا تنها یک تمرین برای تمرکز فکر نیست و فایده‌های جسمی و روحی بسیار دارد. همین که یوگا موجب «آرامش» می‌شود، خود منشاء همه چیز است. رفع اضطراب و استرس، اعتماد به نفس، روحیه‌ی شاد، خلاقیت، تناسب اندام، زیبایی و جوانی تنها گوشه‌ای از فواید فراوان یوگاست. اما آن چه که مد نظر ماست و شاید یکی از مهمترین تأثیرات یوگا باشد همین تمرکز فکر است.

یوگا چیست؟

بسیاری از شما فکر می‌کنید که یوگا مجموعه‌ای است از حرکات و وضعیت‌هایی که کم‌شباهت به ورزش نیستند. این تصور اشتباه است. یوگا به هیچ عنوان به تنهایی چنین معنایی نمی‌دهد. یوگا در اصل به معنای «اتصال و پیوستگی» است. به معنای «وحدت ماده و انرژی» است. به مفهوم «یکی شدن جسم و روح» است. یوگا به معنی «یکپارچه شدن با تمامیت خود» است.

یوگا تمام قوای جسمی و روحی شما را جمع و هماهنگ می‌کند. با این تعریف می‌بینیم که هر روشی که شما را به این هماهنگی جسم و روح برساند و این وحدت ماده و انرژی را ایجاد کند، یوگا محسوب می‌شود. محدود کردن یوگا فقط به یک سری حرکات، از درک نادرست مفهوم یوگا ناشی می‌شود. یوگا به معنی عمیق کلمه، کلیه مراحل و روش‌هایی را دربرمی‌گیرد که شما را به این هماهنگی، آرامش و تمرکز می‌رساند.

مراحل یوگا

یوگا پنج مرحله دارد که هر کدام از این مراحل مفهوم یوگا را به تنهایی دربرمی‌گیرد. یعنی هر مرحله به تنهایی خود یوگا محسوب می‌شود. اما انجام شدن این مراحل با هم شما را به اوج این مفهوم و به دنبال آن به تمرکزی که در جستجویش هستید، می‌رساند. این که می‌گوییم یوگا پنج مرحله دارد نباید تصور شود که بسیار دشوار و سخت است. بلکه در عین حال فوق‌العاده آسان و راحت است. اکنون ما هریک از این مراحل را شرح می‌دهیم.

این مراحل عبارتند از:

۱. تفکر مثبت

۲. رهایی

۳. تنفس صحیح و فواید آن

۴. تغذیه‌ی درست

۵. حرکات

تفکر مثبت

مهم‌ترین رکن یـوگا تفکر مثبـت است. امـروزه در تمام مؤسسـات آمـوزش یـوگا در دنیا، ابتـدا مفهـوم «تفکـر مثبت» را آمـوزش می‌دهند و بعـد بـه سـراغ مراحل دیگـر می‌رونـد. این تفکر مثبـت اگر چه یک مفهوم روان‌شـناختی امـروزین به نظر می‌آید اما در هند کهن ریشـه دارد. یوگی‌هـای هنـدی عقیده داشـتند که شـرط اول یوگی بودن این اسـت که بـه صفـا و خلـوص درونی رسـیده باشـید. به پاکی درون و پاکی اندیشـه. ایـن اندیشـه‌ی پـاک، نـاب و خالـص، همان تفکر مثبت امـروزی اسـت و اسـاس کار محسـوب می‌شـود. بیشـتر اوقات وقتی می‌گوییم تفکر مثبت داشـته باشـید چنیـن تلقی می‌شـود که باید بـا خوش‌بینی و خـوش خیالی محـض بـه زندگی نگاه کنیم و یا واقعیت منفی آن را نبینیـم و یا این که چشـم بـرروی آن ببندیـم و نادیده‌اش بگیریم. حـال آن که تفکر مثبت مطلقـا چنین مفهومـی ندارد.

مـا در ایـن اندیشـه‌ی پاک ابتـدا در نگاهی کلی؛ تمـام واقعیت زندگی را می‌بینیـم. خوبی‌هـا، بدی‌هـا، جنایت‌هـا، محبت‌هـا، دوستی‌ها، دشـمنی‌ها و ... دیـد اول نگاهـی کامـلاً واقع‌بینانـه اسـت. نـه دیـد مثبت اسـت نه دیـد منفی. نگاهـی اسـت کـه تمـام واقعیت‌هـای پیرامون خـود را می‌بیند و می‌پذیـرد. بعـد از این نگـرش عمومـی، تفکر مثبت مفهـوم می‌یابـد. مـا توجـه و تمرکـز خـود را بـه جنبه‌هـای مثبت یـک موضـوع و کلا بـه واقعیت‌هـای مثبت معطـوف می‌کنیـم. توجـه بـه نـکات مثبت آن‌قـدر روحیـه‌ی شـما را قـوی می‌کند که تـوان چاره‌جویـی و تدبیر بـرای مقابله بـا واقعیت‌هـای منفی و یـا حتی سـازگاری با آن‌هـا را در شـما دو چندان می‌کنـد. شـما بـا این نـوع تفکر، هم روحیـه و اعتماد به نفس عالی داریـد، و هـم بهتـر برای جنبه‌های منفی چاره‌جویی و تدبیر می‌کنید. اسـاسا فقط «ذهـن مثبـت» قادر به تدبیر و چاره‌اندیشـی اسـت نه ذهن منفی. کسـانی کـه پـس از نگـرش عمومـی، تمـام توجه و تمرکـز خود را بـه واقعیت‌های

منفی معطوف می‌کنند آن‌قدر از نظر جسمی و روحی ضعیف می‌شوند که حتی نکات مثبت را از دست می‌دهند.

مثلا فردی که سرپناهی آرام برای زندگی دارد و از سلامت کافی برخوردار است اما شغل مناسبی ندارد و یا به اندازه‌ی کافی زیبا نیست، اگر همه‌ی توجه خود را به شغل نامناسب یا از آن بدتر، به زشت بودن خود معطوف کند، چنان روحیه‌ی خود را دچار بحران می‌کند که سلامتی‌اش را هم از دست می‌دهد و دیر یا زود به خاطر ارتباط تنگاتنگ روح و تن، به هزار بیماری مبتلا می‌شود: بیماری‌های عصبی، افسردگی، سردردهای شدید، بیماری‌های گوارشی مثل زخم معده و ... . در صورتی که همین فرد می‌توانست با توجه به جنبه‌های مثبت زندگی خود، روحیه و اعتمادبه‌نفس عالی در خود ایجاد کند و با استفاده از منابع و امکانات، مشکلات زندگی خود را خیلی سریع کشف کند و با توجه و تمرکز در آن، به افسردگی و ناراحتی‌های خود چیره شود. یک ذهن مثبت قادر است در بحرانی‌ترین وضعیت‌ها و منفی‌ترین واقعیت‌ها جنبه‌های مثبت را پیدا کند و حتی فقط یک جنبه مثبت بیابد و بر آن توجه و تمرکز کند و با تکیه بر آن به اصلاح وضعیت‌های منفی موجود بپردازد. بنابراین می‌بینید که منظور از تفکر مثبت انکار واقعیت‌های منفی زندگی نیست، بلکه هدف این است که دست‌کم وضعیت‌های مثبت را حفظ کنیم و برای منفی‌ها نیز چاره‌ای بیندیشیم. تفکر مثبت، یک مهارت ذهنی ویژه است که شاید به دست آوردن آن از تمام آن چه که در این مجموعه به شما ارائه شده مهم‌تر و در عین حال آسان‌تر باشد. باید تفکر مثبت را تمرین کنید. این تمرین بسیار ساده و راحت است. از این پس به هر چیزی که برخورد می‌کنید چه شخص، چه شی‌ء، و چه موقعیت و وضعیت، جنبه‌های مثبت آن را کشف و استخراج کنید و بر آن‌ها تمرکز و توجه نمایید. تمرین را از چیزهای ساده شروع کنید و اول از همه از خود شروع کنید. از خود بپرسید که چگونه شخصیتی هستید؟ ذهن منفی شما می‌گوید: «تمرکز حواس ندارم، حافظه‌ام افتضاح است، بی‌اراده و بی اعتمادبه‌نفس هستم. بینی بزرگی دارم، دچار بی‌خوابی‌ام. از شغلم راضی نیستم. جورابم سوراخ

است. عصبی و کینه‌ای هستم! ...» اما ذهن مثبت شما بر جنبه‌های مثبت تأکید دارد و می‌گوید «معده‌ام از سلامت کامل برخوردار است. شنوایی‌ام بسیار خوب است. قدرت فکر کردن دارم. لباسی بر تن دارم. شمارش از یک تا صد را بلدم. دو دوست خوب دارم. برای پرورش اراده‌ام تلاش می‌کنم. اکنون به دنبال یک شغل مناسب هستم و چون تلاش می‌کنم، یقین دارم که موفق می‌شوم. هم اکنون با مطالعه‌ی این کتاب و عمل به تمرین‌های آن می‌خواهم قدرت تمرکز خود را چند برابر کنم.» از این پس در مواجهه با هرچیز فوراً سؤالی را از خودتان بپرسید: این سؤال طلایی بهترین تمرین برای پرورش ذهنیت مثبت است. به عبارت دیگر کلید طلایی دست‌یابی به آن است. سؤال این است: چه جنبه‌های مثبتی در این وجود دارد؟

رهایی

رهایی به معنای «خواستن در اوج رها کردن و رها کردن در اوج خواستن است». وابستگی با تمرکز منافات دارد. هر وابستگی میدان فکری شما را اشغال می‌کند و شما را از تمرکز بر موضوعی دیگر بازمی‌دارد. رهایی یعنی کم کردن وابستگی‌های خود. چه این وابستگی ذهنی و روانی باشد چه جسمی و مادی. باید مدام در حال بخشیدن، رها شدن و آزاد شدن باشید. ذهن یوگی یک ذهن آزاد است. یک ذهن رها و در اوج آرامش. این رهایی نه به معنای ترک دنیا و لذت‌های مادی است، بلکه به مفهوم لذت بردن از مواهب موجود بدون وابسته شدن به آن‌ها است. شادی خود را به وضعیت خاص و موقعیتی ویژه وابسته نکنید که در این صورت از این لحظه خود شادمان نیستید و همیشه در انتظار و افسوس به سر می‌برید.

ممکن است بگویید: انسان باید هدف داشته باشد و برای رسیدن به آن تلاش کند. آیا خود هدف داشتن یک نوع وابستگی نیست؟ در پاسخ، تأکید می‌کنیم که باید هدف‌مند باشید و حتماً اهدافی داشته باشید. اما می‌گوییم که تمام آرامش، موفقیت، کامیابی، لذت و بهره‌مندی خود را به دستیابی به هدف و زمان رسیدن به آن وابسته نکنید. همان قدر

مشتاق و خواهان باشید که آماده رها کردن هستید. برخی از ما چنان به دنبال اهداف مادی خود می‌رویم که تمام زندگی این لحظه را بر خود حرام می‌کنیم و خودمان را از همه چیز محروم می‌کنیم تا به آن «یک چیز» برسیم و در این تلاش، خود را چنان به در و دیوار می‌کوبیم و عصبی و پراضطرابیم که هیچ جای آرامش و لذت و بهره‌مندی برای خود باقی نمی‌گذاریم. گهگاه باید آرام شوید و از تلاش باز بایستید. میدان ذهنی را خالی کنید و آن را از عشق و شادمانی سرشار کنید. رها و آزاد شوید. ذهنی که عصبی، درگیر، مضطرب و وابسته باشد نمی‌تواند در هیچ چیز تمرکز کند. حتی تمرکز چنین ذهنی بر هدف و تلاش برای دستیابی به آن مطلوب و ایده‌آل نیست. تلاش کنید اما با آرامش. تقلا و خودکشی نکنید. این همان مفهوم رهایی است. لحظاتی در روز آرام شوید. با تمرکز فوق‌العاده، آرام و پیوسته حرکت کنید. به هیچ عنوان آرامش خود را به کسی و چیزی و جایی وابسته نکنید. نگویید فلان کس باید پیش من باشد، باید فلان چیز را داشته باشم. باید در فلان جا باشم تا آرام باشم. یادتان باشد منشاء آرامش در درون شماست. رها و آزاد باشید. نگویید: با او باشم، یا فلان جا باشم لذت می‌برم. یاد بگیرید از وجود و حضور خودتان لذت ببرید تا رها باشید.

تنفس

۱ تنفس صحیح و فواید آن

تنفس صحیح بسیار در آرامش و تمرکز مؤثر است. باید تنفس درست را به عنوان بخشی جدی از زندگی روزمره‌ی خود جدی بگیرید. تمام تمرینات ارائه شده در این فصل یک طرف و تمرین تنفس درست هم در یک طرف دیگر است. ممکن نیست کتابی در زمینه‌ی تمرکز حواس و آرامش ذهن پیدا کنید که در آن فصلی به تنفس صحیح اختصاص داده نشده باشد. تنفس آن قدر در یوگا مهم است که خیلی‌ها تصور می‌کنند یوگا به تمامی یعنی تنفس!

در مقدمه گلستان آمده: «هر نفسی که فرو می‌رود ممد حیات است و چون برمی‌آید مفرح ذات». و این خود نشانه‌ی اهمیت تنفس است.

الف- فواید تنفس عمیق: طول عمر و سلامتی

کسانی که تنفس عمیق دارند از طول‌عمر بیشتری برخوردار می‌شوند. تنفس عمیق باعث می‌شود که تعداد دم و بازدم در یک دقیقه کمتر شود. معمولاً افراد در یک دقیقه ۱۶ بار نفس می‌کشند و عمر متوسطی دارند. اما هر کس بیش از این در دقیقه نفس بکشد مسلما تنفس‌هایی سطحی خواهد داشت که دم و بازدم عمیق را به همراه ندارند. طول عمر چنین افرادی از حد متوسط و معمول هم کمتر است. اگر می‌گویند هیجان‌های عصبی مانند ترس، اضطراب، خشم، کینه، انتقام و حسادت، بیماری می‌آورند و از طول عمر می‌کاهند به این خاطر است که تمام هیجان‌های عصبی اولین بار تأثیر خود را بر تنفس می‌گذارند. شما از این به بعد به کسانی که عصبی و خشمگین یا مضطرب‌اند با دقت نگاه کنید و ببینید که چقدر تنفس آن‌ها در این مواقع سطحی می‌شود. گاهی اوقات در هنگام خشم، تنفس به سی بار در دقیقه و حتی بیشتر می‌رسد. حالا خودتان حساب کنید که کسانی که مدام در تنش‌های عصبی به سر می‌برند یا در خشم و اضطراب غوطه‌ورند با تنفس سطحی خود چه بلایی بر سر سلامتی و طول عمر خویش می‌آورند. در عوض کسانی که از آرامش برخوردارند و خود را به هنگام خشم کنترل می‌کنند چنان از تنفس عمیق برخوردار می‌شوند که مسلما سلامتی آن‌ها مداومتر و طول عمرشان بیشتر می‌شود. اخیرا در یکی از مجله‌های علمی، از تحقیقات مشترک دانشمندان ژاپنی و امریکایی گزارشی ارائه شد. این دانشمندان به این نتیجه جالب رسیده‌اند که اگر انسان بتواند تعداد تنفس خود را در یک دقیقه از ۱۶ به ۱۲ کاهش دهد چیزی حدود ۵۰ سال به عمر خود اضافه کرده است. ورزش برای سلامت قلب و جسم لازم است و طول عمر را به همراه دارد چرا که بر سیستم تنفس اثر می‌گذارد. ورزشکاران با پیگیری مستمر ورزش در زندگی کم‌کم بر حجم تنفسی خود می‌افزایند و از تعداد تنفس خود

در دقیقـه می‌کاهنـد و بـه همیـن دلیل از سـلامتی و طول عمـر برخوردار می‌شـوند. در عـوض سـیگاری‌ها بـا سـیگار کشـیدن بـه سـرعت از حجم تنفسـی خـود می‌کاهنـد و بـر تعـداد تنفس خـود می‌افزایند. ضمـن آن که هـوای تنفسی‌شـان را نیز مسـموم می‌کننـد و در نتیجه سـلامتی خود را از دسـت می‌دهنـد و طول عمرشـان کاهش پیدا می‌کند. به هـر رو بایدِ دقت کنیـد کـه ضمن انجام تمرینات تنفسـی -کـه به زودی آن را کاملاً شـرح می‌دهیـم- از هر عاملی که در شـما تنفس سـطحی ایجـاد می‌کند و حجم تنفسـی شـما را کاهـش می‌دهد اجتنـاب کنید و از هر برنامـه‌ای که تنفس شـما را عمیق‌تر می‌کند و بر حجم تنفسـی شـما می‌افزاید اسـتقبال کنید.

ب- فواید تنفس عمیق: کنترل هیجان‌های عصبی

گفتیـم کـه هیجان‌هـای منفـی و به ویژه خشـم و اضطراب تنفس شـما را بـد و سـطحی می‌کننـد. بایـد مراقب باشـید و ایـن هیجان‌هـا را در خود کنتـرل کنیـد تـا در نهایـت سـلامتی زندگـی کنیـد و بـر طول عمـر خود بیفزاییـد. خوشـبختانه تنفس صحیـح و عمیق، خود عاملـی بازدارنده برای این هیجان‌هاسـت. شـاید خود شـما هـم بارها تجربـه کرده باشـید. وقتی عصبانی و خشـمگین می‌شـوید اگـر در حرکتید، بایسـتید. اگر ایسـتاده‌اید، بنشـینید. اگـر نشسـته‌اید، دراز بکشـید و بعـد چنـد نفس عمیـق بکشـید. خیلی سـریع خشـم شـما فروکش می‌کند و مسـلما شـما با آرامش بهتر و عاقلانه‌تـر فکـر می‌کنیـد و تصمیـم می‌گیرید.

می‌توانیـد هـر هیجـان منفی دیگری را کـه در خود احسـاس می‌کنید با ایـن روش از بیـن ببریـد. حتمـاً ایـن کار را بکنید. فراموش نکنید که شـما بـه هیـچ عنـوان نمی‌توانیـد با ایـن هیجان‌هـای عصبی و ایـن نفس‌های بـد از آرامـش، و بـه ویـژه از تمرکز حـواس برخوردار شـوید. توجه داشـته باشـید کـه پیاده‌روی همـراه با تنفس عمیق همواره یکی از راه‌های کسـب آرامش بوده اسـت.

پ- فواید تنفس عمیق، آرامش

شـاید مهمترین تأثیر تنفس عمیق که خیلی سـریع هم به چشـم می‌آید آرامـش اسـت. با هـر نفس عمیقی که می‌کشـید هم ذهن شـما آسـوده‌تر می‌شـود وهم چشـمتان. بـه ویـژه در بازدم‌های عمیق، بدن شـل، ریلکس و منبسـط می‌شـود. اساسـا بین تنفس و انقباض عضلانی همیشه رابطه‌ای وجـود دارد. هیجان‌هـای عصبی منفی تنفس را سـطحی می‌کنند، و تنفس سـطحی موجـب انقباض و گرفتگی عضلانی می‌شـود. در این حالت شـما دندان‌هـا را بـه هـم می‌فشـارید، دسـت‌ها را مشـت می‌کنیـد و ابروهـا را درهـم می‌کشـید. حتی ثابت شـده اسـت که در ایـن حالت جـداره‌ی معده و کلیـه های شـما چروک‌خوردگی پیـدا می‌کنند. «لوییزهی» روان‌شـناس به‌نـام در کتـاب معـروف خـود «شـفای زندگی» می‌نویسـد: «زخـم معده و سـنگ کلیـه بازتاب‌هـای هیجـان خشـمند. در عـوض، تنفـس عمیق و آرام، موجـب انبسـاط و آرامـش می‌شـود. به خاطـر ارتباط تنگاتنگ جسـم و ذهـن، آرامـش عضلانـی، آسـودگی ذهـن را بـه دنبـال دارد و انقبـاض عضلانـی، آشـفتگی فکـر را. این همان اصلی بود کـه در فصل پیش بر آن تکیـه کردیـم. مهمتریـن و اساسـی‌ترین عامل مؤثر در تمرکـز فکر، همین آرامـش جسـم و ذهن اسـت کـه ره‌آوردی از تنفس عمیق هم هسـت.

ت. فواید تنفس عمیق: کنترل عواطف

عواطـف و احسـاس‌های شـما هم بر تنفـس تأثیر می‌گذارد. کسـانی که احساسـی‌تر باشـند تنفس سـطحی‌تری دارنـد. کنترل احساسـات به نوعی کنتـرل انـرژی ذهنـی و کنتـرل مغناطیسـی شـخصی مربوط اسـت. ما به کسـانی کـه خیلـی احساسـاتی هسـتند توصیـه می‌کنیـم تنفس عمیق را تجربه کنند. با چند تنفس عمیق و آهسـته خیلی سـریع از شـدت احسـاس و عاطفـه کاسـته می‌شـود. البتـه مـا نمی‌خواهیـم جلـوی هر احساسـی را بگیریـم برخـی از احسـاس‌ها را حتـی باید دامـن زد و گسـتراند. باید توجه داشـته باشـید کـه احسـاس و عاطفـه هم‌سـو و هم‌جهـت بـا ارزش‌هـای فکـری و اهـداف شـما هسـتند یـا نه. اگـر هسـتند و در شـما واکنش‌های مثبـت در جهـت رسـیدن به هدف ایجـاد می‌کنند از آن‌ها اسـتقبال کنید و

دوستشـان بداریـد. اما اگر شـما را بـه واکنش‌هـای منفـی وامی‌دارند مثلا تمایـل بـه زیر پا گذاشـتن ارزش‌ها و منحرف شـدن از مسـیر اهـداف پیدا می‌کنیـد، حتمـاً بایـد آن‌ها را تعدیل و کنترل کنید تا بعداً دچار پشـیمانی و احسـاس گناه نشـوید. تنفس عمیـق و تفکر مثبت دو بـازوی اصلی کنترل عواطف منفی هسـتند.

ث. فواید تنفس عمیق: خلا و رهایی

آن‌چـه کـه پیـش از ایـن در بـاره‌ی «رهایـی» گفتیـم با تنفـس عمیق بـه آسـانی به دسـت می‌آید. شـما بـا رهایـی از هرگونـه وابسـتگی ذهنی فاصلـه می‌گیریـد و با تنفـس عمیق خیلی آسـان به این رهایی می‌رسـید. یوگی‌هـا تنفـس عمیـق را راه مؤثر رهایی می‌دانند. شـما هـم می‌بینید که بخـش عظیمـی از یـوگا به معنـی «هماهنگـی و تعادل روح» بـر عهده‌ی تنفس اسـت.

ج. فواید تنفس عمیق: کنترل میل جنسی

پیشـاپیش تأکیـد می‌کنم کـه کنترل به معنی «سـرکوب» نیسـت. میل جنسـی یکی از موهبت‌های زندگی‌سـت برای تنازع بقا. حتی میل جنسـی را یکـی از نیروهـای درونی و حیاتی بشـر می‌دانند که اگـر کنترل و تعدیل شـود یـک رکـن موفقیت به حسـاب می‌آیـد. «ناپلئون هبل» روان‌شـناس مشـهور در کتاب معروف خود «بیندیشـید و ثروتمند شوید»، میل جنسی را یکـی از سـه پایه‌ی موفقیـت می‌داند. آن‌چه ما در صدد کنترل آن هسـتیم میلـی اسـت که هدف‌دار نیسـت و درجهت مثبت قرار نـدارد. همه‌ی امیال مثبـت و مفیدند به شـرط آن که مهارشـان کنیم و به کنترل‌شـان درآوریم و از آن‌هـا درسـت اسـتفاده کنیـم. افـراط در ارضای میل جنسـی و کنترل نکـردن آن، هـم تعـادل عصبـی شـما را بـر هـم می‌زنـد وهـم از بخـش عظیمـی از نیروهـای حیاتـی و قوای مغناطیسـی شـما را می‌کاهـد. هر بار کـه میـل جنسـی نه در جهـت مثبت و درسـت در شـما طغیان کـرد، یک شـیوه‌ی کنتـرل آن اسـت که مـکان و وضعیت خـود را تغییـر دهید و چند

نفـس عمیـق بکشـید. مـا پیاده‌روی تنـد، همـراه بـا نفس‌هـای عمیـق را در ایـن مواقـع بـه شـما توصیـه می‌کنیـم.

چ. فواید تنفس عمیق: خلاقیت

شـما بـا تنفـس عمیـق، بـه لایه‌هـای عمیق‌تـر مغـز و منشـاء فکـر می‌رسـید. آن‌جـا کـه خلاقیـت، افـکار نـو، تصمیم‌هـای تـازه و حتـی الهـام و شـهود شماست. تنفـس عمیـق یعنـی ارتبـاط بـا منشـاء فکـر و شـعور خلـاق. بـا تنفـس عمیـق، هـم فکرتـان بهتـر و عمیق‌تـر می‌شـود و هـم تمرکـز حـواس بیشـتری پیـدا می‌کنیـد. در بـاره‌ی ارتبـاط بیشـتر و بهتـر بـا منشـاء فکـر در فصـل «مدیتیشـن» صحبـت خواهیـم کـرد.

یوگا و تغذیه

تغذیـه صحیـح. هـدف یـوگا، جـذب و ذخیـره انـرژی اسـت نـه کاهـش آن، بسـیاری از غذاهایـی کـه مـا در شـبانه روز اسـتفاده می‌کنیـم، حجـم عمـده‌ای از انـرژی مـا را می‌کاهنـد. ضمـن آن کـه مـواد مسـموم فراوانـی را نیـز تولیـد می‌کننـد. مـا در رونـد صحیـح یـوگا، بـه شـما دسـتور پرهیـز غذایـی نمی‌دهیـم و شـما را از خـوردن چیـزی برحـذر نمی‌داریـم. واقعیت ایـن اسـت کـه مـواد پروتئینـی و لبنیـات بـرای هضـم و جـذب، انـرژی فراوانـی را از بـدن می‌گیرنـد و مـواد زایـدی را بـر جـای می‌گذارنـد. فراورده‌هـای شـیر ماننـد کـره، پنیـر، خامـه و فراورده‌هـای گوشـتی بـه ویـژه گوشـت قرمـز، مـواد غذایـی دیرهضمـی هسـتند کـه انـرژی زیـادی از مـا می‌گیرنـد. در عـوض سـبزی‌ها و میوه‌هـا مـواد غذایـی سـهل‌الهضمی هسـتند کـه از طرفـی انـرژی فـراوان بـه مـا می‌دهنـد و از طرفـی ترکیبـات شـیمیایی خـون را مسـموم نکـرده حتـی تصفیـه هـم می‌کننـد. مغـز مـا بـرای انجـام فعالیت‌هـای فکـری بـه ویـژه تمرکـز فکـر بـه گلوکـز فـراوان احتیـاج دارد. شـما سـعی کنیـد ایـن گلوکـز فـراوان را بیشـتر از فروکتـور (قنـد میوه‌هـا) تأمیـن نماییـد. امـروزه ۸۰ درصـد از مـواد غذایـی را کـه رژیم‌هـای غذایـی مناسـب توصیـه می‌کننـد، میوه‌هـا و سـبزی‌ها تشـکیل می‌دهنـد. بارهـا تجربـه کرده‌ایـد

که با خوردن میوه‌های شیرین، سالاد و سبزی‌ها چقدر شاداب‌تر و سرزنده‌تر می‌شوید و آمادگی بیشتری برای فعالیت‌های ذهنی پیدا می‌کنید. در صورتی که با خوردن مواد پروتئینی، ذهن شما احساس خستگی می‌کند و شما به چرت زدن و خوابیدن تمایل پیدا می‌کنید. مجددا تأکید می‌کنیم: سفارش ما این نیست که از پروتئین و لبنیات استفاده نکنید، بلکه می‌گوییم کمتر استفاده کنید و حتی‌الامکان میوه و سبزی را جایگزین مواد غذایی دیرهضم کنید.

به عنوان آخرین نکته، انگور همیشه به عنوان یک میوه شیرین برای انجام فعالیت‌های ذهنی و تمرکز حواس در برنامه غذایی یوگی‌ها نقش فوق‌العاده‌ای داشته است. از انگور فراوان استفاده کنید.

حرکات بدنی

کسانی که با حرکات یوگا آشنایی نسبی دارند اکنون بسیار مشتاقند که ببینند در این مجموعه به ویژه برای تمرکز حواس، چه حرکت‌هایی را پیشنهاد می‌کنیم. ما به جای آن که به شرح حرکات فراوان بپردازیم قواعد علمی این حرکات را در چند مرحله می‌گوییم که شما با در نظر گرفتن این اصول می‌توانید خودتان حرکت‌هایی را پیشنهاد کرده و انجام دهید.

اصول حرکات بدنی:

۱. بدن را در وضعیتی قراردهید که یا در طول شبانه‌روز اصلاً در آن وضعیت قرار نمی‌گیرد و یا خیلی به ندرت در آن حالت قرار می‌گیرد. بدن در شبانه روز وضعیت‌های مختلفی را به خود می‌گیرد. اما بعضی از وضعیت‌ها هست که بدن شما اصلا در آن‌ها قرار نمی‌گیرد و یا خیلی کم قرار می‌گیرد. مثلا کمتر پیش می‌آید که شما دستان را از بالا به پشت خود ببرید و از آرنج خم کنید یا کمتر پیش می‌آید که برخلاف جاذبه زمین و به صورت سر و ته قرار بگیرید به طوری که سر به پایین و پاها در بالا باشند. با این تعریف شما می‌توانید خودتان صدها حرکت یوگا ایجاد کنید.

۲. دست‌کم یک دقیقه در این وضعیت ثابت بمانید و توقف کنید.

۳. حالا بایـد در ایـن وضعیـت ویـژه تمرکـز کنید. تمرکـز شـما سـه حالـت دارد:

الـف- اگـر عضلـه‌ای متحمـل فشـار شـده فکـر خـود را بر آن عضلـه متمرکـز کنیـد. لزومـی نـدارد بـه ایـن فکـر کنیـد کـه آن عضلـه در حـال شـل شـدن اسـت. فقـط بـه آن توجـه کنیـد.

ب- اگـر بـا کشـش عضلانـی مواجـه نیسـتید بـه یکـی از نقـاط انتهایـی بـدن توجـه کنیـد ماننـد نـوک انگشـتان دسـت، نـوک انگشـتان پـا، نـوک بینـی و یـا بالای سـر.

پ- اگـر منظـور شـما از یـوگا فعـل و انفعالـی خـاص یـا درمـان اسـت بـه طـور ذهنـی بـر آن فعـل و انفعال تمرکـز کنیـد. مثلا وقتی سـر را پاییـن قـرار می‌دهیـد و پاهـا را بـالا می‌توانیـد تمرکـز کنیـد کـه خـون از انگشـتان پاهـای شـما بـه طـرف پوسـت سـرتان سـرازیر می‌شـود و پیـاز مـو تقویـت می‌گـردد.

۴. بسـیار دقـت کنیـد کـه در یـوگا، کشـش‌ها ملایـم و خفیـف باشـند. تحمیـل هـر گونـه فشـار سـنگین بـر خـود غلـط اسـت. اگـر بعـد از یـوگا احسـاس خسـتگی کنیـد و درد عضلانـی داشـته باشـید، آن چـه انجـام داده‌ایـد ورزش بـوده نـه یـوگا.

اشـتباهی کـه بیشـتر افـرادی کـه کتاب‌هـای یـوگا را مطالعـه می‌کنند مرتکـب می‌شـوند ایـن اسـت کـه مثلا وقتـی می‌بیننـد کسـی سـرش را بـه طـرف پاهایـش خـم کـرده و بـه زانـو چسـبانده اسـت آن‌هـا هم سـعی می‌کننـد کـه بـا فشـار همیـن وضـع را ایجـاد کننـد در حالـی کـه بایـد تـا جایـی پاییـن می‌رفتنـد کـه کشـش ملایمـی ایجـاد می‌شـد و همان جـا توقـف می‌کردنـد. شـما هم نبایـد بـه خـود فشـار آوریـد کـه یک‌بـاره چنیـن وضعیتـی بـه خـود بگیریـد. تأکیـد می‌کنیـم کشـش ملایـم و خفیـف باشـد.

۵. یـوگا بـه عضلاتـی که معمـولاً کمتر مـورد توجـه قـرار می‌گیرند بیشـتر توجـه دارد. به عضلاتی مانند زبان، پشـت ران، پشـت، پشـت کتف و... بسـیار توجـه کنید.

۶. بیـن هـر دو حرکت یوگا دسـت‌کم سـی ثانیـه توقف کنیـد و چند نفـس عمیق بکشـید. چه وقـت و چقدر تمرینات یـوگا را انجام دهید؟ بـه هیـچ عنـوان در انجام یوگا افـراط نکنید. روزی یک بـار یوگا کنید و حرکاتـی کـه انجـام می‌دهیـد از ۴ تا ۵ حرکت تجاوز نکند و بیشـتر از ۷ تـا ۸ دقیقه طول نکشـد.

در یـک روز نیـم تـا یـک سـاعت تمرین یوگا انجـام دادن عمـلاً روحیه پشـتکار را در شـما از بین می‌برد. شـرط ایجاد روحیه‌ی پشـتکار این اسـت کـه در ابتـدا بسـیار کـم اما همیشـه انجام دهید تـا برایتان عادت شـود. به جـای ایـن کـه روزی یـک سـاعت انجـام دهید و بعـد از بیسـت روز آتش اشـتیاق شـما سـرد و خاموش شـود. روزی ۵ دقیقه انجام دهید و دست‌کم دو سـه سـاعت از غذا خوردنتان گذشته باشـد. از آن جا که فاصله بین شام خـوردن تـا خوابیـدن ما معمـولاً کم اسـت توصیـه می‌کنیم یـوگا را صبح بعـد از بیـدار شـدن از خـواب انجـام دهید. یـوگا بـا ورزش منافاتـی ندارد. می‌توانیـد بعـد از یـوگا ورزش کنیـد یـا نکنیـد. در ایـن مورد اختیـار کامل بـا شماسـت. بـه هنگام انجـام یوگا لبـاس راحت و آزاد بپوشـید و وسـایل اضافـی ماننـد سـاعت، عینـک و... را دربیاوریـد. بعـد از این که یـوگا به مـدت زمـان کـم برایتان عـادت همیشـگی شـد می‌توانید بـه تدریج مدت زمـان انجـام آن را افزایش دهید.

چهار حرکت اصلی یوگا

چنان‌کـه گفتیـم بـرای حـرکات یـوگا می‌توانیـد خودتـان حرکاتـی را پیشـنهاد کنیـد و یـا این که از حرکات پیشـنهادی کتاب‌های یوگا اسـتفاده کنیـد. مـا هـم اکنـون چهار حرکـت اصلـی و مادر را کـه گفته می‌شـود از بقیـه‌ی حـرکات مهم‌ترنـد به شـما پیشـنهاد می‌کنیم:

حرکت یک: کنار دیوار قرار بگیرید و پاها را به بالا پرتاب کنید به طوری کـه سرتان پایین و پا بـه طرف بالا باشد. یـک یـا دو بالش زیر سـر خـود بگذارید و دست‌ها را از آرنج خم کنید و زیر سر خود بگذارید. اگر ایـن حرکت برایتان دشوار است در آغاز به مدت سـی ثانیـه آن را انجـام دهیـد. افرادی که بیماری آرتروز دارند این حرکت را انجام ندهند.

حرکت دو: بنشینید. پاها را دراز کنید. از کمر خم شـوید پا را به طرف زانـو ببرید و دست‌ها را به طرف پا دراز کنید. توجه کنید تا آن‌جا پایین بروید که کشش و فشار سنگینی را حس نکنید.

حرکت سه: به روی شکم بخوابید (دمر). کف دست را روی زمین و روی سینه خود قرار دهید. بعد دست را به زمین بفشارید. آرنج را صاف کنیـد طوری کـه از کمر به بالا در هوا قرار گیرد و از کمر بـه پایین روی زمیـن بـه طـرف بالا نگاه کنیـد و ثابت شـوید. در این حرکت می‌توانید زبان خود را بیـرون بیاورید.

حرکت چهار: دوزانو بنشینید. باسن را تا حدی در بین پاشنه‌ها بگذارید. دست را آهسته مشت کنیـد و روی نـاف بگذارید. مشت‌ها را بـه هم بچسبانید. بـه آرامی پایین بروید و در این وضعیت ثابت بمانید.

در تمـام حـرکات بـه اصول یوگا که پیشـتر گفتیم توجه داشته باشید. همین‌طـور بـه این‌که زمـان کمی را در شـروع کار به تمرین‌هـای یوگا در شبانه‌روز اختصاص بدهید.

تکنیک تنفس عمیق

تنفس عمیق شامل سه مرحله است:

۱. دم عمیق

۲. نگهداری نفس

۳. بازدم عمیق

دم عمیـق: فروبـردن هوا بـه ریه‌ها دم مطلوب ما نیسـت مگر آن‌که این شـرایط را داشته باشد:

الـف- آهسـته و آرام باشـد. دم شـتاب‌آمیز هرگـز نمی‌توانـد ریه‌هـا را به طـور کامـل پـر کنـد. یعنـی شـما هـر چقـدر سـعی کنیـد کـه نفـس عمیـق بکشـید، وقتـی ایـن کار را با شـتاب انجـام می‌دهید، ریه‌هـای شـما به طور کامـل پـر نمی‌شـود. بایـد آهسـته ریه‌هـا را از هوا پـر کنید.

ب- نفـس عمیـق بایـد شـکمی باشـد. ابتـدای دم عمیق قسـمت‌های فوقانـی قفسـه سـینه از هـوا پر می‌شـود کـه در تنفس سـطحی هم چنین چیـزی رخ می‌دهـد. آن‌چـه مطلـوب ماسـت پرشـدن قسـمت‌های تحتانی قفسـه سـینه و حباب‌چه‌هـای هواسـت. سـعی کنیـد با قسـمت شـکم خود نفـس بکشـید. وقتـی بـه آرامـی ریه‌هـا را از هـوا پـر می‌کنیـد، در آخرین لحظـات فشـار و درد اندکـی را در قسـمت فوقانـی شـکم (دیافراگـم) خود حـس می‌کنیـد. امـا چـرا می‌خواهیـم چنیـن حالتـی ایجـاد شـود؟

سـلول‌های بـدن مـا بـا خـون ارتبـاط مسـتقیم ندارنـد بلکه ایـن ارتباط بـا لنـف یـا آب میان‌بافتـی ایجـاد می‌شـود. لنـف مـواد غذایـی را از خون می‌گیـرد و در اختیـار سـلول قـرار می‌دهـد و در بازگشـت، مواد زایـد را از سـلول گرفتـه بـه خـون بازمی‌گردانـد. هرچـه لنـف، ایـن تبادل را سـریع‌تر و بهتـر انجـام دهـد سـلامت سـلول و شـادابی آن بیشتـر می‌شـود. به طـور حتم سـلامت سـلول بـه دو عامـل وابسـته اسـت:

شتاب و سلامت خون،

شتاب و سرعت لنف.

سـرعت گـردش خـون عمدتـاً بـه قلـب وابسـته اسـت. امـا سـرعت لنف به حرکـت عضلـه‌ی بالای شـکم یعنی دیافراگـم بسـتگی دارد. تنفس عمیق و شـکمی دیافراگـم را حرکـت می‌دهـد و ایـن حرکـت در حفـره‌ی شـکمی علایمـی ایجـاد می‌کنـد کـه شـتاب لنـف را پانـزده برابـر می‌کند. سـلامتی و جوانـی شـما اساسـا بـه دو عامـل وابسـته اسـت:

عمق تنفسی

گردش خون.

با تنفس‌های عمیقی که انجام می‌دهید سرعت لنف را فزونی می‌بخشید و در نتیجه متابولیسم سلولی شما بهتر انجام می‌شود و شما شادابی، سرزندگی و انرژی فراوانی را احساس می‌کنید.

نگهداری نفس

شاید مهمترین قسمت تنفس، نگهداشتن آن باشد. وقتی شما هوا را در ریه‌ی خود نگه می‌دارید به کیسه‌های هوایی خود فرصت می‌دهید که تبادل اکسیژن و دی‌اکسید کربن را کامل انجام دهند. در تنفس‌های تند و سطحی این تبادل خوب صورت نمی‌گیرد چون شما به ریه‌های خود فرصت کافی نمی‌دهید.

بازدم عمیق: در بازدم‌های سطحی و معمولی ریه‌ها از مواد مسموم و عمدتاً دی‌اکسید کربن به‌طور کامل خالی نمی‌شوند. بازدم باید دو شرط ویژه داشته باشد: اول آن که آهسته و آرام انجام گیرد. دوم آن که از راه بینی باشد. اما در آخرین لحظات دهان را باز کنید و هوای باقی مانده را با فشار و صدای «هه» بیرون دهید. در بازدم‌های سطحی حدود ۱۳۰۰تا ۱۵۰۰ میلی لیتر از هوای بازدمی ریه‌ها خالی نمی‌شود. این هوای باقی مانده یکی از مهمترین علل پیری شناخته شده است. بازدم‌های عمیق را تجربه کنید و ریه‌های خود را از آخرین هوای مسموم نیز خالی کنید.

آگاهی بر تنفس: یکی از مهمترین عوامل در تمرکز حواس، توجه کردن به تنفس است. به فرایند تنفس و صدای تنفس خود توجه کنید. به صدای نفس خود گوش بسپارید و تمام توجه خود را به آن معطوف سازید.

شمارش تنفس: یکی از راه‌های آگاهی بر تنفس، شمارش آن است. برای همین امروزه فرمول‌هایی برای تنفس ارائه داده شده است که شما می‌توانید با استفاده از آن‌ها بر تنفس خود آگاهی پیدا کنید. جدیدترین و معمولی‌ترین فرمول تنفسی فرمول «۱، ۴، ۲» است. یعنی اگر شما تا یک شماره دم عمیق می‌کشید چهار برابر آن هوا را در ریه

نگـه می‌داریـد و دو برابـر آن یعنی نصف زمـان نگهداری، هـوا را از ریه‌ها خارج می‌کنید. این فرمول تنفسـی براسـاس ظرفیت تنفسـی شما می‌تواند افزایـش یابـد که میـزان افزایش بـرای افـراد مختلف متفاوت اسـت. مثلا اگـر دم عمیـق شـما سـه شـماره به طول می‌کشـد بایـد ۱۲ شـماره نفس خـود را نگـه دارید و سـپس با شـش شـماره هـوا را از ریه‌های خـود خارج کنیـد. منظـور ما عمدتاً آگاهی بر تنفس اسـت و شـما می‌توانیـد فرمول را کمـی تغییر بدهید به شـرط آن کـه طولانی‌تر بودن زمـان نگهداری نفس را جـدی بگیریـد. می‌توانیـد نفـس را بـا انگشـت شـمارش کنیـد و یا این کـه در ذهـن خود بشـمارید. هر شـماره الزاما معـادل یک ثانیه نیسـت. به آرامـی و هـر طـور که دوسـت دارید یک ریتم شـمارش را در نظـر بگیرید و برای خود بشـمارید.

دکتر«لونیـس برونـو» در کتـاب خود «راهِ آلفا و رسـیدن بـه آرامش» از «آگاهـی بـر تنفـس و توجه به صـدای نفس کشـیدن» به عنـوان یکی از مهمتریـن روش‌هـای آرامش و ریلکسیشـن صحبت کرده اسـت.

در شـبانه روز دست‌کم سـه بار و هر بار ده مرتبه تنفس «۱، ۴، ۲» را با همه شـرایط لازم برای یک تنفـس صحیح و عمیق انجام دهید.

پرانا

یوگی‌هـای هنـدی از گذشـته اعتقـاد داشـتند کـه در هـوای پیرامون ما مـاده‌ای حیاتـی و انرژی بخـش وجود دارد کـه «پرانا» نامیده می‌شـود. مـا «پرانـا» را بـه درون ریـه‌ی خود فرومی‌بریـم. پرانا مواد زایـد را نابود می‌کنـد و مـا بـا بازدم عمیـق خود ایـن مواد را خـارج می‌کنیم. امروزه مـا نـام ایـن مـاده حیـات بخش را «اکسـیژن» و نـام مـاده‌ی زایـد را «دی‌اکسـید کربـن» گذاشـته‌ایم. امـا به خاطـر آن که جنبه‌های بسـیار حیاتـی و جادویـی تنفـس را کـه تاکنـون تصـور نمی‌کرده‌ایـد احسـاس کنیـد، توصیـه می‌کنیـم کـه کمـاکان بـه پرانا فکـر کنیـد. در دم عمیق احسـاس کنیـد انـرژی هسـتی و پرانـا را بـه وجـود خـود راه می‌دهید و

آلودگی‌هـا را در بـازدم عمیـق خود بیـرون می‌رانید. در تمـام کتاب‌هایی کـه در بـاره‌ی یـوگا اسـت بـر تنفس پرانا به شـدت تأکید شـده اسـت.

اعتماد به نفس

روز اول: باور کنید که موجودی بی‌نظیر در عالم هستید.

روز دوم: دیگران را همین طوری که هستند بپذیرید.

روز سوم: به هنر استعداد دیگران حسادت نورزید.

روز چهـارم: هیچگاه خشـمگین نشـوید و همـواره خونسـردی خـود را حفظ کنید.

روز پنجم: به دیگران احترام بگذارید.

روز ششـم: با انسـان‌های ژرف‌اندیش معاشـرت و از عیب‌جویی و بدبینی دوری کنید.

روز هفتم: دیگران را دوست بدارید.

هفته‌ی دوم

روز اول: دست دیگران را برای یاری و کمک بفشارید.

روز دوم: دیگران را ببخشید.

روز سوم: انتظارات خود را از دیگران کاهش دهید.

روز چهارم: دیگران را مورد انتقاد قرار ندهید.

روز پنجم: خود را سرزنش نکنید.

روز ششم: انتظارات منفی و غیرمنطقی را از ذهن خود بیرون کنید.

روز هفتم: خود را جدی بگیرید.

هفته‌ی سوم

روز اول: دیگران را بخشی از وجود خود ببینید.

روز دوم: خطاها و لغزش‌های خود را جدی نگیرید.

روز سوم: تصور ذهنی خود را از دیگران اصلاح کنید.

روز چهارم: ورزش‌های سبک خود را تقویت کنید.

روز پنجم: احساس رضایت‌مندی و خشنودی از خود را افزایش دهید.

روز ششم: از تکنیک‌های تنفس عمیق و تغذیه سالم استفاده کنید.

روز هفتم: تبسم و خوش‌خلقی را تمرین کنید.

هفته‌ی چهارم

روز اول: مسئولیت کارهای خود را بپذیرید.
روز دوم: سعی کنید خطاها و لغزش‌های خود را کاهش دهید.
روز سوم: مشکلات را آسان بگیرید و از دیگران برای رفع آن‌ها یاری بخواهید.
روز چهارم: به مسائل اطراف خود با نگرش مثبت برخورد کنید.
روز پنجم: در صدد توجیه خود نباشید.
روز ششم: برای شادی‌های خود پیش فرض و شرایط مشخص نکنید.
روز هفتم: به واقعیت درون خود تمرکز کنید.

ماساژ ژاپنی بر پایه‌ی طب سوزنی

۱. با ضربات سیستماتیک و نرم با برآمدگی‌های انگشتان دست به سر خود ضربه بزنید. (آرام بخش، رفع اضطراب.)

۲. با شست خود روی برآمدگی وسط بینی میان دو ابرو را فشار داده و نگه دارید. سپس فشار را بردارید و تکرار کنید. (آرام بخش، مانع بی‌خوابی)

۳. سر را میان دو دست قرار داده و با انگشتان باز و با ملایمت فشار دهید. شست‌ها را نیز در ناحیه‌ی شقیقه‌ها با حرکت چرخشی حرکت داده و نفس عمیق بکشید. (رفع تپش، ریلکس کردن عضلات)

۴. انگشت اشاره را به طور افقی زیر بینی قرار داده به چپ و راست حرکت دهید. این کار را بارها تکرار کنید. (تنظیم متابولیسم، افزایش اعتماد به نفس)

۱. روزه بگیرید.

فواید سم زدایی: بدن شما نیازمند است که تمام سم‌های جمع شده در خود را تصفیه کند.

۲. ذهن خود را پاک کنید. به تنهایی در اطاق بنشینید، آرام باشید و بر روی خالی کردن ذهن خود متمرکز شوید. تصور کنید که استرس‌های شما توسط یک شیشه پاک کن از پنجره ذهنتان محو می‌شود. مشکلات و فشارها ناپدید می‌شوند.

فواید سم زدایی: وقتی به حال خود رها شوید سم‌ها جای ثابتی در بدن و ذهن شما پیدا می‌کنند و اصلاً باعث بیمار کردن شما می‌شوند. به افکار مسموم فکر نکنید.

۳. نفس عمیق بکشید. زمانی که تحت فشار قرار می‌گیرید برای چند ثانیه بر روی نفس کشیدن خود تمرکز کنید و از این راهِ به خود آرامش دهید. نفس عمیق بکشید تنفس و منبسط شدن شش‌ها را احساس کنید.

فواید: آدرنالین خون کاهش می‌یابد. زیادی آدرنالین بدن را مسموم می‌کند و رگ‌های خون نیز آلوده شده و مسیرشان مسدود می‌گردد.

۴. از بدن خود بیشتر مراقبت کنید. مصرف الکل را متوقف کنید. سیگار نکشید. چند روز گوشت قرمز نخورید. غذاهای شیمیایی نخورید.

۵. استرس بیش از اندازه را حذف کنید. توجه خود را بر روی مسائل مهم متمرکز کنید و مسائل جزیی و افکار استرس را به دور بیندازید.

۶. در مورد مشکلات صحبت کنید. شرایطی را که با آن مواجه هستید را درک کنید. بعد آن را با دیگران درمیان بگذارید. نگه داشتن تمام مشکلات برای خود باعث افزایش استرس می‌شود و اگر کسی را ندارید که با او در میان بگذارید آن‌ها را روی کاغذ بنویسد.

فواید سم زدایی: رفتار خصمانه باعث ایجاد مسمومیت و خلق محیط ناخوشایندی می‌شود. فشار منفی دستگاه گوارش را از کار می‌اندازد و واکنش ذهن شما را مختل می‌کند.

۷. حرکت کنید به سوی چشمه‌های آب معدنی، دریا یا استخر و سموم بدن خود را پاک کنید. ماساژدرمانی را شروع کنید تا فشار ماهیچه‌ای از بدن خارج شود.

نماد اصلی دائو

دایره‌ی «ین» و «یانگ»

دایره‌هایـی کـه در آن سـیاهی و سـفیدی بـه ماننـد دو ماهـی ابـدی به دنبال یکدیگرند. این دایره، نماد کامل بودن، سـیاه و سـفید اسـت و اشـاره به طبیعت، تضاد و تقابل در هسـتی اسـت. این نماد، اشـاره به رابطه زن و مرد، بازی روز و شـب، تضاد تاریکی و روشـنایی و ... اسـت. ین یا یانگ اشـاره بـه دو قطب هسـتی‌انـد کـه بین آن‌هـا همه‌ی هسـتی در جریان اسـت و رابطـه بیـن این دو تمامی اتفاقات هسـتی را شـکل می‌دهـد که در مرکز سـیاهی دایره‌هـای سـفید وجـود دارد و در مرکـز سـفید دایره‌های سـیاه، ایـن اشـاره‌ای بـه تصویر سـه‌بعدی ما اسـت. این دو از مرکـز یکدیگر نیز در عبورنـد و یـا این کـه اشـاره بـه سـطح عمیق‌تری از یکی بـودن این دو اسـت. در مفهـوم دقیق‌تـر «یـن» بـه معنـای ابـری، مه‌آلـود، مرطوب، طرف شـمال کـوه و طرف جنـوب رودخانه (که آفتـاب نمی‌گیرد) اسـت. «یـن» قطب زنانه هسـتی و نهـاد زمین و طـرف جنـوب و دریافت کردن اسـت. «یانگ» به معنای سـاحل‌های زیـر آفتاب و چترهای درخشـان، و آن‌چـه کـه بـه آن آفتـاب می‌تابـد، خـلاق، طرف جنـوب کوه و طرف شـمال رودخانـه (کـه آفتـاب می‌گیـرد) اسـت. «یانگ» قطب مردانه هسـتی و نماد آسـمان و خلاقیت است.

برای خالی شدن ذهن از انباشتگی

ابـراز گلـه، ناراحتی و خشـم خـود را بـه روز دیگری موکول نکنید و به اصطـلاح آن‌هـا را روی هـم تلنبـار نسـازید، زیـرا کـه دعواهای بـزرگ از سـوءتفاهم‌های کوچـک بـه وجـود می‌آیـد. قبـل از اینکه به بسـتر بروید سـعی کنید اختلافات را رفع نماییـد و بر یکدیگر ببخشـید. موضوع را کش ندهیـد. صبـح روز بعد کـه از خـواب برمی‌خیزید برای یارتـان و تمام مردم

آرزوی خوشحالی بکنید و با دلی شاد از بستر بیرون بیایید. در سر میز صبحانه به گونه‌ای رفتار کنید که نشان دهید کینه‌ای از کدورت دیشب ندارید. بهانه‌گیری نکنید و از موضوعات جزیی درگذرید. شریک زندگی خویش را شریک شغلی خود تصور نکنید. برای او احترام و ارزش خاصی قائل شوید. به جای عیب‌جویی و خرده‌گیری و انتقاد با او صحبت کنید و از محبتی که برای ایجاد یک زندگی شاد و سعادت‌آمیز نیاز دارید صحبت کنید و از ابراز محبت خود مضایقه نکنید و هر لحظه آن را به اثبات برسانید. ناآگاهی از قوانین روحی موجب ایجاد اختلاف می‌شود. سعی کنید قانون همدیگر را درک کنید و هرگز در صدد تغییر اخلاق او برنیایید. چون ما با قصد تغییر طرف مقابل، او را زخمی و عزت نفس، غرور او را جریحه‌دار خواهیم کرد و باعث برانگیختن حالت دفاعی در او خواهیم شد. برای اینکه روابط ما با دوام باشد، قطع رابطه را عنوان نکنید. هر روز راهی برای بهتر شدن روابط خود ببینید. محاسن طرف مقابل را در ذهن خود مرور کنید. مراتب قدردانی خود را ابراز کنید و او را ملک مطلق خود به حساب نیاورید. آن چه را که از نظر او با ارزش است کشف کنید و بپذیرید که عاشق بودن مهم‌تر از حق به جانب بودن است. الگوی از پیش ساخته خود را خراب نکنید. سکوت کنید و به مشاجره خاتمه دهید.

ما به وسیله‌ی دلبستگی‌هایمان زنجیر شده‌ایم. ما در میان افکار و ایده‌هایمان زنجیر شده‌ایم. ما از میان افکار و تصورات ذهن خود جهان را مشاهده و آن را به عنوان واقعیت قلمداد می‌کنیم.

فقط وابستگی‌های ذهن است که ما را به دام می‌اندازد. تمام آن چیزی که ما نیاز داریم گشودن دست‌هایمان، رهاسازی نفس خود، و تعلقات ذهنی و فکری‌ست. تنها بعد از دور ریختن آب راکد یا آلوده ظرف قابل استفاده خواهد بود و گنجایش خواهد داشت. همه‌ی افکار راکد را دور بریزید. بگذارید ذهن‌تان مثل آسمان بماند که ابرهایی می‌آیند و می‌روند، خورشید و ماه می‌آیند و می‌روند اما آسمان همانگونه پاک و دست نخورده باقی است. اگر کسی را دوست داریم نه باید از

عشـق زنجیر بسـازیم. بگذاریم عشـق همچـون دریای مواج بـه جانتان در تموج باشـد. سـیم‌های یک سـاز را مجسـم کنیـد که هریـک در مقام خود تنهاسـت امـا باهم یـک آهنـگ و ترنم‌اند.

نخواهیـم کـه جریان عشـق را در دسـت بگیریم و هدایتـش کنیم. خود را بـه جریان عشـق بسـپاریم تا مـا را هدایت کنـد. توانایی عشـق ورزیدن بزرگتریـن موهبـت خداونـد بـه انسـان اسـت. فکـر کـردن به افـرادی که دوسـت داریـم انـرژی مـا را بـالا می‌بـرد و برعکـس. اگـر به یـک درخت پـر میوه سـنگ پرتـاب کنید به شـما فقط میـوه می‌دهد. اگر سـطلی را در آب بیاندازیـد اگـر سـطل پر از کثافت باشـد یا طلا، رودخانـه هیچ انتظاری نـدارد جـز ایـن که به شـما آب بدهد. اگر وجودتان پر از عشـق باشـد فقط می بخشید.

هـر چیـزی را کـه می‌بخشـید با مهر بـه شـما برمی‌گردد. جـادوی عدم وابسـتگی را بیاموزیـد. یعنی: «من تا حـد امکان همه چیز را انجام می‌دهم. شـانس را به سـود خود می‌گردانـم. تلاش خواهم کرد و متمرکز می‌شـوم. مـن نهایـت سـعی خـود را می‌کنم کـه موفق شـوم. ولی اگر موفق نشـوم آن هـم مانعی ندارد.»

وابسـته بودن به نتیجه‌ی کار و چسـبیدن به آن انرژی بسـیاری را از ما می‌گیـرد. اشـتیاق آرام را تجربـه کنید. (یعنـی رهایی از زمان اسـت که در کارهایـی که انجـام می‌دهید نفـوذ می‌کند).

راه ایجـاد ایـن نـوع اشـتیاق آموختن تمرکـز و توجه کامل بـه لحظه‌ی حـال می‌باشـد. یعنـی بـا آن چـه کـه انجـام می‌دهید باشـید تـا ایده‌های جدیـدی هم کشـف شـود. تعمـق کنید. تعمـق (می‌گذارد که سـهم خود را در یـک شـکل ببینیـد). راه‌هـای احتمالی پیشـرفت در امـری، و نکته‌های کـور طـرز فکرتـان را ببینید تـا تمایل به اینکـه دیگران را مقصـر بدانید از بین برود، و شـما را از عادت‌های گذشـته آزاد سـازد. آرام بنشینید و بگذارید عقل آگاهی (پیشـنهادهای) لازم را به شـما بدهد. از فکرهایتان یادداشـت بردارید. اول به خود بپردازید. نگران نداشـتن پول کافی نباشـید. ترس مانع برداشـتن قدم‌هـای بدیهی که باعث ایجاد فراوانی اسـت می‌شـود. نگرانی

را بایـد در نطفـه خفـه کنیـد. بـرای خود خـرج کنیـد. شـما می‌توانیـد بهانه بتراشـید. شـما می‌توانیـد پـول بسـازید. اما هـر دو را نمی‌توانیـد. در بـاره‌ی رابطـه حـالات و پـول بیاموزیـد کـه وقتی حالمـان خوب نیسـت خلق‌مان تنـگ اسـت. بـه نارضایتی‌هـا بیشـتر فکـر می‌کنیـم، نگـران می‌شـویم و بـه مشـکلات پـول درآوردن تمرکـز می‌کنیـم. بـه محـض ایـن کـه خلق‌تـان بهتـر می‌شـود ظرفیـت شـما بـرای خلـق کـردن آشـکار می‌شـود.

بـه جـای «باورهـا» روی «دانسـته‌ها» کار کنیـد. ما دانسـته‌ها را بـا باورهـا مدفـون می‌کنیـم. موفقیـت از درون می‌آیـد نـه از بیـرون. آیـا چیـزی در درون داریـد کـه می‌خواهیـد دنبـال کنیـد؟ بـا یـک تغییـر سـاده و دیـدگاه، رویاهـای خـود را تبدیـل بـه واقعیـت کنیـد. بـه نـدای درون خـود گـوش کنیـد. شـرایط شـخص را نمی‌سـازند، او را آشـکار می‌کننـد. اگـر تصمیـم بگیریـد گلـه کـردن را متوقـف کنیـد خواهیـد دیـد زندگی بسـیار آسـان‌تر و بـا شـادی خیلـی بیشـتری تـوأم خواهد بـود. شـکایت باعث می‌شـود بـه حـال خود تأسـف بخوریـد. غمگیـن شـوید و عصبانی شـوید. خـود را قربانی حـس کنیـد. بـا از بیـن بـردن شـکایت‌ها فضایـی بـرای انفجـار خلاقیـت و درخشـندگی ایجـاد می‌کنیـد. فقط تصمیـم بـه جلوگیـری از عادت شـکایت کـردن بگیریـد. یـک مشـارکت پیروزمندانـه تشـکیل دهیـد. بـه جای ایـن کـه سـعی کنیـد انرژی‌تـان را صـرف همـه‌ی جوانـب کار کنیـد. شـما و شـریک جدیدتـان روی بخشـی کـه مهـارت تغییـر داریـد متمرکـز شـوید. بگذاریـد افکار ترسـناک دور شـوند. اگـر تمـام فکرهـای ترسـناک موجـود در ذهن اشـخاص عـادی را جمـع‌آوری کنیـد متوجـه خواهیـد شـد اکثرا بی‌فایده‌انـد و مانـع رویاهـا، امیدهـا، آرزوهـا و پیشـرفت می‌شـوند. در هـر کاری از خود بپرسـید اگر نمی‌ترسـیدم چـه می‌کردم؟

- آنچـه را کـه نمی‌توانیـد تغییردهیـد، بپذیریـد.
- پیـش از آنکه نیازمنـد کسـی شـوید با او رابطه ایجـاد کنید.
- از ظرفیت کاری منحصـر به فرد خود آگاه باشید.
- دستپاچـه نشـوید.

از درون به سوی بیرون خلق کنید. ذهن از درون به دنیای مادی می‌آید. آن طوری که آدم فکر می‌کند. وقتی یک فرد افکارش را به شدت تغییر بدهد تغییرات سریع بر حالات مادی و زندگی‌اش تأثیر خواهد گذاشت. تردید را برانید. شما می‌توانید در رویاهایتان کارهای فوق‌العاده انجام دهید. به عنوان مثال در آن واحد در دو مکان باشید. منظره‌ها و محیط‌ها را به حرکت درآورید. از درون دیوار عبور کنید. برای یک میلیون نفر سخنرانی کنید. آیا شده که در رویاهایتان به توانایی خود شک کنید؟ ولی در روز، بخش زیادی از انرژی‌تان را صرف شک کردن به توانایی‌هایتان می‌کنید. پس شک و تردید را دور کنید. به خود ایمان بیاورید. آگاهی درونی کسب کنید.

راز سکوت را بشناسید. ساکت بودن ذهن را نمی‌بندد. هوش عمیق‌تر را فعال می‌کند. هیچ کس نمی‌داند که این هوش عمیق‌تر از کجا می‌آید و یا چه نامیده می‌شود؟ اما تمامی فرهنگ‌های خردگرا به آن ایمان دارند. یادگیری اعتماد به سکوت امری ساده است. حتماً جواب سؤالتان جرقه خواهد زد.

یک مربی‌ی با تجربه بیابید. کسی که گاه‌گاهی بتوانید یک فنجان قهوه با او بنوشید. با او تبادل نظر کنید.

از موفقیت دیگران خوشحال شوید. آیا در خفا آرزوی شکست کس دیگری را کرده‌اید؟ وقتی برای کسی آرزوی خوبی دارید این امر نیروی حرکتی یا فضای درونی موفقیت‌آمیزی را در شما ایجاد می‌کند. این امر به شما، به روح شما، عشق و طبیعت شایسته‌ی شما را یادآوری می‌کند. چیزی در درون شما ایجاد می‌کند که به کسب موفقیت و خلق وجود شما کمک می‌کند. وقتی از موقعیت دیگران خرسند می‌شوید مانند آن است که بذرهایی را در باغ موفقیت می‌پاشید.

- از خود سؤال کنید احتمال دارد این تصمیم به کجا بیانجامد؟
- با دیگران آنگونه رفتار کنید که می‌خواهید با شما رفتار کنند.
- از کمک خواستن نترسید.
- هنگام کار سوت بزنید که نشان بدهید عاشق کار خود هستید.

- قدرت خود را واگذار نکنید. مثلا به مامور بیمه.
- لبخند بزنید و با همه وارد گود شوید.
- ما از ترس‌هایمان قوی‌تر و از نگرانی‌هایمان شایسته‌تر هستیم.
- پذیرای نظر و نصیحت باشید.

از خـود بپرسید چـه سـهمی در ایـن مشـکل داشـته‌اید؟ اکثریت مردم هیچ‌وقت فکر نمی‌کننـد کـه تقصیـری متوجـه آن‌هـا باشـد یـا اینکه تا اندازه‌های مسئول هستند.

وقتـی مسئولیت بخشـی از مشـکلات زندگی خـود را به عهـده بگیرید راه‌حل‌های روشـنی را مشـاهده خواهیـد کرد. عقل شـاید مهم‌تر از بهره‌ی هـوش باشـد. یک کامیون زیر یـک پل گیر کرده بـود. همه‌ی متخصصان آمدنـد امـا راهـی بـرای بیرون کشـیدن آن نیافتند. یک کودک هفت سـاله گفـت چرا بـاد چرخ‌هایش را خالـی نمی‌کنید؟

ویلیـام جیمـز پـدر روانشناسـی مـدرن گفت «عقل دیدن چیزی از راهِ غیرمعمـول اسـت». وقتـی عقل را یافتیـد می‌توانیـد خـود را از الگوهـای عادتـی رهـا کنیـد. آنقدر خود را مشـغول نکنید کـه ندانید ایـن امر به کجا می‌انجامد. کمتر مشـغول شـوید. به دانه‌های بنفش رنگ برف بیاندیشـید. اسـتعاره‌ای است برای برجسـته بودن در جمع: مردی می‌خواست روی یک فوتبالیسـت سـرمایه‌گذاری می‌کند، فوتبالیسـت وقت نداشـت درخواسـتش را بخوانـد. مـرد درخواسـتش را بـه یـک تـوپ بسـت و فرسـتاد. در معرض پـس‌روی قـرار نگیریـد. شـما نمی‌توانیـد بـا دنـده عقب جلو برویـد. باید دنـده را عـوض کنیـد. دنـده عقـب می‌گویـد: «می‌توانـی باور کنی دیروز چـه اتفاقـی افتاد. هر وقت روی چیـزی کار می‌کنی به هـم می‌خورد.» پـس‌روی، نشـاط را در هـر آنچـه انجـام می‌دهد، تضعیف می‌کند.

تشـخیص این امر که در حال پس‌روی هسـتید سـاده اسـت. احساسـی از سـنگینی و سـختی می‌کنیـد. بـه جلـو حرکـت نمی‌کنیـد. حتـی احتمال دارد بـه سـوی عقـب برویـد. شـما سـاکن می‌شـوید و در باتلاق احساسـی گیـر می‌کنیـد. در حالـی کـه نمی‌دانیـد در ایـن لحظـه حادثه‌ای که شـما را مسـتاصل نمـوده مدت‌هـا پیـش پایـان یافتـه اسـت. تنها عاملی کـه آن را

زنده نگه داشته خاطرات و فکر خود شماست. راه بیرون آمدن از دنده عقب این است که احساس عقب رفتن را لمس کنیم. اگر بتوانیم خود (ذهن و افکار خود، توجه خود را) در حالی که معطوف به وقایع گذشته یا درماندگی گذشته هستند مشاهده کنیم، می‌توانیم به آرامی خود و توجه خود را به اکنون بازگردانیم. پرورش ذهنتان مانند تربیت کردن نوزادی است که باید دائم در کنارش بمانید. یک کوچولو چند دقیقه‌ای پیش شما می‌ماند اما مؤثرترین راه برای تربیت یک کوچولو این است که او را به آرامی به سمت خود هدایت کنید. با افکار خود نیز وقتی به گذشته رفتید به خود یادآوری کنید: «گذشته گذشته است» و سپس به آرامی و راحتی خود را مجددا و به اینجا و اکنون هدایت کنید. فقط نیاز به کمی صبر و قدری تمرین دارد.

از تحلیل رفتن انرژی مثبت جلوگیری کنید. وقتی احساس تحلیل انرژی می‌کنید دچار نگرانی نشوید. سعی کنید اولویت‌های واقعی را حفظ کنید. به یاد داشته باشید احساسات منفی می‌توانند فریبنده باشند. اینها اغلب علائمی مثبت هستند که به شکل احساسات منفی ظاهر می‌شوند. به مرور که نگرانی شما کاهش می‌یابد دو واقعه روی می‌دهد:

اول- تحلیل انرژی عمدتاً چیزی جز یک حال بد که زیاده از حد جدی گرفته شده، نیست. اگر از بابت آن نگران شدید، برطرف خواهد شد.

دوم- هرچه کمتر در مورد تحلیل انرژی خود نگران باشید کمتر انرژی به آن اختصاص می‌دهید.

نگرانی مانع فعالیت عقل و شعور شما می‌شود. به مرور که از ترس رها می‌شوید، احساس تحلیل انرژی را بررسی می‌کنید. ممکن است کشف کنید که احساسات درصدد بیان چیزی به شما هستند و می‌خواهند شما را در مسیر دیگری قرار دهند، انرژی‌های شما را مجددا هدایت کنند، یا چیز دیگری که طبیعت مثبت داشته باشد به شما نشان بدهند. به داخل گود بپرید. اگر می‌خواهید کاری انجام دهید همین حالا آغازش کنید، به فردا موکول‌اش نکنید. مجبور نیستید برای

موفـق شـدن، همه‌ی کارها را یـک روزه انجام دهید، اما باید شـروع کنید. گام نخسـت سـخت‌ترین اسـت، برداریـد، آغـاز کنید. لااقل یک بـار خبر تـازه‌ای را امتحـان کنید. اگر کارهای همیشـگی را انجام دهیم اشـتباهات همیشگی را مرتکب می‌شـویم و توقعات همیشـگی را داریم. و همان نتایج و ناکامی‌هـا را داریم. از امـروز سـعی کنیـد در هـر کارتان تغییـری بوجود آوریـد. به موفقیت دیگران کمک کنید. بهترین راه فراگیری آموزش دادن اسـت و به شـما کمک می‌کنـد که اهـداف و فرضیات و روش‌هـای انجام امـور را بازنگـری و بر آن تأمل کنید. پشـتکار داشـته باشـید. «محکم بگیر و سـبک رهـا کـن». نـگاه کنیم خواسـت ما اهمیـت سـابق را دارد. اگر به موقـع رهـا کنیـم به سـادگی بـاز کردن یک مشـت گـره کرده اسـت. آنگاه احسـاس رهایـی و نیرومنـدی خواهیم کرد.

آمـاده‌ی عذرخواهـی باشـید. توانایـی عذرخواهـی و پذیرش اشـتباهات، بخـش زیبای انسـانیت اسـت کـه مـردم را به یکدیگـر نزدیـک می‌کند و بـه موفقیـت مـا کمک می‌کنـد. در زمانـی مقتضی بـا پذیـرش جایزالخطا بـودن با گفتن «متأسـفم» بـا دیگران پیونـدی برقرار کنیـم و اعتقاد آن‌ها را به خودمـان افزایش دهیم. آسـان بگیریـد. وقتی خیلی جدی می‌شـویم طـرز تلقـی مـا مانع دید مـا می‌شـود و بـه جای معطوف شـدن در لحظه و بنابرایـن قرارگرفتـن در موقعیتـی عالی، ذهن با سـرعت بـه نگرانی‌های آینده و پشـیمانی از گذشـته می‌پردازد. مهم اسـت چند لحظه‌ای در روز از مسـائل فاصلـه بگیریـم و ببینیم آیا اولویت‌های مـا به گونـه‌ای واقع‌بینانه ردهبنـدی شـده‌اند. آیـا کار یـا پـروژه خود را جـدی می‌گیریم یا مسـائل را بـزرگ می‌کنیـم. آیا ارزش خـراب کردن روزمـان را دارد؟

حتـی وقتی اوضاع بر وفق نیسـت یا روز بدی داریم نباید آن را سـرتیتر روزنامـه کنیـم. موفقیت جلوی شـما نیسـت که حالت اضطـراری بگیرید و تعقیبش کنید.

- یادتـان باشـد هـر چیزی روز بعـد از خرید، دسـت دوم به حسـاب می‌آیـد. مثلا ماشـین.
- به خاطر داشته باشید ارزان‌تر همیشه بهتر نیست.

- از برداشتن قدم‌هـای کودکانه نهراسید. اگـر نمی‌توانید هفته‌ای ۲۰ دلار پس انداز کنید بـا ماهـی ۲۰ دلار شروع کنید. بـرای موفـق شـدن باید بـر آن چـه می‌توانید انجـام دهید تمرکـز کنید. نـه بـر کاری کـه نمی‌توانید.

- یادتان باشـد کـه زندگی دشمن شـما نیسـت. امـا طرز فکرتان می‌توانـد دشمن شـما بشـود. زندگـی فقـط زندگـی اسـت. همان اسـت کـه باید باشـد. زندگی قرار نیسـت بـا مـا همراهـی کند. اگر زندگـی بهتـری می‌خواهیم باید خـود را تغییر دهیـم. اگر عصبانی هسـتید این شما هسـتید کـه عصبانی هسـتید، این شما هستید کـه تحت فشـار یا متأسـف‌اید، ولی شـما می‌توانیـد روش تفکر خود و واکنش‌هـای خود را نسـبت بـه زندگی تغییـر دهید.

فقط انجام دهید:

- از وسوسه‌ی افزایش دائمی سطح زندگی‌تان اجتناب کنید.
- خواست‌های کمتری داشته باشید
- برنامه و هدف داشته باشید.
- در برنامـه خـود غوطـه‌ور نشـوید. نبایـد ایـن قـدر در برنامه غرق شـوید کـه لـذت بـردن از آن را فرامـوش کنید.
- اظهـار تأسـف تـا کـی؟ اگر به میـزان انـرژی ذهنی و عاطفی کـه صـرف اظهـار تأسـف می‌شـود توجـه کنیـد، می‌بینید کـه بسـیار زیاد است.
- خوشبختی خود را بسازید.
- لذت بردن را از قلم نیندازید.
- از کاه کوه نسازید.

پشت سر نیست فضایی زنده
پشت سر مرغ نمی‌خواند
پشت سر باد نمی‌آید
پشت سر پنجره‌ی سبز صنوبر بسته است
پشت سر روی همه فرفره‌ها خاک نشسته است

پشت سر خستگی تاریخ است
پشت سر خاطره‌ی موج به ساحل، صدف سرد سکون می‌ریزد
لب دریا برویم
تور در آب بیندازیم
و بگیریم طراوت را از آب
ریگی از روی زمین برداریم
وزن بودن را احساس کنیم.

سهراب سپهری

مدیریت عواطف، استرس و عصبانیت

استرس چیست؟

استرس «فشار و فرسایش» بدن به هنگامی است که با محیط پیوسته در حال تغییر سازگار می‌شویم، چنین تغییراتی اثرات جسمی و هیجانی بر ما می‌گذارد و می‌تواند احساسات مثبت یا منفی ایجاد کند. در صورت مثبت بودن اثرات، استرس ما را ناگزیر به عمل می‌کند. هوشیاری تازه و چشم‌انداز مهیّج جدیدی برای ما به ارمغان می‌آورد. آثار منفی استرس احساس بی‌اعتمادی، طرد، خشم و افسردگی می‌آفریند که این احساسات به نوبه‌ی خود به مشکلاتی مانند سردرد، ناراحتی معده، جوش و خارش پوست، بی‌خوابی، زخم معده، فشار خون بالا، بیماری قلبی و سکته مغزی می‌انجامد. مرگ یک عزیز، تولد یک کودک، ارتقای شغلی یا ایجاد یک رابطه‌ی جدید استرس به دنبال می‌آورد. چون این تغییرات ما را مجبور به سازگاری مجددی با زندگی خود می‌کند. سازگاری با شرایط متغیر، بسته به نوع واکنش ما می‌تواند کمک کننده یا آسیب زننده باشد.

چگونه می‌توانیم استرس را از زندگی خود حذف کنیم؟

همان طور که گفته شد استرس مثبت بر تازگی و ابتهاج زندگی می‌افزاید. همه‌ی ما با تحمل میزان معینی از استرس زندگی می‌کنیم.

سر رسیدن مهلت، رقابت‌ها، برخوردها و حتی ناکامی‌ها و نگرانی‌ها به زندگی‌ها عمق و غنا می‌بخشد. هدف ما حذف استرس نیست، بلکه فراگیری چگونگی اداره‌ی آن و چگونگی استفاده از آن به منظور کمک به خود است. استرس کمتر از حد، عامل خمودگی است و در ما احساس خستگی و رخوت بر جای می‌گذارد. از سوی دیگر استرس مفرط ایجاد تنش می‌کند. آنچه ما بدان نیاز داریم یافتن سطح بهینه و مطلوبی از استرس است که ما را برمی‌انگیزد، ولی ما را در خود غرق نمی‌کند.

چگونه بفهمم سطح بهینه استرس برای من چیست؟

سطح واحدی از استرس که برای همه‌ی انسان‌ها بهینه باشد وجود ندارد. هریک از ما مخلوقاتی منحصر به فرد با نیازهای ویژه هستیم. بنابراین آن چه برای یک شخص ناراحت کننده است چه بسا برای دیگری شادی‌آفرین باشد. حتی وقتی ما روی ناراحت کننده بودن رویدادی خاص توافق داریم، احتمالاً در واکنش‌های فیزیولوژیکی و روان‌شناختی به آن حادثه با هم تفاوت داریم.

شخصی که شیفته مذاکره و حل اختلاف و تحرک شغلی است اگر شغلی یکنواخت و بدون تحرک داشته باشد در فشار و استرس قرار می‌گیرد. درحالی که شخصی که به شرایط ثابت علاقه‌مند است وقتی در شغلی قرارگیرد که وظایفش از تنوع بالایی برخوردار است به احتمال زیاد خود را در تنگنای استرس احساس می‌کند. قبل از قرارگرفتن در معرض تغییرات آزارنده، این موضع که استرس‌های شخصی ما چه هستند و میزان تحمل ما در برابر آن‌ها چه قدر است به شیوه‌ی زندگی و سن ما بستگی دارد.

اکثر بیماری‌ها با استرس مداوم مرتبط می‌باشد. اگر شما علایم استرس را تجربه می‌کنید و اگر استرس در سطحی فراتر از سطح بهینه‌ی استرس شما قراردارد باید از استرس زندگی خود بکاهید، یا با توانایی مقابله با آن ،استرس خود را بهبود ببخشید.

چگونه می‌توانم استرس را بهتر اداره کنم؟

شناسایی استرس مداوم و آگاه شدن از اثرات آن بر زندگی ما برای کاهش اثرات زیان‌آور آن کافی نیست. همان‌طور که منافع زیادی برای استرس وجود دارد امکانات بسیاری هم برای اداره آن وجود دارد. ولی آن چه بدان نیازمندیم تلاش برای تغییر است. تغییر منبع استرس و یا تغییر واکنش نسبت به آن منبع. برای این منظور چه کار می‌توانید انجام دهید؟

۱. از منابع استرس، واکنش‌های هیجانی و بدنی خود آگاه شوید. به ناراحتی و تشویش خود توجه کنید. آن‌ها را نادیده نگیرید. مشکلات خود را به اجمال بررسی نکنید. تعیین کنید چه رویدادهایی شما را ناراحت و مشوش می‌سازد. به خودتان در باره‌ی معنای این رویدادها چه می‌گویید؟ چگونگی پاسخ بدنتان را نسبت به استرس مشخص کنید. آیا مضطرب می‌شوید یا دلخور؟ اگر چنین است به چه شیوه‌ای دچار این احساسات می‌شوید؟

۲. مشخص کنید چه تغییری می‌توانید ایجاد کنید. آیا منابع استرس را از راهِ اجتناب یا حذف کامل می‌توانید تغییر دهید؟ آیا شدت آن‌ها را می‌توانید تغییر دهید؟ (یعنی طی یک دوره زمانی به تدریج آن‌ها را کنترل و اداره کنید، نه طی یک روز یا یک هفته). آیا می‌توانید رویارویی خود را با استرس کوتاه سازید؟ (استراحتی به خود بدهید؟ محوطه ساختمان را ترک کنید؟) آیا می‌توانید وقت و انرژی لازم را برای ایجاد تغییر تخصیص دهید؟ (تعیین هدف، فنون مدیریت زمان و راهبردهای به تعویق انداختن ارضا می‌تواند در این گونه موارد مفید باشد).

۳. شدت واکنش‌های عاطفی و هیجانی خود را به استرس کاهش دهید. واکنش شما نسبت به استرس به واسطه درک شما از خطر (فیزیکی و یا عاطفی) به یک‌باره اتفاق می‌افتد. آیا به منابع استرس به شیوه اغراق‌آمیز می‌نگرید و یا موقعیت را دشوار تلقی می‌کنید و از آن فاجعه می‌سازید؟ آیا انتظار دارید همه به شما خوشامد بگویند و همه

از شما راضی باشند؟ آیا واکنش مفرط نشان می‌دهید و همه چیزها را بحرانی و اضطراری تلقی می‌کنید؟ آیا احساس می‌کنید که باید همواره بر هر موقعیتی تسلط داشته باشید؟

دیدگاه خود را نسبت به استرس تعدیل و اصلاح کنید. سعی کنید استرس را به عنوان چیزی در نظر بگیرید که می‌توانید بر آن فائق آیید نه چیزی که بر شما چیره می‌شود. سعی کنید هیجانات شدید و مفرط خود را تعدیل کنید. موقعیت را در یک چشم‌انداز وسیع‌تر قرار دهید. جنبه‌های منفی را شرح و بسط ندهید و به خود نگویید «چه می‌شد اگر ...»

۴. بیاموزید واکنش‌های بدنی خود را به استرس تعدیل کنید. نفس کشیدن آهسته و عمیق، ریتم فعالیت قلب و تنفس شما را به وضع طبیعی بر می‌گرداند. فنون آرام‌بخشی، تنش عضلانی را کاهش می‌دهد. بازخوردزیستی می‌تواند بر اموری چون تنش عضلانی، ریتم قلب و کنترل ارادی فشار خون ایجاد کند. دارو به تجویز پزشک می‌تواند در کوتاه مدت به تعدیل واکنش‌های بدنی شما کمک کند. ولی داروها به تنهایی پاسخ‌گو نیستند. تعدیل این واکنش‌ها را به منزله راه حلی بلند مدت یاد بگیرید.

۵. ذخایر بدنی خود را افزایش دهید. به منظور ایجاد تناسب و سلامت قلبی و عروقی سه تا چهار بار در هفته ورزش کنید. (تمرینات موزون، معتدل و یکنواخت بهترین انتخاب است. مانند قدم زدن، شنا کردن، دوچرخه‌سواری یا آهسته دویدن). غذاهای مقوی به اندازه کافی و متعادل مصرف کنید.

وزن مطلوب خود را حفظ کنید. از مصرف مفرط نیکوتین، کافئین و دیگر محرک‌ها اجتناب ورزید. فراغت و تفریح را با کار درآمیزید. به خود استراحت بدهید و هرگاه ممکن بود وقفه‌ای در کار ایجاد کنید. به قدر کافی بخوابید. تا آنجا که ممکن است برنامه خواب را رعایت کنید.

۶. ذخایر هیجانی، عاطفی خود را حفظ کنید. دوستی و روابط حمایتی دوسویه‌ای برقرار کنید. اهداف واقع‌بینانه و معنی‌دار را دنبال کنید. نه اهدافی که دیگران برای شما در نظر گرفته‌اند و برای شما فایده‌ای در بر ندارند. انتظار ناکامی، شکست و یأس را در زندگی داشته باشید. همیشه با خود مهربان و رئوف باشید. دوست خود باشید.

آدمی توسط خودش آباد یا ویران می‌شود. مانند مزرعه‌ای که اگر دانه‌ای مرغوب یا دانه‌ی نامرغوب گندم در آن بکاریم، همان را می‌درویم. زندگی همان چیز را به ما می‌دهد که از او می‌خواهیم. زخمی را که در بدن دارید نمی‌کَنید و سعی می‌کنید بگذارید خوب شود. زخم‌های روحی را چرا مرتب می‌کَنید؟ در شمشیربازی، نمی‌توان به حرکت قبلی یا بعدی فکر کرد. زندگی باید همین حالت را داشته باشد. فقط حال. در تحقیقاتی پیرامون مرگ‌های زودرس به نتیجه رسیدند که مرگ افراد زیر زودتر فرامی‌رسد:

۱. آنانی که مسئله حل نشده در جان خود دارند. مانند کینه و حسادت. کسانی که در زمان حال زندگی نمی‌کنند، راه می‌روند، غذا می‌خورند ولی در دیروزها و با فکرهای کهنه و دردهای کهنه زندگی می‌کنند. و بدن مرتب سم تولید می‌کند.

۲. افرادی که طرز فکرشان بار منفی دارد.

۳. افرادی که عشق و محبت را بدون دلیل نخواسته‌اند.

۴. افرادی که خیلی جدی بودند یا در گذشته مانده ، یا نگران آینده‌اند.

۵. آنانی که یک‌دنده‌اند، روی حرف خود می‌ایستند و انعطاف ناپذیرند.

من ندیدم دو صنوبر را با هم دشمن
من ندیدم بیدی، سایه‌اش را بفروشد به زمین
رایگان می‌بخشد، نارون شاخه‌ی خود را به کلاغ
هر کجا برگی هست، شور من می‌شکفد
زندگی رسم خوشایندی است

زندگی بال و پری دارد با وسعت مرگ
پرشی دارد اندازه‌ی عشق
زندگی چیزی نیست که لب طاقچه‌ی عادت از یاد من و تو
برود

سهراب سپهری

فکر کنید مغز شما یک سطل آب کثیف است. حتا اگر قطره‌قطره هم در آن آب تمیز بریزید (افکار خوب و زیبا) بالاخره زلال خواهد شد. همانگونه که به باغ خود می‌رسید، به لباس‌های خود می‌رسید، کهنه‌ها را دور می‌ریزید، تفکرات خود را نیز ارزیابی کنید و شاخه‌های زاید را بزنید. مغز شما لوله‌ای است که تنها شما می‌دانید چگونه آبی در آن روان سازید. میترائیسم یک آیین و اندیشه‌ی ایرانی بود که باور داشت خورشید منجی دنیا است. خورشید در بیست و چهار دسامبر به سوی شمال متوجه می‌شود و سپس از خط استوا می‌گذرد تا بهار را زنده نماید و زندگی را نو کند. خورشید مظهر خدا یا نور سرمدی است که در خرد ما هست. هرقدر از این حضور باطنی آگاه شویم، ترس‌ها، نگرانی‌ها و ناکامی‌های‌مان در برابر نور خورشید و عشق باطنی درون آب می‌شود. رویاها، آرزوها و هدف‌هایی که در ما منجمد مانده‌اند با پرتو آفتاب درونی ذوب می‌شوند و از بین می‌روند. این را باید پذیرفت که «هوش نامتناهی» هرگز خاموش و انفعالی باقی نمی‌ماند و به ندای محض پاسخ می‌دهد و ستارگان هستی در فرا راه ما و در شب‌های ظلمانی و تاریکی ذهن قرار می‌گیرند و راه درست را نشان می‌دهند. باید گاه‌گاهی به سیر و سیاحت در قلمرو باطن بپردازیم و دست پر برگردیم و بدانیم که زندگی همان چیزی را به ما می‌دهد که از او می‌خواهیم. نگذاریم گله‌ها و اندوه‌ها خورشید درون را بپوشانند.

چه می‌توانم بخورم؟ این را تو باید بدانی نه کس دیگری. ما غذاهای مختلفی داریم ولی گرسنگی یکی است. صلح و آرامش را نه فردا، نه پس فردا، همین حالا احساس کنید و ببینید چه اتفاق می‌افتد. اتفاق این است که شما می‌بینید پُر هستید، پُر هستید از آرامش و عشق. یک بار این آرامش را امتحان کنید و به دست آورید. همیشه با شما

باقـی می‌مانـد. زندگـی این اسـت، گاهی خـوب گاهی بد. مثل زمسـتان و تابسـتان. ولـی ما هـزاران دلیل برای اظهار ناخشـنودی داریـم ولی دلایل خوشـنودی‌مان را پیـدا نمی‌کنیـم. درحالـی که اگـر فقط به خودمـان نگاه کنیـم بسـیاری از دلایـل ایـن کـه چـرا باید شـاد باشـیم را پیـدا می‌کنیم. همیـن کـه در ایـن لحظه هسـتیم و داریم نفس می‌کشـیم، طلوع و غروب خورشـید را می‌بینیـم، اوج خوشـبختی اسـت. یـک مهاراجـه می‌گوید: من بچه‌هـای زیـادی را در امریـکا و اروپـا دیدم کـه با اسـباب‌بازی‌های گران بـازی می‌کننـد و بچه‌هایـی را هـم در هندوسـتان دیدم که با چـرخ کهنه یـک دوچرخـه بـازی می‌کننـد. اسـباب‌بازی‌ها فـرق می‌کننـد ولـی خنده یکـی اسـت. لیوان‌هـا فـرق می‌کننـد ولـی آب یکی اسـت. تشـنگی یکی اسـت. تختخواب‌هـا فـرق می‌کنند ولـی خواب یکی اسـت.

رها کن تا به دست آوری!

در مقولـه‌ی بخشـش، جمـع‌آوری و ذخیـره دارایی بی‌معنی اسـت. شـما دیگـر بـه خـود فکـر نمی‌کنیـد و آن چـه را داریـد آزادانه می‌بخشـید و در نتیجـه بیشـتر دریافـت می‌کنیـد. امـا اگر بخشـش را با نیت بیشـتر گرفتن آغـاز کنیـد، جریـان این انـرژی بند می‌آیـد. ما هنـگام به دنیـا آمدن هیچ نداریـم و در هنـگام مـرگ نیـز جهـان را تنهـا بـا یـک لباس سـفید ترک می‌کنیـم. در جایـی خواندم مرد بزرگی در کمد لباس‌هایش کت و شـلواری دارد کـه جیب‌هایـش را بریـده اسـت. او می‌گوید هر بار که برای پوشـیدن لبـاس سـراغ کمـد می‌روم چشـمانم به ایـن کت و شـلوار ویـژه می‌افتد و بـه یـاد مـی‌آورم کـه آخرین لباسـی را هـم که هنـگام مرگ می‌پوشـم به جیـب احتیـاج ندارد. اگر احسـاس می‌کنید که باید فلان ویلا، ماشـین و یا مقام را داشـته باشـید و بدون آن احسـاس ضعف و کوچک بودن می‌کنید، بدانید که مفهوم این اسـت که تحت سـلطه‌ی دارایی قرارگرفته‌اید و شـما نیز قربانی محسـوب می‌شـوید. در چنین شـرایطی اگر اتومبیل بنز،خانه‌ی ییلاقـی و جواهـرات مـورد علاقـه‌ی خود را نداشـته باشـید می‌نالید و فکر می‌کنیـد کـه بـا بـه دسـت آوردن آن‌هـا زندگی‌تان روبـه‌راه می‌شـود و از

آن پس شاد و خرسند خواهید بود اما بسیار غافلید از این که این یک خیال باطل است. زیرا پس از به دست آوردن آن‌ها به فکر می‌افتید که اگر خانه‌ی بزرگتر و ماشین گران‌تری داشته باشید، زندگی‌تان کامل می‌شود و به این ترتیب به بیماری زیاده طلبی دچار می‌شوید. از آن به بعد همیشه با دنیا دست به گریبان هستید تا مال بیشتری به دست آورید. این قانون طبیعت است که هرچه دارایی بیشتر داشته باشید بیشتر به سمت آن کشیده می‌شوید و هرچه کمتر مال‌اندوز باشید خود را بی‌نیازتر احساس می‌کنید. ما نباید هرگز اجازه دهیم که ثروت تمام فکر و ذکر ما را به خود مشغول کند و هیچگاه نباید بدون آن‌ها در زندگی احساس کمبود کنیم. همه ما کالای لوکس، خانه‌ی زیبا و ماشین مدرن را دوست داریم اما هرگز نباید اجازه دهیم که این اشیاء و وسایل، اختیار ذهن، اندیشه و احساسات ما را به دست گیرند. خلاصه کلام این که نباید به دنیا تعلق خاطر داشته باشیم و برای به دست آوردن هر چیزی خیلی به خود سخت نگیریم.

کهنه‌ها را رها می‌کنم و برای تازه‌ها راه می‌گشایم.

من اتصال معنوی درونم را می‌جویم. راه تازه‌ی زندگی را می‌آموزم. من اتصال معنوی درونم را درمی‌یابم. اکنون قدرت خلاق کائنات در من جریان دارد. با قدرت نور درونم در تماسم. اکنون زندگی دلخواهم را می‌آفرینم... با قدرت نور درونم در تماسم.

چشمانتان را بر روی نیکویی و زیبایی و فراوانی بگشایید. خود را موفق و خرسند و توانگر مجسم کنید و به خود بگویید: امروز شادمان و کامیاب و توانگرم. امروز منتظر خوشی و رضایتم. درونم از شعف پر می‌شود. اکنون به کاری مشغولم که دوست دارم.

اگر احساس‌هایمان را پنهان یا نفی کنیم شفا در سطح شخصی یا جهانی پیش نمی‌آید. باید از احساس‌ها و باورها و الگوهای عاطفی خودمان آگاه باشیم تا بتوانیم آن‌ها را درمان کنیم. وقتی نور به تاریکی می‌تابد تاریکی ناپدید می‌شود.

تسلط بر ذهن: نپندارید که اختیار شما تابع ذهن است، اختیار ذهن در دست شماست. هرگاه اندیشه‌ی قدیم شما کوشید که باز گردد، بگویید نه! من می‌خواهم این گونه بیاندیشم.

رها کردن: نفسی عمیق بکشید و بگذارید به هنگام بازدم همه‌ی فشارها جسم شما را ترک کنند و بگویید: «من مشتاقم رها شوم» و این کار را بارها انجام دهید.

رها کردن جسمانی: تجربه‌ها و هیجان‌ها می‌توانند در بدن مسدود و قفل شوند. در جنگل فریاد بزنید. شیشه بشکنید. نگذارید گذشته شما را عقب نگه دارد. به دلیل رویدادی در گذشته نمی‌توانید از امروز خود لذت ببرید.

تمرین رها کردن: گذشته را از ذهن خود پاک و دلبستگی عاطفی را به آن رها کنید. بگذارید خاطره فقط خاطره باشد. از همه‌ی چیزهایی که می‌خواهید رهایشان کنید یک لیست تهیه کنید.

بخشایش: (بخشیدن خودمان و دیگران) هرگونه بخشیدن نوعی شفاست و نفرت و انزجار را نابود می‌کند. هرگز فکر کرده‌اید بین اشخاصی از قبیل جان اف. کندی و مارتین لوتر کینگ چه چیزهایی مشترکی است که می‌تواند بر روی آن همه آدم تأثیر بگذارد؟ همه این افراد توانسته‌اند خود را وادارند که دائماً درجهت تحقق آرزوهای خود قدم‌های مؤثری بردارند. اما چه چیزی باعث می‌شود که آن‌ها هر روز کلیه‌ی امکانات را در جهت اهداف خود به کار گیرند؟ عوامل بسیار متعددی وجود دارد، ولی هفت خصلت اساسی این را تضمین می‌کنند:

۱. عشق. همه‌ی این افراد برای حرکت خود دلیلی یافته‌اند. هدفی تقریباً آزار دهنده که آن‌ها را از درون می‌خورد و در عین حال انرژی می‌دهد و به سوی عمل و رشد و فزونی می‌راند. عشق به زندگی نیرو و رنگ و معنی می‌بخشد. نحوه آزاد شدن این نیروی درونی را خواهید خواند.

۲. ایمان. مردان موفق می‌دانند که چه می‌خواهند و ایمان دارند که آن را به دست می‌آورند. عشق و ایمان نیروی محرکه‌ای هستند که ماشین وجود را به سوی ترقی و تعالی حرکت می‌دهند. ولی این کافی نیست و مانند این است که موشکی را پر از سوخت کنیم و بدون هدف بسوی مقصدی نامعلومی در فضا رها سازیم. علاوه بر نیرو باید مسیر را نیز تعیین کرد و باید برنامه‌ی هدف‌مندی داشت.

۳. برنامه‌ریزی برای این که با چه کسانی باید تماس گرفت، چه کارها باید کرد.

۴. مشخص بودن ارزش‌ها، که واقعاً بدانیم در این راه چه چیزهایی را می‌توانیم خراب کنیم یا نکنیم. نباید بین ارزش‌ها و برنامه‌ها تضاد وجود داشته باشد.

۵. انرژی گاهی به صورت خروش و هیاهوی شادمانه و گاهی به صورت نیل به سازندگی و گاه به صورت شادی و سرزندگی عمومی است، باید یاد بگیریم که چگونه سرعت جنب‌وجوش خود را افزایش دهیم.

۶. جلب دوستی. نیروی خود را با نیروی میلیون‌ها افراد دیگر پیوند بزنید. بزرگترین پیروزی‌ها در عرصه جهان نیست، بلکه در عمیق‌ترین زوایای قلب شما است. در اعماق قلب، هر کس نیازمند ایجاد روابط زنده و ماندگار با دیگران است.

۷. تسلط به فن ارتباط. کسانی موفق هستند که می‌دانند چگونه با مشکلات زندگی دست و پنجه نرم کنند و آن‌گاه آن تجربیات را به گونه‌ای به خود انتقال دهند که سبب شود تغییرات لازم را با موفقیت بوجود آورند.

افراد بدبخت، بدبختی‌های زندگی را به عنوان واقعیت و سرنوشت محتوم می‌پذیرند ولی آن‌چه که در همه‌ی افراد موفق مشترک است این است که می‌توانند بینش‌ها، خواست‌ها، شادی‌ها و پیام‌های خود را به دیگران منتقل کنند. تسلط به فن ارتباط و قدرت بیان دارند.

در کنار این‌ها سه چیز وجود دارد که درهای سالن میهمانی با شکوه را به روی شما باز می‌کند:

۱. نظام عقیدتی. آنچه که به آن باور دارید و آنچه که عملی، ممکن و یا غیرممکن تصور می‌کنید، تا حدودی تعیین کننده‌ی کارهایی است که می‌توانید به انجام برسانید.

۲. قالب فکری. قالب فکری شیوه‌ی سازمان دادن به افکار و اندیشه‌هاست. قالب فکری شبیه یک شماره رمز است. یک شماره تلفن ممکن است متشکل از هفت رقم باشد ولی تا این هفت رقم را به ترتیب نگیرید، رابطه شما با طرف مقابل برقرار نمی‌شود. چرا که انسان‌ها دارای شماره رمز خاصی هستند که استفاده می‌کنند و دارای قالب فکری متفاوت هستند. اگر شماره‌ها را کشف کنید (خواست‌های دیگران را بشناسید) به سوی پیروزی خواهید رفت.

۳. اعمال جسمانی. جسم و روح کاملاً به یکدیگر وابسته هستند. طرز تنفس، ژست‌ها، قیافه، طرز نگه داشتن بدن مشخص کننده و تعیین کننده روحیه‌ی شماست و روحیه شما تعیین کننده کیفیت و کمیت رفتاری شماست.

مسئولیت زندگی‌تان را به عهده بگیرید. علاوه بر ژن یا تربیت یا محیط، خود را مسئول بدانید و بدانید که می‌توانید تغییر بدهید.

توان لذت بردن از زندگی، ناشی از انتخاب و اراده‌ی ما برای لذت بردن از آن است نه ناشی از عوامل بیرونی.

اعتماد به نفس و تأیید خویشتن دلیلی بر آمادگی شما برای انطباق و اتصال است. همچون مار هوشیار باش و همچون بره نجیب.

ترس یک جور تمرکز است، اما همراه با انرژی منفی.

تعریف

همه‌ی ما ولو به طور نیمه‌آگاه، تعریفی از خویشتن خویش داریم. این تعریف است که بر همه‌ی جنبه‌های زندگی اثر می‌گذارد. پس باید مواظب باشیم هر برچسبی که به خود می‌زنیم ما را محدود نکند، مثلا «من تنبل هستم» محدود کننده است. باید سعی کرد خود را از دیدی دیگر نگاه کرد. به جای من دوست داشتنی نیستم، بگویید من قلب بزرگی دارم.

ویژگی‌های اعتلای شخصیت وارستگی

۱. گرایش به تفکر و رفتار خودانگیخته و ابتکارآمیز به جای تفکر و رفتار بر اساس ترس‌ها و تجربیات گذشته.
۲. توانایی بدون خدشه از لذت بردن هر لحظه‌ی زندگی.
۳. عدم تمایل به ارزش‌یابی دیگران و قضاوت در مورد آنان.
۴. عدم تمایل به تغییر و تفسیر رفتار دیگران.
۵. عدم تمایل به جنگ و ستیز و کشمکش.
۶. فراغت از نگرانی و تشویش خاطر.
۷. احساس کلی سپاس و تقدیر، برخورد تحسین‌آمیز با رویدادهای سازنده.
۸. احساس خشنودی در همبستگی با دیگران و طبیعت.
۹. لبخند به زندگی و داشتن چهره‌ی متبسم به سوی جهان.
۱۰. آفریدن استعداد روزافزون در دریافت عشق و محبت از دیگران و تمایل بی چون‌وچرا برای گسترش آن.

هر روز تمرین کنید تا ذهن خود را از دو عمل که بیش از همه مانع تعالی نفس و فراروی از جسم مادی هستند پاک سازی کنید. این دو عمل منفی بودن و قضاوت‌پیشه بودن است. هرچه افکارتان منفی شوند بیشتر به جنبه‌های مادی جسم خود توجه می‌کنید. علاوه بر آن در جهت تخریب جسم مادی خود رفتار می‌کنید. هر تفکر منفی مانعی بر

سر راه تحول و تعالی شخصیت ماست. درست همانطور که کلسترول رگ‌های مسیر گردش خون را مسدود می‌کند. هنگامی که وجود شما آکنده از افکار منفی است، راه و نگاه شما به سطح بالاتری از سعادت مسدود می‌شود.

استراتژی اعتماد به نفس

با خونسردی نه گفتن.

۱. در پاسخ دادن شتاب نکنید (یا سکوت کنید یا بگویید رویش فکر خواهم کرد).

۲. با زبان قابل فهم و واضح سخن بگویید، وقتی با چیزی موافق نیستید با کلمات بازی نکنید، دقت کنید لحن صدای شما قاطع و آرام باشد.

۳. شما می‌توانید چیزی را نخواهید بی آن که دلیلش را بگویید. همین که شما به سادگی چیزی را نخواهید برای اعلام مخالفت شما کافی است. اگر بخواهید انگیزه مخالفت خود را با طول و تفصیل بگویید، احتمال دارد طرف چیز دیگری از آن بفهمد.

۴. سر سخت باقی بمانید، «نه»ی خود را تکرار کنید. اگر طرف پنج بار می‌گوید شما شش بار بگویید. وقتی شما حد و مرز خود را با اطرافیان روشن کنید آن‌ها شما را به وضوح خواهند شناخت و مهمتر از همه این که اگر می‌خواهید دیگران مرزهای شما را بشناسند خودتان باید آن را بشناسید.

بچه‌ای که در کودکی فضای مناسب و آزادی نداشته، یا مورد بی‌توجهی و بدرفتاری قرارگرفته، بی‌توجهی و توهین را لمس می‌کند. چنین کودکی یاد نگرفته از احساس درونی خود «من دوست ندارم» یا «من نمی‌توانم» خود، پیروی کند و نمی‌تواند مرزهای درونی خود را بشناسند، احساس کند و در مقابل دیگران از آن‌ها دفاع کند. سعی کنید

بـه علاقه‌مندی‌هـا و نیازهای شـخصی خویش توجه کنیـد. و بدانید که راه حـل و کمـک باید مورد درخواسـت دیگران قرار گیـرد. در هر موردی نباید خـود را مسـئول حـس کنیـد و راه حلـی ارایـه کنید. تـوان خـود را در نظر بگیریـد و مرزهـای کامل و مرزهـای درهم‌ریخته را بشناسـید.

اگـر حاضریـد بـرای غـذای امـروز خـود در زباله‌هـای دیـروز و پریـروز بگردیـد، پـس حاضریـد کـه بـا جسـتجو در آشـغال‌های کهنـه ذهنـی، تجربه‌هـای فـردای خـود را بیافرینیـد. باید بـا به کار گرفتن درسـت ذهن، وضعیـت را دگرگـون کنیـد. بسـیار احمقانه اسـت که در لحظـه‌ی حال به ایـن دلیـل کـه یکـی در گذشـته دور آزارمـان داده اسـت خـود را مجازات کنیـم. گذشـته را نمی‌تـوان عـوض کـرد، امـا آینـده از اندیشـه کنونـی ما شـکل می‌گیـرد. حافظـه و خاطـره، زندگـی آدمـی را تهی از طـراوت و نو بـودن می‌کنـد. یکـی از ظالمانه‌تریـن کارهـا ایـن اسـت کـه انسـان‌ها را واداریم آن‌گونه باشـند و بیاندیشـند که ما می‌خواهیم. وقتی عشـق هست، رنج نیسـت. وقتی عشـق در شما هسـت، نگران قضاوت دیگران در باره‌ی خود نیسـتید.

سهراب سپهری می‌گوید:

چشم‌ها را باید شست،
جور دیگر باید دید.

فلسـطین دو دریـا دارد. دریای جلیلـه که از راهِ رود اردن تغذیه می‌شـود و ایـن رود از تپه‌هـا و کوهپایه‌های شـمال سرچشـمه می‌گیـرد و به طرف جنـوب جاری اسـت. در سـر راه خـود مجموعه‌هایی را نیز سـیراب می‌کند. حاوی آب شـیرین و پر از ماهی اسـت. واقعاً زیبا و تماشـایی است. سرتاسر سـواحل آن بـا انـواع گیاهـان سـبز و زیبا پوشـیده شـده و آب آن دائماً در تلاطـم و جریان اسـت. امـا رود اردن مقداری از آب خـود را به یک دریای دیگـر نیـز می‌دهـد، دریای مـرده. این دریـا تا آخریـن قطره‌ی آبـی را که دریافـت می‌کنـد در خود نـگاه می‌دارد. هیـچ چرنده و پرنده از آن سـیراب نمی‌شـود و هیـچ گیاهـی در سـواحل آن نمی‌رویـد. این دریـا می‌گیرد بی

آن‌که بدهد و به همین دلیل مثل خیلی از انسان‌ها به جای این که زنده باشد مرده است. زندگی یعنی تحرک و نه سکون. و دادن و بخشیدن.

انسان می‌تواند با تغییر دادن خود آلام درونی خود را التیام بخشد.

قدرت ذهن از چنان توان اخلاقی برخوردار است که می‌تواند تیغ الهام، سعادت، سلامتی و موفقیت باشد. نقطه‌نظرها از قدرتی پنهانی برخوردارند. با توجه به ذهن، نیروهای عظیمی را به خدمت فرامی‌خوانید که آنچه را امروز صرفا یک نقطه نظر است تحقق بخشید. اغلب محدویت‌های ذهنی ناشی از برنامه‌ریزی اشتباه ذهن ناهوشیار است که روی ذهن هوشیار ما تأثیر می‌گذارد. ذهن ناهوشیار که در دوران کودکی برنامه‌ریزی منفی شده به خواسته‌های آگاهانه‌ی شما گوش نمی‌دهد، اما به کمک پیام‌های زیر می‌توانید ذهن ناهوشیار را دوباره برنامه‌ریزی کنید. (من کارمند خوبی هستم). (آنقدر تکرار کنید تا ذهن ناهوشیار باور کند و در آن بنشینید). حاصل این آموزش چیست؟ پدیداری یک «شما»ی جدید. شمایی که شما او را دوست خواهید داشت و شادی، موفقیت و زندگی شما بهتر از گذشته می‌شود. کودکانی که در کودکی بسیار شنیده‌اند که «ناتوانند»، در بزرگ‌سالی بازندگان بزرگی می‌شوند.

ما معمولاً به چیزهایی که ذهن بدان‌ها مشغول است توجه داریم، و نه به خود ذهن که خالق آن چیزهاست. آزادی از اتوریته‌های درونی مشکل‌تر از اندیشه‌های بیرونی است. ذهن باید بتواند روشن و آرام باشد. قلب ما خالی است و ذهنمان پر از چیزهای بد، زیرکانه و حیله‌گرانه. وقتی ذهن حرکت خود را با پیشداوری و با پیش‌شرط‌های قبلی آغاز می‌کند، در کیفیت اندیشیدن تأثیر می‌گذارد. آیا ذهن می‌تواند در بخشی از خود تیره باشد و در بخشی دیگر روشن؟ (هنگامی که روشنایی هست تیرگی نیست و هنگامی که تیرگی است روشنایی نیست). خودمرکزبینی علت تیرگی ذهن است و هر چه انسان اسیر تیرگی درونی باشد نیازمندتر است. زخم را باید از ریشه درمان کرد. سرپوش نهادن بدان یا

پرهیـز از نـگاه کـردن بـه آن، دردی را دوا نمی‌کند و اگر ریشـه‌ی درختی پوسـیده باشـد قطع چند شـاخه خشـکیده آن را سـالم نمی کند.

- غیبـت کـردن در بـاره دیگـران و علاقـه داشـتن بـه امـور دیگـران، بی‌علاقگـی بـه خویـش اسـت.

- برای سـاختن یـک دنیای خوب باید مصالحی خوب بـکار ببریم. مثلا عشـقی کـه با مصالحی از قبیل خشـم و نفـرت و جاه‌طلبی آمیخته باشـد، سـازنده و ماندنی نیست.

- دروغ، ناشـی از ترس اسـت و زمانی بوجود می‌آید که انسان می‌خواهد خود را جز آنچه هسـت نشـان دهد. یا می‌خواهد جز آن چه هسـت بشود.

- عـذاب هـر کـس بدلیل انزجارش از خویشـتن و احسـاس گناه اسـت. درونی‌تریـن احسـاس هـر کـس ایـن اسـت کـه آن چنـان که بایـد خوب باشـد، نیسـت. ایـن تنهـا یک اندیشـه اسـت و اندیشـه را می‌تـوان عوض کـرد. انزجـار و احسـاس گنـاه بیـش از هـر الگـوی دیگـری به مـا صدمه می زند.

چه باید کرد؟

مسـئله‌ای را کـه تـرس برمی‌انگیـزد آنالیـز می‌کنیـم و آن را تکه‌تکـه نـگاه می‌کنیـم. اگـر این اتفـاق بیفتد چـه چیزهایی را از دسـت می‌دهیم و چـرا فکـر می‌کنیـم کـه چیزهایـی را را از دسـت خواهیـم داد؟ (این بخش مربـوط بـه ضمیر ناخودآگاه و نسـخه‌های از پیش سـاخته شـده اسـت.) و بعـد راه‌حل‌هـای ممکـن و جایگزین‌هـا را می‌نویسـیم. آنگاه بـه آن جایی می‌رسـیم که متوجه می‌شـویم این مسـئله اصلاً ترس‌آور نبوده. ولی روی دیگر سـکه هـم وجـود دارد و در آن صورت مجسـم کنید:

۱. بدترین چیزی را که می‌شود اتفاق بیفتد.

۲. بعـد از ایـن کـه بدتریـن چیـز را مجسـم کردیـد، آمـاده شـوید تا به‌گونـه‌ای بـا آن کنـار بیاییـد.

۳. و بعد سعی کنید آرام بمانید و آرامش خود را حفظ کنید. برای این که بدترین چیز را قبول کنید و سعی کنید آن را همان طور که هست ببینید، برای این که قبول کردن اتفاقاتی که می‌افتد اولین قدم به سوی شکست دادن بدبختی است.

نگرانی، اضطراب می‌آورد و دقیقا وارد اعصاب و معده می‌شود و از این راه، موادی که غذا را هضم می‌کنند منفی می‌شوند. بعضی وقت‌ها ترس دیگران هم ما را مریض می‌کند. جمع، همسرتان، فرزندتان، خواهرتان شکوه می‌کند که به موقع به سرکار یا دانشگاه نخواهد رسید و در واقع ترس خود را به شما منتقل می‌کند و دنبال لباس خود می‌گردد و پیدا نمی‌کند. باز استرس خود را به شما منتقل می‌کند. باید این‌ها را بشناسم و قبول کنیم که این استرس من نیست و یا این اصلاً برای من ترس‌آور نمی‌تواند باشد.

ذهن آرام را به اتاقی تشبیه می‌کنیم. در این اتاق هم اندیشه‌ها و باورهای همیشگی، قدیمی و متداولی را که در باره‌ی زندگی، عشق، فرزند داریم نگه می‌داریم و هم آن چه را که میسر یا نامیسر است. این اطاق دری دارد که همواره اندکی گشوده است. می‌توانیم در بیرون در نوری خیره‌کننده را ببینیم. در آن نور اندیشه‌های بی‌شمار و تازه‌ای وجود دارند که آن‌ها را دور از دسترس می‌دانیم ولی بیرون در هستند. فقط باید در را باز کنیم و صاحب آن‌ها شویم. اگر در را باز کنیم تا نور به داخل بتابد، تارعنکبوت‌هایی را خواهیم دید که این‌جا و آن‌جای مغز را اشغال کرده‌اند و چیزهایی که در تاریکی پوشیده‌اند ولی جا اشغال کرده‌اند.

اشو می‌گوید: ما سه بُعد داریم. یک قسمت غریزه است (قلب غریزی کار می‌کند). یک قسمت عقلی است که ما داریم، فکر می‌کنیم. قسمت دیگر که مهم‌تر است الهامات است. عقل ما پلی‌ست بین غریزه و الهامات. ما اگر از این پل استفاده نکنیم و بیاییم روی پل خانه بسازیم اشتباه است و تبدیل می‌شود به غریزه. در حالی که این پل یک وسیله است و آن‌چه بیشترین قسمت زندگی ما را پر کرده ترس است.

- گه‌گاهی در سکوت غذا بخورید. آگاهانه بخورید، شکرگزارنه بخورید.
- دریابید برای شفای خود یا شادی بیشتر به چه چیزی نیاز دارید: سکوت؟ دارو؟ محبت؟
- خلاقیت درون خود را پیدا کنید، با آن تماس پیدا کنید. خلاقیت وقتی حاصل می‌شود که به خود فرصت بدهیم. آرام باشیم و متمرکز شویم. آموختن «بودن محض» و آموختن «خلاقیت» دو روی یک سکه‌اند.

به مساعدت زمان توجه کنیم. گاهی زمان امکاناتی به ما می‌دهد که اگر آن را از دست بدهیم دیگر آن زمان را نخواهیم یافت و گاهی چیزی را می‌خواهیم که اصلاً زمان خوبی برای دسترسی به آن آرزو نیست. اگر امورمان خیلی خوب پیش نمی‌روند آرام باشیم و گوش بسپاریم. هرگاه به انطباق و هماهنگی می‌رسیم، انرژی و نیروی جریان سیال خود را پیش می‌کشند. کاستن از شتاب خویشتن و دورن‌نگری به ما کمک می‌کنند که راحت‌تر زندگی کنیم. ما صددرصد در برابر تجربه‌هایمان مسئول هستیم. وقتی جایی از بدنمان درد می‌کند دنبال چاره هستیم و دوا می‌خوریم، جراحی می‌کنیم، اما افکار آزاردهنده‌ی دردانگیز را با خود حمل می‌کنیم. وقتی کسی به ما بدی می‌کند به دنبالش هستیم تا تلافی کنیم و به‌گونه‌ای به او بگوییم با ما چه کرده، در حالی که وقتی ماری ما را بگزد نباید دنبال مار برویم، باید جای نیش مار را مداوا کنیم.

فکر کردن در مورد کارهای بدی که دیگران با ما کرده‌اند فقط ما را مسموم می‌کند. هیچ ضرری به آن اشخاص نمی‌زند ضرر و زیان باز متوجه ما می‌شود. اگر نمی‌توانید خودتان را از شر اندیشه‌های نادرست رها کنید خود را مجسم کنید که در کنار میز رنگین غذاها ایستاده‌اید و غذاهایی را برمی‌گزینید که دوست ندارید و شما را مریض می‌کند و یا این که روی میز پر از غذاهای تازه است و شما در سطل آشغال دنبال غذاهای مانده و بودار می‌گردید. فکرهای دیروز، دردهای دیروز مال دیروزاند. ذهن ما آینده‌ی ما را می‌سازد. اگر در زندگی‌مان چیز

ناخوشایندی هست، باید با به کار گرفتن ذهن خود این وضعیت را دگرگون کنیم تا آینده‌مان دگرگون شود.

برای حل مشکلات خود با فکرهای گذشته

مراقبه کنید، انباری را مجسم کنید پر از کیسه‌هایی که مشکلات شماست و همه‌جا پر از تارعنکبوت است. مجسم کنید که بعضی از کیسه‌ها در آستانه‌ی پوسیدگی‌اند.

پنجره‌ها را باز کنید. مجسم کنید که آفتاب به درون می‌تابد و تار عنکبوت‌ها را در هر گوشه نمایان می‌کند. هر کدام از کیسه‌ها را که یکی از دردهای روحی شماست بردارید به آن نگاه دیگری بیندازید؛ کدام خاطره است؟ چه احساسی را در شما بیدار می‌کند، و در کجای بدن شما در کدام چاکرا؟ بعد آن را از پنجره به دریا بیاندازید. دانه، کیسه‌ها را بیرون بریزید جایشان را تمیز کنید. پنجره‌ها باز است، آفتاب می‌درخشد و رنگ طلایی به درون می‌تابد، همه‌ی اطاق‌ها طلایی است. نور وارد بدن شما می‌شود. اکنون شما پر از نور و پاکیزگی هستید. کمی در همان جا بمانید تا احساس سبکی، نور و گرما در شما خوب جای بگیرد.

آن‌چه به زور به دست آید باید با زور نگاه داشته شود. این تکاپوی مدام نیروی آدمی را می‌کاهد. طولانی‌ترین سفرها با گامی کوچک آغاز می‌شود. به پیشواز دگرگونی بروید و سعی کنید گاهی از گوشه ای جدید به جهان بنگرید. مشکلات زندگی را موهبت زنده بودن‌تان به حساب بیاورید. الگوهای کهنه‌تان را کنار بگذارید. هر تغییر با ذهن ناخودآگاه مربوط می‌شود. عادت‌هایی را که مانع پیشرفت‌تان هستند ترک کنید. به خودتان مجال اندیشه بدهید. (با ساده کردن زندگی‌تان). یاد بگیرید از خلوت و تنهایی لذت ببرید. تمرین کنید به ندای درون‌تان گوش بدهید.

مواظب افکارت باش،
آن‌ها به گفتار تبدیل می‌شوند.

مراقب گفته‌هایت باش،
آن‌ها به کردار تبدیل می‌شوند.
مواظب کردارت باش،
آن‌ها به عادت تبدیل می‌شوند.
مواظب عادات خود باش،
آن‌ها به شخصیت تبدیل می‌شوند.
مواظب شخصیت خودت باش،
شخصیت به سرنوشت تبدیل می‌شود.

نمی‌دانم این جملات از بوداست یا کسی دیگر. ولی حرف من بر مبنای تمامی کتاب‌هایی که خوانده ام و آموخته‌هایم همان رعایت تفکر کوانتومی است. البته باید بگویم این گفته‌ها را شاید زرتشت می‌دانست که اصل دین‌اش قرار داد. در دنیای امروز با شهرتی که کاربرد فوتون‌ها و شفای کوانتومی، گفتار کوانتومی و ای.اف.تی کوانتومی پیدا کرده با بسیاری آشنا شده‌ام که در قرآن هم بدنبال یافتن دستورات کوانتومی هستند.

همه آنچه را که نمی‌گذارد به آرامش جان دست یابیم باید حذف کرد.

۱. پاک سازی فکر و اندیشه یعنی حذف نگرانی، خشم و داوری

۲. کارهایی که دوست دارید انجام بدهید. یعنی آفرینش شادی در زندگی خود و دست نکشیدن از آن در هیچ‌یک از لحظات زندگی. رویارویی با توان‌آزمایی‌های زندگی، غلبه بر ترس‌هایمان، رها کردن آزارها و مصائبی که نمی‌گذارند خود را از قوه به فعل درآوریم.

- زندگی‌تان را ساده کنید.
- علاوه بر مدیتیشن، کاستن از میزان کار، یا کاهش قید و بندهای اجتماعی.
- هر روز مدتی را در طبیعت بگذرانید: پیاده‌روی، تنفس عمیق و جان بخش.

- بـه خورشید بپیوندید. فقدان نـور کافی آفتـاب از نیروی انسـانی می‌کاهد.
- ده تـا پانزده دقیقـه صبـح زود یـا غـروب به طـور کامل در برابر خورشید قـرار گیریـد. در هفته حداقل ۳ بار.
- در زندگی‌تان زیبایی بیافرینید.
- به تمامی اشیاء اطرافیان نگاه کنید، نگاه تازه.
- در زندگی‌تان سهولت بیافرینید.
- تعادل بین زندگی درون و بیرون داشته باشید.
- چیزهایی را کـه دیگـر بـه شادی زندگی شـما کمـک نمی‌کنند رهـا کنید.
- یـاد بگیریـد از سکوت لـذت ببریـد و گاهـی سـفر بـه درون خود داشـته باشید.
- بی زنگ ساعت بیدار شوید.
- به تلفن جواب ندهید.
- آخر هفته‌ای را تنها در خانه بمانید.

پـس از سـاده‌سازی بـه در و دیوار خانه یـا محل کارتان یادداشـت‌هایی بیاویزیـد تا بـه خاطرتان آورید که از شـتاب خـود بکاهید.

زمینه‌هـای زندگی‌تـان را بررسـی کنیـد تـا دریابیـد در کـدام جنبه‌هـا می‌توانیـد از شـتاب خـود بکاهیـد.

بـه مسـاعدت زمان توجه کنید. همـه مـا روزهایـی داشـته‌ایم کـه به نظرمـان همـه چیـز خوب پیش رفته اسـت. چـراغ رهنمـا، پارکینـگ، و ... وقتـی مـا زندگی را سـاده کردیـم، پیام‌هـا و امکانـات انطبـاق بـا محیط بیشـتر می‌شـود. این انطبـاق پذیـری همـواره وجود داشـته اما پرمشـغله بـودن مـا باعـث عـدم توجه‌مـان بـه آن بـوده اسـت. کاسـتن از شـتاب و درون‌نگـری به شـما کمـک می‌کند تا شـغل دلخواه خـود را در زندگی‌تان بیافرینـد. اگـر دیدید امـور به خوبی پیش نمی‌رونـد، بهتر اسـت آرام باشید و گـوش بسـپارید. در یـک کاسـه‌ی آب یـک قطره شـکر بریزیـد، همه‌ی کاسـه شـیرین می‌شـود. یک قطره سـیانور در کاسـه بریزید، آن را زهرآلود

و کشنده می‌کند. اگر شما یک قطره عشق باشید، می‌توانید جهان را پر از عشق کنید. یک نفس دارای همه‌ی آن انرژی است که در جهان هستی است، همان انرژی که جهان هستی را نگه می‌دارد و پرانا است. وقتی نیروی مهربانی و عشق را بیرون می‌ریزیم برای جریان انرژی آن به درونمان راه می‌گشاییم. چون می‌بخشیم، می‌ستاییم. ولی این بخشیدن باید شامل خودمان هم باشد.

هر وقت اوضاع شما نامناسب و غیرقابل تحمل شد سرتان را برگردانید به طرف چپ و خوب بنگرید. حتی اگر شما نمی‌توانید ببینید، مرگ شما آنجا ایستاده به فاصله یک بازوی گشوده. از او سؤال کنید: آیا واقعاً این اتفاق مهم است؟ و مرگ پاسخ می‌دهد تنها اتفاق مهم زندگی، لمس شانه‌ی تو توسط من است. اما من هنوز کاری نکرده‌ام و به تو نزدیک نشده‌ام و فعلاً هم چنین قصدی ندارم. گه‌گاهی طرف چپ‌تان را بنگرید، مرگ با همه هیبت و سکوتش آنجا ایستاده و همراه شماست. جدا یا گم نمی‌شود، او آنجاست. نه برای اینکه شما را بترساند، بلکه برای این که به شما بگوید موجودی فانی هستید و آن چه که اتفاق می‌افتد اصلاً مهم نیست، مهم آن است که شما زنده هستید.

سهراب سپهری می‌گوید:

مرگ در ذهن اقاقی جاری است
مرگ در آب و هوای خوش اندیشه نشیمن دارد
مرگ در ذات شب دهکده از صبح سخن می‌گوید
مرگ با خوشه‌ی انگور می‌آید به دهان
مرگ در حنجره‌ی سرخ‌گلو می‌خواند
مرگ مسئول قشنگی پر شاپرک است
مرگ گاهی ریحان می‌چیند
مرگ گاهی ودکا می‌نوشد
گاه در سایه نشسته است به ما می‌نگرد
و همه می‌دانیم
ریه‌های لذت پر از اکسیژن مرگ است.

در موقعیت‌های دشوار زندگی

از خـود بپرسـید آیـا یـک هفتـه‌ی دیگر یا یک سـال دیگر این موضوع برایـم همیـن قدر اهمیت خواهد داشـت کـه اکنون دارد؟ وقتی سـنگی در برکـه می‌افتـد نمی‌توانیـد تـه آب را ببینیـد ولی وقتـی آرام شـد می‌توانید. هنـگام برخوردهـای شـخصی و بگومگـو بـا اشـخاص از خود بپرسـید چه دلایـل دیگـری ممکن اسـت باعث ناراحتی این شـخص شـده باشـد. من چگونـه می‌توانـم بـه او کمـک کنـم؟ شـکیبایی در مقابل افـراد و پذیرش ایـن کـه انسـان‌ها متفاوت‌ند و رفتارهـا و اعتقـادات متفاوتـی دارند بسـیار مهم اسـت. باید آن‌ها را بپذیریم و در موردشـان قضاوت نکنیم. عشـق بـه خویشـتن مهمترین بخش زندگی‌مان اسـت، چـرا کـه باید عشـق ورزیدن بـه خـود را یاد بگیریم. باید خود را از عشـق سرشـار کنیم تـا بتوانیم آن را بـه دیگـران نیز ارزانی بداریم. طبیعت یا خلاء سـایه‌ای نـدارد. به این دلیل بـه محـض این کـه چیزی بدهید بـرای گرفتن چیز دیگری جا می‌گشـاید. بـرای گشـایش هرچه بیشـتر بایـد بدانید هر انـدازه بخشـش و ایثار نسـبت بـه زندگـی بیشـتر و نیرومندتر باشـد تحقـق رویای‌تـان آسـان‌تر خواهد بود و بپذیریـد کـه بخشـش بـه معنای بخشـیدن به خود نیز هسـت.

شـیوه‌ی قدردانـی خـود را نسـبت بـه دیگـران از راه‌هـای مختلف ابراز کنیـد. هم‌اکنون بنشـینید فهرسـتی از اشـخاصی تهیـه کنید کـه می‌باید قدردانشـان باشـید. یاد بگیریـد یک دهم از درآمدتان را ببخشـید. ببخشـید، حتـا اگـر یـک درصد باشـد و بـاور کنید کـه در انـرژی جهانی چیزی به نـام «از دسـت دادن» وجـود نـدارد. هر چه را از دسـت بدهیـم معادلش را می‌گیریـم. اگـر فکـر می‌کنیـد موهبتـی را از دسـت داده‌ایـد شـاید به این دلیـل اسـت کـه موهبـت شـما تغییر شـکل داده. اگـر گلی از شـاخه چیده شـود نمی‌گوییـد کـه دیگر گلـی نخواهد روییـد. بلکه گل‌ها هـر روز خواهند روییـد و جهان همیشـه پـر از گل اسـت. چرا کـه ریشـه‌ها پابرجاسـت.

جکسون براون می‌گوید:

هرگز امید را از کسی سلب نکن
هرگز گرهی را که می‌شود باز کرد نبند

به دیگران فرصتی دوباره بده، اما نه سه‌باره

باختن در یک برد را به مقصد بردن در یک جنگ بزرگ‌تر بپذیر

اشتیاق‌ورزی را یاد بگیر، حتی اگر مشتاق نباشی

ابراز شادمانی را یاد بگیر حتی اگر شاد نباشی

فروتن باش. قبل از این که تو به دنیا بیایی، خیلی کارها انجام گرفته

از کسی که چیزی برای از دست دادن ندارد نترس

جسور و شجاع باش وقتی به گذشته می‌نگری، بیشتر از آن چیزهایی که نکرده‌ای متأسف خواهی شد تا چیزهایی که کرده‌ای.

مولوی می‌گوید:

از محبت تلخ‌ها شیرین شود

از محبت مس همه زرین شود

از محبت دردها شافی شود (درمان شود)

از محبت خارها گل می‌شود

و از محبت سرکه‌ها مل می‌شود

در خرمن کاینات کردیم نگاه

یک دانه محبت است و باقی همه کاه

بی‌شک یکی از بهترین و قشنگ‌ترین روابط هستی همین بازتاب رفتار انسان‌هاست.

سعی کنید همیشه با دیگران با مهر و صداقت رفتار کنید. به خاطر این که این اصل به شما ثابت شود همین حالا لبخند بزنید و ببینید که چقدر احساس بهتری خواهید داشت. اگر تنها با گفتن چند کلمه دوست افسرده خود را بشاش می‌کنید، از آن دریغ نورزید بعد از آن متوجه می‌شوید که بیشتر اوقات با برخوردی خوب و خوشایند رو به رو می‌شوید. اگر به احتمال بسیار کم چنین نشد باید مطمئن باشید که

قانـون حیـات می‌خواهـد شـما را بیازمایـد کـه آیا صرفـا نیکـی می‌کنید تا نیکـی ببینیـد، یا اصولا این شـیوه‌ای اسـت کـه برای زندگی خـود انتخاب کرده‌ایـد؟ در همیـن امتحـان اسـت کـه بسـیاری از مـردم ناموفق‌انـد. در چنـد سـال گذشـته یکی از دوسـتانم بـرای ثبت‌نـام در یک مؤسسـه برای آمـوزش هنـری نیـاز بـه پنجاه هـزار تومان پول داشـت و من ایـن پول را بـه عنـوان پس‌انـداز داشـتم و بـدون هیـچ چشم‌داشـتی و خالصانـه به او کمک کردم. دو روز بعد از یکی از مؤسسـات که برایشـان چند کار تبلیغی نوشـته بـودم، مبلغ پنجـاه و هفت هزار تومـان برایم فرسـتادند. پول خودم برگشـته بـود و بقیـه‌اش هم پـاداش بود. یـک سـلول دارای الکترون‌هایی اسـت که در مدارهایی با شـعاع‌های مختلف در گردشـند. ما در این دنیای کـروی و بیکـران در حکـم یـک سـلولیم و آنچـه بـه عالم می‌فرسـتیم در حکـم الکترون‌هایـی اسـت کـه پـس از طـی یـک مـدار مشـخص دیر یا زود بـه خودمـان بازمی‌گـردد. اگـر بـا فقر، بیمـاری، انـدوه و روابـط ناگوار روبـه‌رو هسـتید، آن را ناشـی از بداقبالـی و صرفـا بدبختـی ندانیـد، بلکه با خـود بیندیشـید که چـه کرده‌اید که بـا چنین واکنش‌هایی روبه‌رو شـده‌اید!

برنامه‌ی «دوست داشتن من!»

دقیقـا همان‌طـور که خیلـی از کارها را بدون چون و چـرا انجام می‌دهیم مثـل بسـتن دگمه‌هـای پیراهـن، مسـواک زدن، شسـتن ظرف‌هـا، پختن غـذا، طـرز فکرهـای کلیشـه‌ای را بـدون آن که عمـدی در کار باشـد و یا فکـری در مـورد آن داشـته باشـیم انجـام می‌دهیـم. در مـورد بسـیاری از کارهـای مهـم زندگـی نیـز بـه ایـن روش عـادت می‌کنیـم و بسـیاری از طـرز فکرهایـی را می‌پذیریـم که اصـلا ارزش و معنی نـدارد. در مورد یک زندگـی ارزشـمند و بـا هـدف به نظر خیلی‌ها صـرف وقت در بـاره‌ی این کـه چـه کار کنیـم تـا بـه زندگی پویـا برسـیم احمقانه اسـت. بـه نظر این گـروه، زندگـی انسـان یا پویاسـت و یـا بی‌تحـرک و کاری یـا برنامه‌ریزی از کسـی برنمی‌آیـد. در صورتـی کـه ایـن طـرز فکـر کاملا اشـتباه اسـت. برنامه‌ریزی حسـاب شـده برای زندگی همانند کاشـتن بذرهـای توانمندی

و پویایی است. انسان در جریان زندگی واقعی و برای آن که از وضعیت نباتی فاصله بگیرد بیش از هر چیز باید از یک برنامه‌ریزی حساب شده برای رسیدن به هدف‌های ارزشمند استفاده کند. سال‌های زندگی مفید باید از قبل پیش‌بینی شوند. مهم نیست که چند سال از عمر خود را پشت سر گذاشته‌اید. در جوانی و میان‌سالی و هر سنی که هستید، برنامه‌ای برای زندگی خود بریزید. مهم این است که همین حالا دست به کار شوید. نکته مهم این است که باید در برنامه‌ریزی خود به عنوان انسانی که در این جهان زندگی می‌کنید در نظر بگیرید هر روز عمر خود را به مفهوم واقعی کلمه زندگی کنید. از اوقات‌تان لذت ببرید و از گرفتاری‌های زندگی ترسی به دل راه ندهید. همه‌ی مردم باید امروز را به مفهوم واقعی آن زندگی کنند. باید حالا زندگی کنید و باید بدانید که اشتباهات دیروز تنها به درد سطل آشغال می‌خورند.

حرف من این است که هر چه زودتر و هر چه جوانتر بهتر. به قدری نسبت به خودتان احساس خوب و دوست داشتنی داشته باشید که لزومی به فرار از زندگی احساس نکنید. اگر در دبیرستان یا دانشگاه هستید، اگر می‌خواهید نخستین شغل زندگی‌تان را انتخاب کنید، اگر بچه‌های کوچکی دارید، اگر در حال کاسبی هستید اگر با نوه‌هایتان بازی می‌کنید، در هر موقعیتی و در هر سنی که هستید ساعات عمر خود را از زندگی سرشار سازید. هر وقت که به محبت فکر کنید و یا آن را به کسی ارزانی دارید خود نیز احساس می‌کنید که مورد محبت هستید، چرا که درون شما مهربان می‌شود.

هر وقت از دست کسی ناراحت شدید بدانید ناراحتی شما به خاطر آن شخص نیست بلکه واکنشی است در مقابل قوانین خودتان.

هر کسی در زندگی قوانینی دارد که بعضی نزد پدر و مادر و مربی ما در دوران کودکی طراحی شده اند و یا خود آن‌ها را ساخته‌ایم. باید بپذیریم هر انسان دیگری نیز قوانینی دارد. باید به قوانین دیگران احترام گذاشت. سعی نکنیم قوانین خود را به دیگران بقبولانیم.

خوبی و بدی نسبی است. سعی کنید وقتی از کسی ناراحت هستید کاغذ و قلمی بردارید و پنج خاطره‌ی خوب از طرف را در آن بنویسید. بعد پنج خاطره بد را، و بعد ببینید آیا خوبی‌های او اجازه می‌دهد که شما فقط روی قسمت منفی او تمرکز کنید؟

چند روش ساده برای تغییر هاله‌ی بد به هاله‌ی خوب:

۱. هشت ساعت خواب کامل داشته باشد.
۲. از الکل، سیگار، داروهای قوی و هر چیزی که باعث تغییر ذهن و بدن شما می‌شود پرهیز کنید. از مشاجرات مداوم بپرهیزید.
۳. آب فراوان، آب میوه و سبزیجات تازه مصرف کنید و از مصرف آب‌میوه‌های ترش خودداری کنید.
۴. از مصرف غذاهای کنسروی خودداری کنید.
۵. به طور منظم ورزش کنید.
۶. مراقبه کنید.
۷. از حسادت و تنفر پرهیز کنید.

خود را از استبداد تفکرات منفی برهانید، و گره کار را پیدا کنید. کارگران در بهار کنده‌های بی‌شمار درختان را از بالا به پایین رودخانه می‌فرستند. گاه این الوارها به صورت متقاطع سر راه هم قرار می‌گیرند و مانع عبور الوارهای دیگر می‌شوند. آنگاه کارگران پی آن کنده‌ای می‌گردند که مانع عبور و مرور درختان شده است و آن را گره کار می‌نامند. دوباره آن‌ها را مستقیم قرارداده و الوارها شتابان به راه خود در رودخانه ادامه می‌دهند.

شاید گره کار شما نفرت باشد. نفرت مانع تحقق خیر و صلاح شما می‌شود. هر چقدر بیشتر نفرت بورزید بر دوام نفرت خود افزوده و در ذهن خود شیاری از نفرت حک می‌کنید که خود را در حالت دائمی چهره‌تان نشان خواهد داد. در هاله‌ی شما خواهد نشست، آنگاه مردم از شما می‌پرهیزند و صدها فرصت طلایی را که هر روز انتظارتان را می‌کشد از دست خواهید داد.

من نمی‌دانم
که چرا می‌گویند اسب حیوان نجیبی است، کبوتر زیباست
و چرا در قفس هیچ کسی کرکس نیست
گل شبدر چه کم از لاله‌ی قرمز دارد
چشم‌ها را باید شست، جور دیگر باید دید
واژه‌ها را باید شست
واژه باید خود باد، واژه باید خود باران باشد

سهراب سپری

بیندیش چه چیزی را باید دوست می‌داشتی و از آن غفلت ورزیدی. عدم مقاومت، عدم مقاومت ذهنی. در ذهن و اندیشه‌تان آزاد باشید و از آنجا مهر ورزیدن به دیگران را آغاز کنید و به کاری دست بزنید که در شما احساس نیکو پدید آورد. هیچ کاری نیست که همواره درست یا همواره نادرست باشد، تنها معیار راستی محبت شماست که انگیزه رفتارتان است.

از همانجا که هستید شروع کنید بیشتر دوست بدارید. به یاد آوردن این جمله به ویژه در مواقعی که احساس وحشت یا خشم یا ناآسودگی می‌کنید بسیار سودمند است. جمله بالا را بنویسد و بر دیوار اتاقتان نصب کنید شاید نخواهید آنچه را که احساس می‌کنید یا می‌بینید دوست بدارید. شاید نمی‌توانید خود را متقاعد کنید که می‌توان آن را دوست داشت. تصمیم بگیرید که دوستش داشته باشید. او را همان‌گونه که هست دوست بدارید. شیوه‌ی نگرش شما به دنیا یک‌سره به سطح تموجتان مربوط است. هرگاه سطح تموجتان تغییر کند تمام جهان متفاوت به نظر می‌رسد. راه بالا بردن سطح تموج محبت بیشتر است. از دوست داشتن احساسات منفی و ملال و دلتنگی خودتان آغاز کنید، هرچند باور کردنش دشوار است، اما محتوی ذهنتان، سطح تموجتان را عوض کنید.

برای عشق یا زندگی مشترک

محاسن طرف مقابل را در ذهن خود مرور کنید. احساس همبستگی خود را تقویت کنید. مثلا با گفتن چگونه این خوشبختی نصیب من شد که تو وارد زندگی من شدی. احساس محبت و صمیمیت را در خود تازه نگه دارید. به طوری که مداوم در جستجوی راه‌هایی باشید که طرف مقابل را شگفت زده کنید. مراتب قدردانی خود را ابراز کنید. طرف مقابل را ملک مطلق خود فرض نکنید. بیاندیشید امروز چه خدمتی به فرد محبوب‌تان می‌توانید بکنید. بپذیرید که عاشق بودن مهم‌تر از حق به جانب بودن است. به چیزی بخندید که قبلا آن را تحمل‌ناپذیر و عذاب‌آور می‌دانستید. آن‌چه را که از نظر او با ارزش است کشف کنید و بپذیرید.

به زندگی عشق می‌ورزم

هرچه بیشتر خود را دوست بدارم دیگران نیز بیشتر دوستم دارند. وقتی متحول می‌شوم جهان متحول می‌شود. آگاهی هر فرد بخشی از آگاهی جمعی است.

شرطی کردن رفتار: هر بار رفتار دلخواهی را انجام دادید (مثلا پیش از سیر شدن از پشت میز غذا بلند شدید یا تعارف سیگار کسی را رد کردید) بلافاصله به خود پاداش دهید.

چگونه خوشبختی را در خود ایجاد کنید

در وال‌استریت (بورس امریکا در نیویورک) داستان مرد ثروتمندی را حکایت کردند که در سال ۱۹۲۹ در موقع تنزل شدید قیمت سهام یک‌باره همه چیز خود را از دست داد و تمام داراییش منحصر به پنج هزار دلار گردید. همه به خاطر دارند که او خود را از یک عمارت بسیار بلندی به زمین انداخت. درهمان سال شخص دیگری که پشیزی نداشت یکباره پنج هزار دلار در یک بخت آزمایی برنده شد و به قدری خوشحال شده بود که در پوست خود نمی‌گنجید و خود

را خوشبخت‌ترین فرد دنیا تصور می‌کرد و شاید هم همین طور بوده زیرا فکر می‌کرد عمیقا خوشبخت شده است. با وجود این که این دو نفر یک مقدار پول در یک روز دارا بودند چه شد که یکی خود را آن قدر بدبخت دانست که یک‌باره تمام آمال و آرزوهای آینده را از دست داد و دیگری به امید آینده روشنی خود را خوشبخت دانست. قدر مسلم این است که همه‌ی ما نیک‌بختی و نگون‌بختی را با موقعیت فکری و تصورات خود مقایسه می‌کنیم.

پس باید:

۱. همیشه فکر کنید که خوشبخت هستید.

۲. افق اقبال خود را آماده کنید.

۳. همیشه دورنمای وسیع را برای هدف‌های خود پیش‌بینی کنید.

۴. به یاد داشته باشید که اغلب، پیش‌آمدهای بد ممکن‌ترند تا پیش‌آمدهای خوب.

۵. هیچ وقت خود را زبون و بیچاره ندانید و ترحم دیگران را به خود نپذیرید.

۶. پادری هر اطاقی نباشید (اجازه ندهید دیگران روی احساسات شما مثل پادری جلو اطاق قدم بگذارند).

نسبت به دیگران علاقه‌مند باشید. (مثلا اسم سه نفر از دوستان خود را بنویسید و در کنار اسم هر کدام هر چه را مورد علاقه‌تان یا احتیاجتان است بنویسید. و بنویسید شما چه کمکی می‌توانید برای برآورده شدن آن خواست‌ها انجام دهید).

طرز استفاده از سه کلید طلایی برای نیک‌بختی

۱. فکر. همیشه به خود بگویید من آدم خوشبختی هستم.

۲. در کار خود مثبت باشید و میزان آمال و آرزوهای خود را به درجه‌ی اعلا برسانید.

۳. در مقابل حوادث، زود عقب نشینی نکنید و به خاطر داشته باشید که خیلی از کارهایی که ظاهراً به نظر خوب نمی‌آیند ممکن است در آینده نتایج بسیار سودمندی در بر داشته باشد.

چگونه دوست داشتنی باشم؟

۱. اگر صفات و نکات خوب اشخاص را همیشه در نظر بگیرید قطعا همه قسم افرادی را که ملاقات می‌کنید دوست خواهید داشت.

۲. سعی نکنید همه و هر کسی را دوست داشته باشید.

۳. دوستانی را انتخاب کنید که صفات و خصائل نیکویی را در شما تجلی دهند.

۴. عزم راسخ داشته باشید و اگر در خود شایستگی انجام تعهدی را نمی‌بینید وعده‌ی انجام و قول آن را ندهید.

۵. با طیب خاطر و از روی صفای دل بخشی از وقت خود را برای کمک به دیگران اختصاص دهید.

۶. از خودنمایی، تظاهر، مبالغه‌گویی، اغراق، طعن و لعن دیگران و تحقیر کسانی که مورد علاقه‌ی شما نیستند، خودداری کنید.

۷. تمرین کنید که در سخاوت، مهر، محبت و قدرشناسی از احساسات لطیف درونی خود پیروی کنید.

۸. رویه‌ی اشخاص مبادی آداب را در نظر بگیرید و قبل از اظهار هرگونه سخنی از خود سؤال کنید که آیا با گفتن آن عبارت، دوستی دیگران را به خود جلب و یا از خود سلب می‌کنید.

۹. همیشه با دوستان خود به وسیله‌ای در تماس باشید و نگذارید روح دوستی پژمرده و خموده شود.

۱۰. از خود فرد خوشبختی بسازید که پر از گرمی، لطف و صفا باشد و سعی کنید آن شبح خیالی خود را ملاک دلگرمی زندگی خود قرار دهید.

برای رسیدن به هدف

۱. هدف مورد نظر ضمیر باطن خود را جستجو کنید و ببینید تا به حال چه کاری کرده و به چه چیزی علاقه‌مند بوده‌اید.

۲. ببینید آیا هدف‌های ضمیر آگاه شما با آن چه که تا به حال کرده‌اید مطابقت می‌کند یا خیر و اگر هدف شما موفقیت در کاری بوده که با تکرار در اشتباهات شکست خورده‌اید در ترمیم آن بکوشید.

۳. همیشه خود را موفق تصور کنید و فکر کنید در مسیر هدفی که حرکت می‌کنید حتماً پیروز خواهید شد.

۴. خلاصه‌ای از آنچه مورد نظر شماست یادداشت کنید و به خود تلقین کنید که چه اقدامی حقیقتا برای انجام آن باید به عمل آورید.

۵. از نوشتن نامه و کسب اطلاعاتی که شما را در اقدام به مراحل بعدی هدف خود کمک می‌کند به هر صورت که باشد فروگذاری نکنید.

۶. فراموش نکنید که حتماً در خلال انجام کارهایی برای رسیدن هدف خود، تفریحات و سرگرمی‌هایی هم در هوای آزاد داشته باشید.

۷. به این که هدف شما پیوسته مورد علاقه‌ی دائمی شما خواهد بود ایمان داشته باشید. باید بدانید که هدف شما باعث بدبختی کس دیگری نمی‌شود.

زندگی تر شدن پی‌درپی
زندگی آب‌تنی کردن در حوضچه‌ی اکنون است.

سهراب سپهری

و در نهایت:

بهِ خانه‌تان نگاهی دیگر بیندازید. چه چیزهایی را نگه داشته‌اید که اصلاً از آن‌ها استفاده نمی‌کنید؟ کدام عکس یا تصویر به شما احساس غمگینی می‌دهد؟ همه را دور ریزید. یا ببخشید به دیگرانی که لازم دارند.

به مغز و ذهنتان برسید.

چه کسانی را باید ببخشید؟مراقبه کنید، ریلکس کنید، و سپس سعی کنید شخص مورد نظر را روبروی خود مجسم کنید. بعد به او بگویید که با حرفی که به شما زده و یا کاری که انجام داده شما را زخمی کرده است. به او بگویید که او را می‌بخشید و می‌تواند برود و برای همیشه شما را رها کند.

چه کسانی شما را باید ببخشند؟

مراقبه کنید، ریلکس کنید، و شخصی را، عزیزی را که با حرفی یا رفتاری رنجانده‌اید، صدا کنید و مجسم کنید که در کنار شماست. به او بگویید که قصد بدی از گفتن و انجام آن کار نداشتید و یا اگر به قصد و به عمد بوده امروز متأسف هستید و می‌خواهید که او شما را ببخشد. چند بار از او بپرسید که آیا شما را می‌بخشد؟ وقتی کلمه‌ی آری را شنیدید از او خداحافظی کنید.

چه احتیاجاتی دارید که اولویت دارند؟

آن‌ها را بنویسید و دلیل احتیاج‌تان را بنویسید و راه‌حل رفع آن‌ها را بنویسید. خواهید دید بسیاری از آنها اصلاً اولویت‌های شما نیستند.

چه هدف‌هایی دارید؟

آن‌ها را بنویسید و برایشان تاریخ تعیین کنید. مثلا من می‌خواهم تا پایان سال ۲۰۱۷ خانه‌ای بخرم و بعد کارهایی را که در این راستا انجام می‌دهید یادداشت کنید. در آخر تصویری از خانه‌ی ایده‌آل خود روی دیوار بچسبانید و زیرش بنویسید: خانه‌ی من ۲۰۱۷.

سعی کنید در حال زندگی کنید. سهراب سپهری می‌گوید:«زندگی آب‌تنی در حوضچه‌ی اکنون است» سعی کنید هر روز فقط یک کار خوب انجام بدهید. یک موضوع جدید بیاموزید و شکرگزار یکی از نعمت‌های باشید که به شما ارزانی شده.

ما ز بالاییم و بالا می‌رویم
ما ز دریاییم و دریا می‌رویم
ما از آن‌جا و از این‌جا نیستیم
ما ز بی‌جاییم و بی‌جا می‌رویم.

مولوی

ضربه‌تراپی کوانتومی (ای.اف.تی)[۴۹]

یاد گیری ای.اف.تی. ساده است و از جمله در موارد زیر به شما کمک می کند:

از بین بردن احساسات منفی
کاهش هوس خوردن خوراکی به صورت بی‌وقفه
کاهش یا تسکین درد
اجرا و عملی کردن اهداف مثبت

ای.اف.تی. تکنیک رهایی ذهن است که مهندس تام گری اهل امریکا آن را ابداع کرد و سپس مرتب از سوی کوشندگان در این راه بهتر و بهتر شد و من شخصا تغییر خودم را در این تکنیک می‌بینم.

احساسات مخرب ما در طول زندگی‌مان باعث مسدود شدن کانال‌های انرژی در بدن ما شده و باعث می‌شود انرژی از چرخش طبیعی خود بازماند. مسدود شدن کانال‌های انرژی در نهایت منجر به بیماری‌های روحی و جسمی میشود. این روش در واقع مثل طب سوزنی است.

ای.اف.تی. روشی است برای روان‌درمانی که متکی به همان مسیرها، کانال‌ها یا شاهراه‌های عبور انرژی حیاتی است. طب سوزنی در طی بیش از پنج هزار سال برای درمان ناخوشی‌های جسمی و عاطفی مورد استفاده قرار گرفته است اما بدون استفاده از سوزن. در ای.اف.تی. با نوک انگشتان انرژی جنبشی به نقاط معینی در مسیر عبور انرژی زندگی به ناحیه ی سر و سینه و تیغه‌ی دست‌ها منتقل می‌شود. هم‌زمان در باره‌ی مشکل احساسی و روحی خاصی مانند واقعه‌ای ناگوار، ضربه‌های روحی، اعتیاد، درد و غیره را به زبان می‌آوریم. ما فکر می‌کنیم و

۴۹. Emotional Freedom Techniques

افکارمـان را بـا عباراتـی تأکیـدی و مثبـت، تلقین‌وار و بـا صدایـی قابـل شـنیدن می‌توانیم بشنویم.

تکنیـک کوانتومـی بر بخش آخر که باور خود شـخص اسـت تاکید دارد. مثـلا مـن درد دارم و شـفا میخواهـم، یا مـن بی‌پولم و پـول می‌خواهم (با ایـن وجـود مـن خودم را دوسـت دارم و به خودم احتـرام می‌گذارم). ای.اف. تـی. در واقـع ازدواج روان‌درمانی با آکوپونکتور اسـت.

ترکیـب ضربـات سرانگشـتان بـه نقـاط معینـی در مسـیر عبـور انـرژی زندگـی و تکـرار عبـارات تاکیـدی یـا جمـلات تلقینـی مثبـت، اتصالـی یا انسـداد عاطفـی در مسـیرهای سیسـتم گردش انـرژی زندگـی، تـوازن و تعـادل را بـه ذهـن و بـدن کـه بـرای سـلامتی مطلـوب و درمـان بیماری جسـمی ضـروری اسـت برمی‌گرداند.

یکـی از اصـول پایـه‌ای ای.اف.تـی. کـه از مـدت شـناخته شـدن آن در غـرب زمـان زیـادی نمی‌گـذرد انـرژی الکترومغناطیسـی اسـت کـه در بدنمـان جریـان دارد و سـلامتی‌مان را تنظیـم می‌کنـد. بـه همیـن خاطـر برخـی از افـراد در آغاز آشـنایی با ای.اف.تی. نسـبت به اصـول پایـه‌ای آن از ایـن دسـت بـا احتیـاط برخـورد می‌کنند.

همانگونـه کـه خـون در بـدن مـا می‌چرخـد انـرژی هـم در بدنمـان در حرکـت اسـت ولـی گاهی حرکـت انـرژی در بعضـی از نقاط بدن مـا بر اثر تـرس، اسـترس، خشـم و حسـادت دچار مشـکل می‌شـود و نحوه حرکت طبیعـی خـود را از دسـت می‌دهـد. همانگونـه کـه اگر دو رادیـو در کنار هم موزیکـی بـا دو فرکانـس مختلف پخش کنند مـا رادیویی را میشـنویم که فرکانـس بالاتـر را دارد، در بـدن مـا هـم انرژی‌هـای ضعیف تحت فشـار انرژی‌هـای قوی‌تـر قرار میگیرند. قسـمتی که انرژی می‌رود و از آن نقطه برمی‌گـردد مریدین نـام دارد.

ای.اف.تـی. کوانتومی روشی سـاده اسـت برای :

از بین بردن احساسات منفی، تلخ و ناخوش‌آیند
کاهش کشیدن سیگار یا ترک پرخوری

اجرا و عملی کردن اهداف مثبت

برای کار با ای.اف.تی. اول باید جای نقاط کلیدی را شناخت و به خواست خود و اهداف مثبت خود توجه دقیق کرد. آیا خواست ما احساسی است یا مادی؟ مثلا درخواست پول است یا قبولی در امتحان؟ شفای روحی است یا جسمی و...

شرح نقاط بدن: نقاطِ کلیدی برای ضربه زدن به بدن زیاد هستند ولی متداول‌ترین آن‌ها نقاطی هستند که هم در سمتِ چپ و هم در سمت راست وجود دارد. فرقی نمی‌کند که به نقاط چپ ضربه بزنیم یا به نقاط راست یا به هر دو. من ترجیح می‌دهم که تا جایی که ممکن است به هر دو طرف ضربه وارد بشود.

برای شروع: باید توجه کرد که این ضربه زدن با نوک انگشتان دست یعنی سر مریدین‌ها انجام می‌گیرد.

نقطه‌ی «کاراته» در دست: قسمت چاق دست بین انگشت کوچک و حلقه مچ دست (به این نقطه، نقطه آشتی هم می‌گویند، چرا که طرف مقابل موقع دست دادن این نقطه را لمس میکند). آنگاه به میزان درد یا گرفتاری خود نمره‌ای می‌دهیم بین ۱ تا ۱۰ یعنی برای ترک سیگار به تعدادی که در روز سیگار مصرف می‌کنید باید نمره بدهید و سپس در وسط نوک ناخن اشاره می‌زنید و عبارات تاکیدی را می‌گویید: من میخواهم سیگار را ترک کنم و به خودم اطمینان و خودم را قبول دارم. بعد انگشت وسطی نشانه می‌گیریم و باز تکرار همان جملات. آنگاه انگشت کوچک و بعد بین انگشت کوچک و انگشت حلقه و نرسیده به استخوان را نشانه می‌گیریم. زیر انگشت حلقه را ماساژ می‌دهیم (این قسمت محل وصل دو قسمت مغز است وقتی به این قسمت می‌زنیم سه حرکت داریم:

۱. شروع می‌کنیم به نگاه کردن به چپ و راست و بالا و پایین بی آنکه سرمان را تکان بدهیم.
۲. در جهت چرخش عقربه‌های ساعت می‌نگریم بی آنکه سر خود را تکان دهیم.

۳. شروع به خواندن یک آهنگ می‌کنیم (کوتاه) مثلا تولدت مبارک که برای قسمت راست مغز است. سپس شروع به شمردن از یک تا چند می‌کنیم که مربوط به قسمت چپ مغز است. توجه کنید که اگر بخواهید به مشکل خود نمره بدهید چند می‌دهید. آیا کمتر شده است؟

و سپس به بالای سرمان نزدیک ملاج می‌زنیم و عبارت‌های تاکیدی را تکرار می‌کنیم.

بالای سر
ابرو
کنار چشم
زیر چشم
زیر بینی
چانه
استخوان ترقوه
زیر بازو
مچ‌ها

هنگام ضربه زدن به هریک از این نقطه‌ها عبارات تاکیدی خود را تکرار می‌کنیم: مثلا «پادرد دارم با وجود این خودم را قبول دارم!» بعد از چند دور ضربه زدن به همه نقاط گفته شده عبارات تاکیدی را تغییر می‌دهیم: «پادردم خوبست و من خودم را قبول دارم».

ما در گذر زندگی به مشکلاتی برمی‌خوریم که سعی می‌کنیم آن‌ها را ندیده بگیریم. درست مانند پنهان کردن آشغال‌ها زیر فرش. آن‌ها هستند اما ظاهر آن‌ها را نمی بینیم!

با بکارگیری روش ای.اف.تی. ما آشغال‌ها را از زیر فرش بیرون آورده، هسته‌ی مشکل را پیدا کرده و تغییرش می‌دهیم. امروزه ثابت شده هسته‌ی اکثر بیماری‌ها و نابسامانی‌ها در فکرهای دیروز و پریروز ما است. امروزه می‌دانیم یافتن آن هسته و تمیز کردنش اولین و مهمترین گام برخورد با هسته‌ی اتم وجهش کوانتومی است.

برخی مأخذها و منابع

- دکتر د. شوارتز David J. Schwartz
- وین وایر Wayne Walter Dyer
- کاترین پاندر Catherine Ponder
- دکتر ژوزف مورفی Doctor Joseph Murphy
- اشو Osho
- دکتردیوید جی. مایرز Doctor David J. Mayr
- برد. تی. اسپالدینگ Brad Thomas Spaulding
- آنتونی رابینز Anthony Robbins
- کریشنامورتی J. Krishnamurti
- دکتر دیپاک چوپرا Doctor Deepak Chopra
- نیک ویلیامز Nick Williams
- دکتر هربرت ریگر Doctor Herbert Rieger
- جیمز آلن بال James Alan Ball
- روان‌پزشک اریک برن Dr. Eric Berne
- روان شناس وفیلسوف ویلیام جیمز William James
- مایکل لوسیر ایده Michael Lussier Idea
- دکتر اندره جی. الینیکف Dr. Andrew J. Alynykf
- دکتر الکس اس اسبورن Dr. Alex S. Osborn
- اندرو ماتیوز Andrew Matthews
- مارابل مورگان Marabl Morgan
- دکتر لوسیا کاپاچیونه Dr. Lucia Capacchione
- بنیامین فرانکلین Benjamin Franklin
- مایکل لوسی Michael Lussi
- گروه تحقیقاتی عباس منش

- دکتر آزمندیان
- سایت پزشکان بدون مرز
- شاهین زند (مجله روان‌شناسی نوین اطلس)
- گیتی خوشدل
- مهدی قراچه‌داغی
- احسان خازنی
- کلوب دات کام
- میگنا پایگاه خبری روان‌شناسی وعلوم تربیتی

Quantum, Das Tor zum Ziel
(Yoga, Meditation, Emotional Freedom Techniques,...)
Autor   Mahin Arjomand
Umschlagkonzept
und -Gestaltung   Rahim Kakai
Verlag   Sturnus Verlag
                         www.sturnus-verlag.de
                         Postfach 46 06 25
                         80914 München
ISBN   978-3-946451-11-2
© 2017 Sturnus Verlag

Mahin Arjomand

Quantum, das Tor zum Ziel

sturnus verlag
www.sturnus-verlag.de

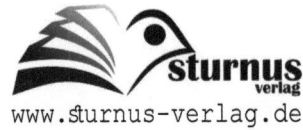